高等中医药院校"十四五"规划教材

U0236682

医学功能学科实验指导

（供高等中医药院校医药学专业使用）

第4版

主　编　朱大诚　黄丽萍

主　审　周志刚

副主编　万红娇　叶荷平　刘　波　伍庆华　舒青龙

编　者　（按姓氏笔画排序）

万红娇　卢晓南　叶荷平　朱大诚　朱金华

伍庆华　刘　波　闵建新　宋渺渺　张永云

陈银芳　邵文祥　罗　晶　周　军　徐洪波

黄丽萍　舒青龙　温伟接　廖永翠　潘荣斌

中国协和医科大学出版社

北　京

图书在版编目（CIP）数据

医学功能学科实验指导／朱大诚，黄丽萍主编 . —4 版 . —北京：中国协和医科大学出版社，2024.1

（高等中医药院校"十四五"规划教材）

ISBN 978 - 7 - 5679 - 2304 - 1

Ⅰ. ①医…　Ⅱ. ①朱…　②黄…　Ⅲ. ①实验医学 - 高等学校 - 教材　Ⅳ. ①R - 33

中国版本图书馆 CIP 数据核字（2023）第 201605 号

高等中医药院校"十四五"规划教材
医学功能学科实验指导（第 4 版）

主　　编：朱大诚　黄丽萍

策划编辑：沈紫薇

责任编辑：刘　婷　涂　敏

封面设计：邱晓俐

责任校对：张　麓

责任印制：张　岱

出版发行：中国协和医科大学出版社
　　　　　（北京市东城区东单三条 9 号　邮编 100730　电话 010 - 65260431）

网　　址：www.pumcp.com

经　　销：新华书店总店北京发行所

印　　刷：三河市龙大印装有限公司

开　　本：710mm × 1000mm　1/16

印　　张：23

字　　数：390 千字

版　　次：2024 年 1 月第 1 版

印　　次：2024 年 1 月第 1 次印刷

定　　价：58.00 元

ISBN 978 - 7 - 5679 - 2304 - 1

前　言

　　《医学功能学科实验指导》自出版至今，经广大师生使用后得到了充分肯定，对医学功能学科的实验教学起到了重要作用。在使用过程中，师生们对教材中存在的不足之处提出了宝贵意见。此外，近年来高等院校为推动素质教育教学改革，提高教学质量，增强对学生实验技能和创新能力的培养，进一步改善了实验教学条件，更新了仪器设备，为整体提高实验教学水平创造了条件。为及时跟上科技快速发展的步伐和满足教学要求，我们对教材进行了修订。

　　此次修订在保持第 3 版教材的总体思路、框架和理论体系的基础上，适当地融入了思政内容，总体布局虽然仍保留四篇，但对原教材的内容进行了一定的修订和补充。第一篇基本操作性训练，因仪器设备的更新，在第三章增加了先进的压力和张力换能器的使用介绍，以及 BL－420I 生物功能实验系统介绍及简易操作。第二篇验证理论性实验，为保证医学功能学科实验的系统性和完整性，在第五章生理学实验中，增加了视敏度的测定和声波的传导途径 2 个项目；在第六章生物化学实验中，增加了 Folin-酚试剂法（Lowry法）测定蛋白质浓度项目；在第七章病原生物学与免疫学实验中，增加了线虫、吸虫、绦虫、原虫形态学观察等 6 个实验；第八章药理学实验仍保留24 个实验。第三篇综合性实验，保留原有实验项目。第四篇创新设计性实验，在实验成绩的评定中融入了课程思政内容。另外，对许多实验项目的操作步骤做了一定的调整。附录部分仍全部保留。

　　此次修订，我们对编写团队成员进行了调整。在编写过程中得到了编写团队单位领导的重视，并给予了积极支持和配合；同时也得到了中国协和医科大学出版社的大力支持和帮助，在此一并表示衷心的感谢。

限于编者水平，书中难免有疏漏和不足之处。为使本教材日臻完善，希望广大师生及其他选用本教材的读者们对本教材的不足之处批评指正，以便再版时修订和提高。

朱大诚

2023 年 8 月

目　录

第一篇　基本操作性训练

第二篇　验证理论性实验

第三篇　综合性实验

第四篇　创新设计性实验

第一篇

基本操作性训练

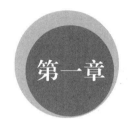

第一章 常用实验动物的基本操作方法

实验1 常用实验动物的选择、捉持、编号和给药方法

［**实验目的**］了解常用实验动物的种类和选择，掌握常用实验动物的捉持和给药方法。

［**实验用品**］天平，鼠笼，婴儿秤，兔固定箱，兔开口器，导尿管，长柄钳式捕狗夹，针头，注射器，灌胃管，5% 苦味酸溶液等。

［**实验对象**］小白鼠，大白鼠，豚鼠，家兔，犬，蛙或蟾蜍。

［**实验方法**］功能学科实验常用的动物有小白鼠、大白鼠、豚鼠、家兔、犬、蛙或蟾蜍等，某些实验还可用猫、鸽、鸡和猴等。各种实验的观察目的和内容不同，对动物的选择也有不同。本实验介绍几种常用实验动物的基本操作方法。

1. **小白鼠** 小白鼠属哺乳纲，啮齿目，鼠科。其温顺易捉，繁殖力强，价格低廉，比较容易满足实验动物同种、纯种、性别和年龄的要求，生活条件也容易控制，因此是药理学实验最常用的动物，特别适用于需要大样本的实验，如药效筛选、药物半数致死量（LD_{50}）的测定等。小白鼠对多种疾病有易感性，可以复制多种疾病模型，如恶性肿瘤、肉瘤、白血病、血吸虫病、败血症、癫痫、痴呆等。还可用于药物依赖相关实验。实验用小白鼠的常用体重为 18～22g。

（1）小白鼠的捉持：捉持小白鼠时，先用右手将鼠尾抓住并提起，将小白鼠放在鼠笼上或较为粗糙的台面上，在其向前爬行时，用右手向后轻拉鼠尾。用左手的拇指和示指抓住小白鼠的两耳及头颈部皮肤，将其置于手心中，拉直四肢并用左手的环指和小指压紧尾部，右手即可进行注射等操作（图1-1）。也可只用左手捉持小白鼠，方法是先用左手的拇指和示指抓住小白鼠的尾部中段，然后用左手的环指和小指夹住尾的根部，并轻压向背部。用左手的拇指和示指抓住小白鼠的两耳及头颈部皮肤，将其置于手心中。此种方法熟练后，比两手捉持小白鼠更加方便快捷，也便于右手的操作。取尾血或进行尾静脉注射时，可将小白鼠固定在金属、玻璃、塑料或木制的固定器上。

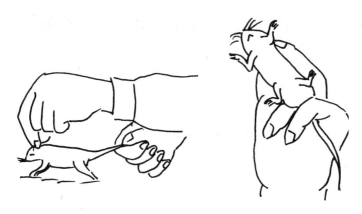

图1-1　小白鼠的捉持方法

（2）小白鼠的给药方法

1）灌胃法：左手捉持小白鼠，右手持灌胃管。操作时，将灌胃管插入小白鼠口腔，沿上腭壁轻轻插进食管，当插进 2～3cm 时，灌胃管的前端到达膈肌水平，此时可稍有抵抗感（图1-2）。一般在此位置推注药液即可。如此时小白鼠呼吸无异常，可将药液注入；如遇阻力，应抽出灌胃管重新插入；若误插入气管注药可导致小白鼠立即死亡。推注药液后轻轻拉出灌胃管。一次给药量为 0.1～0.3ml/10g。

2）皮下注射法：注射部位可选颈背部皮下。操作时轻轻拉起背部皮肤，将注射针刺入皮下，稍稍摆动针头，若容易摆动则表明针尖的位置在皮下，此时可以注入药液。拔针时，轻按针刺部位片刻，以防药液溢出。一次给药量为 0.1～0.3ml/10g。

3）肌内注射法：将注射器的针头刺入小白鼠臀部外侧肌肉，注入药液。给药量一般每侧不超过 0.1ml/10g。

4）腹腔注射法：左手固定动物，使小白鼠腹部朝上。右手持注射器，使针头与皮肤成45°，在左侧或右侧下腹部刺入腹腔（图1-3）。针尖刺入腹腔时，可有抵抗消失感，此时可轻推注药液。一次给药量为 0.1～0.2ml/10g。

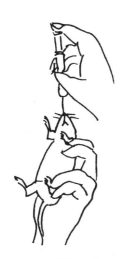

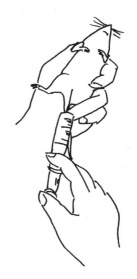

图1-2　小白鼠灌胃给药法　　　　　图1-3　小白鼠腹腔注射给药法

5）尾静脉注射法：将小白鼠装入固定筒内或玻璃钟罩内，使其尾部外露。尾部用75%酒精棉球擦拭，使其血管充血和表皮角质软化。以拇指和示指捏住尾根部的两侧，阻断其静脉回流，使尾静脉充盈明显。以环指和小指夹住尾尖，用中指托起尾巴，使之固定。用4号针头选其一侧尾静脉穿刺。如针头确在血管内，则推注药液无阻力，否则皮肤隆起、发白，阻力增大，此时可退回针头，重新穿刺。注射完毕后，按压片刻止血。需反复静脉注射时，宜从尾端开始，逐渐向尾根部移动。一次给药量为0.05～0.10ml/10g。

2. 大白鼠　大白鼠属哺乳纲，啮齿目，鼠科，可用于多种实验和复制多种动物模型，如复制水肿、炎症、缺氧、休克、发热、胃溃疡、高血压以及肾衰竭等动物模型；大白鼠的垂体－肾上腺功能很发达，常用来做应激反应、肾上腺及垂体等内分泌功能实验。大白鼠的高级神经活动发达，因此，也广泛用于脑功能定位、神经元细胞外记录等实验中。大白鼠受惊时有攻击性，易对实验者造成伤害，应注意防护。实验用大白鼠的常用体重为150～200g。

（1）大白鼠的捉持：捉持大白鼠时，实验者应注意防护，如戴帆布手套进行操作。捉持时先用右手将鼠尾抓住并提起，放在较为粗糙的台面或鼠笼上，然后将鼠尾向后轻拉，用左手的拇指和示指抓紧两耳和头颈部皮肤，其余三指紧捏背部的皮肤，将整个动物固定于左手中（图1-4）。也可用左手的拇指和中指分别放到大白鼠的腋下，示指放于颈部，使大白鼠伸开两前肢，握住动物，用右手进行操作。

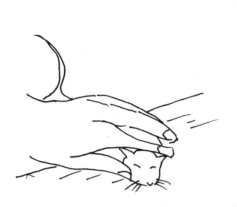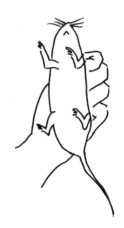

图1-4　大白鼠捉持法

（2）大白鼠的给药方法

1）灌胃法：与小白鼠相似，一次给药量为 1 ~ 2ml/100g。

2）腹腔注射法：方法同小白鼠腹腔注射法，一次给药量为 1 ~ 2ml/100g。

3）皮下注射法：注射部位为背部或大腿外侧皮下。操作时，轻轻拉起大白鼠注射部位皮肤，将注射针刺入注射部位皮下。每次给药量为 1ml/100g。

4）静脉注射法：麻醉的大白鼠可从舌下静脉给药。清醒的大白鼠可从尾静脉给药。将大白鼠置于大白鼠固定器内，而将鼠尾留在固定器外，以供实验操作。尾静脉注射时，用75%酒精棉球擦拭或用 40 ~ 50℃温水浸泡尾部，使尾静脉扩张充盈，易于穿刺。一次给药量为 0.3 ~ 0.5ml/100g。

3. 豚鼠　豚鼠又称天竺鼠，荷兰猪。属哺乳纲，啮齿目，豚鼠科。其特点是性情温顺，对组胺和结核分枝杆菌敏感。常用于复制哮喘、组胺过敏、结核病模型，以研究平喘药、抗组胺药及抗结核药的作用。也用于药物安全性实验中的全身主动过敏性实验。

（1）豚鼠的捉持：先用左手掌迅速扣住其背部，抓住其肩胛上方，将手张开，用手指握住颈部或握住身体的四周，再拿起来。对于怀孕或体重较大的豚鼠，应以另一只手托住其臀部。豚鼠的固定方法基本同大白鼠。

（2）豚鼠的给药方法

1）灌胃法、皮下注射法、腹腔注射法：可参照小白鼠和大白鼠给药法进行给药。一次给药量分别为 0.5 ~ 1.0ml/100g、0.3 ~ 0.5ml/100g、2 ~ 4ml/100g。

2）静脉注射法：可选用后脚掌外侧的静脉或颈外静脉进行注射。采用后脚掌外侧的静脉注射时，可由一人捉持豚鼠并固定一条后肢，另一人剪去注射部位的被毛，酒精棉球涂擦使血管扩张，以小儿头皮针刺入血管，推注药物。采用颈外静脉注射时，先将局部皮肤切一小口，暴露血管，然后以小儿头皮针刺入血管推注药物。一次给药量通常为 2 ~ 4ml。

4. 家兔　家兔属哺乳纲，啮齿目，兔科，其特点是性情温顺，易于饲养。常用于与呼吸功能、泌尿功能、心血管功能有关的实验，如呼吸运动的调节及呼吸衰竭的处理、血压的调节和心力衰竭的处理等。因家兔对致热原敏感，故常用于研究解热药和检查致热原。此外，因家兔耳长大，血管清晰，便于静脉注射和采血，故也广泛用于药物的血管刺激性及溶血性的研究。实验用家兔的常用体重为 1.5 ~ 2.5kg。

（1）家兔的捉持：用右手抓家兔颈部的被毛与皮肤，用左手托住其臀部，以左手承担其大部分体重（图 1-5），然后按实验要求固定。家兔的固定方式有俯卧式和仰卧式两种：做各种手术时，一般对麻醉后的动物进行仰卧式固定，即将动物的四肢用粗棉线固定，头部则用兔头固定夹固定；做耳血管注射或取血时，可行俯卧式固定，即将家兔安放到特制的固定装置内。

（2）家兔的给药方法

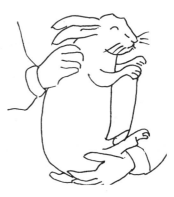

图 1-5　家兔捉持法

1）灌胃法：可两人合作进行。一人（助手）坐好，将家兔的躯体夹于两腿之间，左手抓住家兔双耳，固定其头部，右手握住其两前肢。另一人（术者）将开口器横放于兔口中，将兔舌压在开口器下面。此时助手用双手固定开口器。术者将导尿管经开口器中央小孔慢慢沿上腭壁插入食管15 ~ 18cm（图 1-6）。为避免误入气管，须将导尿管的外口放入一杯水中，确认无气泡或管中液面不随呼吸而上下波动后，才可用注射器将药液灌入，并以少量清水冲洗灌胃管。若家兔挣扎剧烈，应拔出重新插入。灌胃完毕后，先拔出导尿管，再拿出开口器。如用兔固定箱，可一人操作。一次给药量通常为 10ml/kg。

2）静脉注射法：一般采用耳缘静脉，将家兔放入固定箱内，拔去耳外缘部位的兔毛，用酒精棉球涂擦静脉部位皮肤，使静脉充盈。用左手示指和中指夹住耳缘静脉近心端，拇指和环指夹紧耳缘静脉远心端，使耳边缘平直，右手持注射器，尽量从血管远端刺入血管（不一定有回血）。注射时针头先刺入皮下，沿皮下向前推进少许，然后刺入血管（图1-7）。针头刺入血管后再稍向前推进，轻轻推动针栓，若无阻力，局部皮肤无发白、隆起现象，即可注药；若推药有阻力或发现皮肤发白隆起，表示针头在血管外，此时应将针头稍退回，再重新穿刺血管，注射完毕后，用棉球压住针眼，拔去针头。一次给药量为2ml/kg。

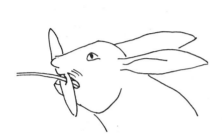 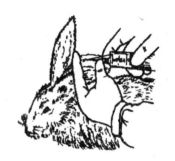

图1-6　家兔灌胃给药法　　　　　图1-7　家兔耳缘静脉注射法

3）皮下、肌内、腹腔注射方法：与鼠类基本相同，一次最大给药量分别为0.5ml/kg、1.0ml/kg、5.0ml/kg。

5. 犬　犬常用于观察药物对冠状动脉血流量的影响、心肌细胞电生理研究、降血压药及抗休克药的研究等；犬经过训练，可与人合作，很适合用于慢性实验，如条件反射实验。犬的体形大，对手术的耐受性较强，常用于其他小体形动物不易进行的手术，如胃瘘、肠瘘、膀胱瘘、胆囊瘘以及冠状动脉结扎等。在进行临床前长期毒性实验中，犬是常用动物。

（1）犬的捉持：犬的性格凶猛，会咬人。捆绑固定至少由2人进行。实验者先抚摸，勿使其惊恐或将其激怒。用粗棉绳兜住犬的下颌，并在上颌打结（勿太紧）。操作时，注意犬的动向，以防被犬咬伤。然后将绳绕到犬的后颈项，在犬耳根后颈项上打一个活结。如犬不合作，则先用一根特制长柄狗头夹，从后面夹住犬颈，限制犬头部活动，再按上述方法捆住犬嘴。然后将犬侧卧，一人固定其肢体，另一人注射麻醉药。

（2）犬的给药方法

1）灌胃法：将木质开口器横放于犬上下门齿间固定，经开口器的小孔插入导尿管并向前推入食管。将导尿管外端置于水中，如无气泡逸出即可将药液注入，再注入少量清水冲洗残留药液。也可将药物装入胶囊，直接放入犬口中，并给少量清水，使其自然吞咽。

2）腹腔注射：将犬夹住，用力将其头颈部压在地上。一人提起一侧后肢并将药液注入腹腔。

3）静脉注射法：对未经麻醉的犬，可选用前肢皮下头静脉或后肢小隐静脉注射（图1-8）。操作时，先将注射部位的被毛剪去。在静脉血管的近心端，用乳胶管扎紧肢体，使血管充盈，注射器针头向静脉血管的近心端方向穿刺。回抽注射器针栓，如有回血，则证明针尖在血管内，即可推注药液。对已麻醉的犬，可剖开腹股沟部，从股静脉直接插管给药。

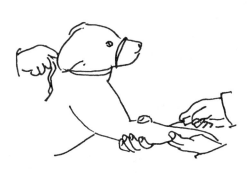 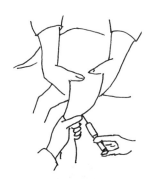

a. 犬前肢皮下头静脉注射法　　　　b. 犬后肢小隐静脉注射法

图1-8　犬静脉注射法

6. 蛙或蟾蜍　蛙或蟾蜍的心脏常用来观察心脏功能及研究药物对心脏的作用。蛙类的腓肠肌和坐骨神经可用来观察外周神经的生理功能和药物对周围神经、横纹肌或神经肌肉接头的作用。蛙的腹直肌还可以用于鉴定胆碱能药物，蛙常被用来做脊髓休克、脊髓反射和反射弧的分析实验。蛙或蟾蜍的常用重量为75g。

（1）蛙或蟾蜍捉持及脑的破坏法：通常以左手握持，用示指和中指夹住一侧前肢，用拇指压住另一前肢，将后肢拉直，固定于环指、小指与手掌之间。实验人员右手持金属探针，从枕骨大孔刺入颅腔破坏脑（图1-9）。

（2）淋巴囊内注射法：蛙及蟾蜍皮下有数个淋巴囊，注入药物易吸收（图1-10）。一般将药物注射于胸、腹和大腿淋巴囊。蛙及蟾蜍的皮肤很薄，缺乏弹性，注射后药液易自针眼漏出，故进行胸淋巴囊注射时应将针头插入口腔，由口腔底部穿过下颌肌层而达胸部皮下；进行大腿淋巴囊注射时应由小腿皮肤刺入，通过膝关节而达大腿部皮下，这样才可避免药液外漏。注射药液量一般为0.25～0.50ml。

（3）腹静脉注射法：静脉注射，将蛙或蟾蜍的脑和脊髓破坏后，仰卧固定在蛙板上，沿腹中线稍左侧剪开腹肌，可见到腹静脉贴着腹壁肌肉下行。注射时用左手拇指和示指捏住腹壁肌肉，稍向外拉，中指顶住腹壁肌肉，右手持注射器，针头沿血管平行方向刺入注入药液（图1-11）。

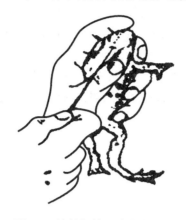

图1-9　蟾蜍捉持及脑的破坏法

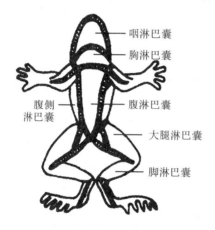

图1-10　蟾蜍淋巴囊

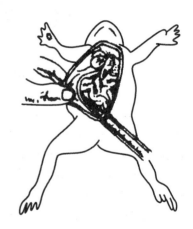

图1-11　蟾蜍腹静脉注射法

7. 实验动物的编号　在药理学实验中为了观察并记录每只动物、各组动物的变化情况，必须在实验前预先对动物进行随机分组和编号标记。对于比较大的动物，如犬、兔等，可将号码烙在金属牌上，实验时将其固定于犬链条或兔耳上。对于家兔还可采用化学药品涂染被毛或采用兔耳打孔法。下面以大白鼠和小白鼠的编号标记方法为侧进行介绍。

大白鼠和小白鼠的编号一般采用各种不同颜料涂擦被毛的方法标记，也可用不同颜色的油性记号笔在尾部标记。常用的涂染化学品如下。

1）涂染黄色，用3%~5%苦味酸溶液。

2）涂染红色，用0.5%中性红或品红溶液。

3）涂染咖啡色，用2%硝酸银溶液。

4）涂染黑色，用煤焦油的酒精溶液。

最常用的是3%~5%苦味酸溶液。用毛笔或棉棒蘸取此溶液，在动物的不同部位涂上苦味酸溶液表示不同号码。一般习惯涂染在左前肢为①，左侧腰部为②，左后肢为③，头部为④，背部正中为⑤，尾基部为⑥，右前肢为⑦，右侧腰部为⑧，右后肢为⑨，不涂染鼠为⑩（图1-12）。如果实验时动物的编号超过10，但在⑪~⑨⑨之内，可采用在上述动物同一部位上，再涂染另一种涂染剂（如0.5%中性红或品红溶液）斑点，表示相应的十位数。例如，在左前肢标记红色和黄色斑点，这就表示为⑪；如果红色标记在左前肢，而黄色标记在左侧腰部，这就是⑫，以此类推。也可以用同一种颜色涂在两个部位来标记⑩以上的记号。如左前肢和左后肢都标记苦味酸溶液，表示⑬号，以此类推。

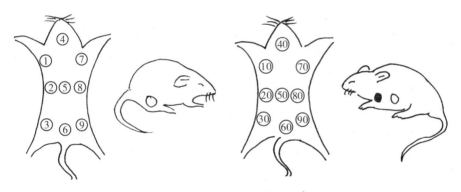

图1-12　实验动物编号示意

上述苦味酸溶液等颜料标记的优点是持续时间比较长，1个月左右也不会褪色，对于慢性实验尤其适合。如果是急性实验，或者饲养小白鼠时间在1周之内，可用不同颜色的油性记号笔在尾部标记，标记要有记录，以免时间长忘记（图1-13）。

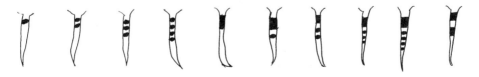

图1-13　实验动物长期编号示意

8. 注意事项

（1）捉持动物时既要大胆果断，也要小心谨慎，动作应尽量轻柔，切忌粗暴。

（2）捉持大白鼠，尤其是已经受到激惹的大白鼠时，一定要注意防护，以免被其咬伤。若不慎被动物咬伤或抓伤，应对伤口进行妥善处理。

（3）捉持动物时一定要按规范进行，否则容易对动物造成损伤。例如，对于家兔采用抓双耳或抓取腹部的方法是错误的。

（4）不可玩耍动物或使动物逃跑。

实验2　实验动物的采血

［**实验目的**］掌握实验动物的正确采血技术，了解几种常用的抗凝血药。

［**实验用品**］手术器材一套，注射器，针头，玻璃器皿，毛细玻璃管，棉球，鼠笼，大白鼠固定筒，兔固定箱，烧杯，二甲苯，酒精，碘酊，肝素，草酸钾，枸橼酸钠，剪刀，剃毛器等。

［**实验对象**］小白鼠，大白鼠，家兔，豚鼠，犬。

［**实验方法**］在生物科学研究中，常需采集实验动物的血液，以供进行常规检验、生化及化学分析之用。

常用实验动物的采血量见表1-1，一次采血量过多或连续多次采血都会影响动物健康，造成动物贫血或导致死亡，须予以注意。

表1-1　常用实验动物的采血量

动物种类	最大安全采血量/ml	最小致死采血量/ml
小白鼠	0.1	0.3
大白鼠	1.0	2.0
豚　鼠	5.0	10.0
家　兔	10.0	40.0
犬	50.0	300.0

1. 小白鼠和大白鼠的采血法

（1）剪（割）尾采血法：当所需血量很少时采用本法。固定鼠并露出鼠尾，将尾部放入45℃的温水中浸泡数分钟或以二甲苯棉球涂擦，使尾部血管扩张。将鼠尾擦干，用锐器切去尾尖0.3~0.5cm，让血液滴入盛器或直接以毛细玻璃管吸取。

（2）眼底球后静脉丛采血法：当需用中等量的血液，而又需避免鼠死亡时可采用本法。用左手捉鼠，拇指及中指抓住鼠头颈部皮肤，示指按于眼后，使眼球轻度突出，眼底球后静脉丛淤血。右手持配有磨钝的7号针头的1ml注射器或内径0.6mm左右的硬质毛细玻璃管，沿内眦眼眶后壁向喉头方向刺入。刺入深度为小白鼠2~3mm，大白鼠4~5mm。当感到有阻力时再稍后退，边退边抽。得到所需要的血量后，拔出针头。若手法恰当，体重20~25g的小白鼠可采血0.2~0.3ml，体重200~300g的大白鼠可采血0.5~1.0ml。

（3）断头采血法：当需要用血液，而又不需要避免鼠死亡时可采用本法。左手以拇指和示指固定动物的头颈部，使其头略下倾，右手持剪刀猛力剪断鼠颈，让血液滴入盛器。小白鼠可采血0.8~1.0ml，大白鼠可采血5.0~8.0ml。

2. 家兔的采血法

（1）耳静脉采血法：将家兔放在固定箱内，剪去拟采血耳郭上的被毛，用电灯照射加热或用二甲苯棉球涂擦耳郭，使耳部血管扩张。用粗针头刺破耳缘静脉或以刀片在血管上切一小口，让血液自然流出，滴入已放有抗凝血药的盛器中。采血完毕，用干棉球压住出血口，以待止血。如一时不易止血，可用木夹夹住耳郭10~20分钟。

（2）心脏穿刺采血法：将家兔仰卧式固定，剪去（剃去）左胸第2肋至第4肋间的一块被毛，用碘酊和酒精消毒。然后用配有7号针头的10ml注射器，在心跳最明显处穿刺。针头刺入心脏后即见血液流入注射器；或边刺边抽，直至血液流入注射器。取得所需血量后，迅速将针头拔出，这样心肌上的穿刺孔较易闭合。

（3）股动脉采血法：亦需将家兔仰卧式固定。采血者左手拉直动物后肢，右手持注射器，以血管搏动为指标，将针头刺入股动脉。若已刺入动脉，一般即有鲜红色血液流入注射器。抽血完毕，迅速拔出针头，用干棉球压迫止血2~3分钟。

3. 豚鼠的采血法

（1）耳缘切割采血法：以二甲苯棉球涂擦耳郭，使血管充血。以刀片割破耳缘血管，让血液自然流出。此法可采血0.3ml左右。

（2）心脏穿刺采血法：方法基本上同家兔，因豚鼠身体较小，一般不必将动物固定在解剖台上，而由助手握住豚鼠前后肢即可。

4. 犬的采血法

（1）后肢小隐静脉采血法：剪毛（剃毛）及用碘酊和酒精消毒后，用手压迫静脉上端使之淤血，采血者持配有7号或8号针头的注射器，在血管上穿刺。若已刺入血管，即有血液流入注射器。抽得所需血量后拔出针头，用干棉球压迫止血。

（2）前肢皮下头静脉采血法：采血方法基本上同后肢小隐静脉采血法。

（3）耳缘静脉采血法：当做血常规检验或其他需小量血液的实验时，亦可在犬的耳缘静脉采血。剪毛（剃毛）后先将犬的耳郭加热，或者以二甲苯棉球擦耳郭，然后以刀片割破已经扩张的血管，使血液滴入盛器。采血完毕，用干棉球压迫切割口止血。

5. 常用抗凝血药

（1）草酸钾：常用于供检验用血液样品的抗凝。在试管内加饱和草酸钾溶液2滴，轻轻敲击试管，使溶液分散到管壁四周。置于80℃以下的烘箱中烤干（如烘烤的温度过高，草酸钾将分解为碳酸钾而失去抗凝作用）。这样制备的抗凝管可使3~5ml血液不致凝固。供钾、钙含量测定的血液样品不能用草酸钾抗凝。

（2）肝素：取1%肝素溶液0.1ml于试管内，均匀浸湿试管内壁，放入80~100℃烘箱烤干。每管能使5~10ml血液不凝固。市售的肝素注射液每毫升含肝素12 500单位（相当于肝素钠125mg），应置于冰箱中保存。

（3）枸橼酸钠：3.8%的枸橼酸钠溶液1份可使9份血液不凝固，用于红细胞沉降率测定。因其抗凝作用较弱而碱性较强，不适用于供检验用的血液样品。做急性血压实验时，则用5%~7%的枸橼酸钠溶液。

实验3　实验动物的麻醉

［**实验目的**］掌握实验动物的常用麻醉方法。了解几种常用的麻醉药物。

［**实验用品**］钟罩，广口瓶，注射器，药棉，镊子，乙醚，戊巴比妥钠，苯巴比妥钠，乌拉坦，盐酸普鲁卡因，盐酸可卡因，剪刀，剃毛器等。

［**实验对象**］小白鼠，大白鼠，家兔，犬。

［**实验方法**］实验动物的麻醉可分为全身麻醉（包括吸入麻醉和非吸入麻醉）和局部麻醉。

1. 全身麻醉

（1）吸入麻醉：多用乙醚作为吸入麻醉药。

1）小白鼠的麻醉：将要麻醉的小白鼠放入广口瓶内，再向瓶内放入浸过乙醚的药棉，然后将瓶口朝下放在实验台上，经20～30秒，小白鼠即可进入麻醉状态。

2）大白鼠的麻醉：将钟罩口朝下放在实验台上，将要麻醉的大白鼠放进钟罩，再向钟罩内放入浸过乙醚的药棉，经20～30秒，大白鼠即可进入麻醉状态。

（2）非吸入麻醉（注射麻醉）：注射麻醉药的种类较多。药物的选择及给药方法等，可根据实验目的、动物品种以及手术过程来确定。

1）家兔的麻醉：向家兔腹腔注射3%戊巴比妥钠40mg/kg，经5～10分钟，家兔即可进入麻醉状态。

2）犬的麻醉：向犬腹腔注射3%戊巴比妥钠35mg/kg，经10～15分钟，犬即可进入麻醉状态。

2. 局部麻醉　一般方法为将动物固定，剪去（剃去）手术部位的被毛，皮下浸润注射0.05%～0.10%盐酸普鲁卡因注射液，或者黏膜表面用棉球涂布2%盐酸可卡因溶液。

3. 常用注射麻醉药

（1）巴比妥类：都属于弱酸，白色结晶，难溶于水，但其钠盐均易溶于水，动物麻醉用其钠盐，但巴比妥类钠盐溶于水后不稳定，放置后易分解出现沉淀。巴比妥类钠盐对动物均有良好的麻醉作用，手术时间较长者，可用巴比妥钠、苯巴比妥钠或阿米他钠。若动物手术后需要其恢复清醒，则宜用戊巴比妥钠、硫喷妥钠或环己巴比妥钠。

1）戊巴比妥钠（五烷巴比妥钠）：此药为白色粉末，用生理盐水或蒸馏水配制。配好后放在瓶内，并将瓶塞塞紧，以免空气进入产生沉淀（将蒸馏水煮开冷却后配制可保存较长时间）。实验动物戊巴比妥钠麻醉常用剂量见表1-2。

表1-2　实验动物戊巴比妥钠麻醉常用剂量

动物种类	戊巴比妥钠		给药方式
	浓度	剂量	
犬	3%	30～35mg/kg	静脉或腹腔注射
猫	3%	40mg/kg	腹腔注射

续表

动物种类	戊巴比妥钠		给药方式
	浓度	剂量	
兔、鼠	3%	40mg/kg	腹腔注射
猴	2%~3%	20~30mg/kg	静脉注射
鸟类	3%	50~100mg/kg	肌内注射

注意事项：①犬可麻醉5小时，对呼吸、血压影响较小，可有肌肉松弛不全。②静脉注射应缓慢，肌紧张和痛觉消失时应立即停止注射。③优选腹腔注射，约15分钟动物即可被麻醉。④如大白鼠在实验时醒来，可补原注射量的1/4，待40分钟后再进行实验。

2）巴比妥钠：此药为白色粉末，用蒸馏水配制。实验动物巴比妥钠麻醉常用剂量见表1-3。

表1-3　实验动物巴比妥钠麻醉常用剂量

动物种类	巴比妥钠		给药方式
	浓度	剂量	
犬	10%	200~250mg/kg	静脉注射
猫、兔	10%	250mg/kg	腹腔注射
鼠	20%	200mg/kg	皮下注射

注意事项：麻醉犬时，巴比妥钠常与吗啡合用，吗啡剂量为3~5mg/kg。

3）硫喷妥钠：此药为淡黄色粉末，易溶于水，其溶液不稳定，需临用前配制。实验动物硫喷妥钠麻醉常用剂量见表1-4。

表1-4　实验动物硫喷妥钠麻醉常用剂量

动物种类	硫喷妥钠		给药方式
	浓度	剂量	
犬	2.5%~5.0%	15~25mg/kg	静脉注射
兔	2.5%~5.0%	10~20mg/kg	腹腔注射

续表

动物种类	硫喷妥钠		给药方式
	浓度	剂量	
猫	2.5%~5.0%	15~25mg/kg	腹腔注射
大白鼠	2%~3%	40mg/kg	腹腔注射

注意事项：①仅麻醉1小时左右。②溶液不稳定，临用时配制。③不宜做皮下或肌内注射。④静脉注射作用快，对心血管及内脏损害小。

4）苯巴比妥钠：实验动物苯巴比妥钠麻醉常用剂量见表1-5。

表1-5　实验动物苯巴比妥钠麻醉常用剂量

动物种类	苯巴比妥钠		给药方式
	浓度	剂量	
犬、猫	10%	80~100mg/kg	静脉或腹腔注射
兔	10%	150~200mg/kg	腹腔注射
大白鼠	2%	25~35mg/kg	腹腔注射
鸽	10%	150~300mg/kg	静脉注射

注意事项：①麻醉可持续24~72小时。②不适宜做血压实验。

（2）其他

1）乌拉坦（又名氨基甲酸乙酯）：为白色结晶颗粒状，易溶于水，用蒸馏水或生理盐水配制。实验动物乌拉坦麻醉常用剂量见表1-6。

表1-6　实验动物乌拉坦麻醉常用剂量

动物种类	乌拉坦		给药方式
	浓度	剂量	
犬、兔	10%~25%	1g/kg	静脉注射
猫	10%~25%	1g/kg	腹腔注射
大白鼠	10%~25%	1.0~1.5g/kg	腹腔注射
鸽	20%~25%	1.25g/kg	肌内注射
蛙	20%~25%	200mg/kg	皮下淋巴囊注射

注意事项：①对器官功能扰乱少。②猫因静脉难找，一般采用腹腔注射，如将药液稍加温，作用更快，温度不宜过高，以免使其呼吸停止而死亡。

2）水合氯醛：实验动物水合氯醛麻醉常用剂量见表1-7。

表1-7 实验动物水合氯醛麻醉常用剂量

动物种类	水合氯醛		给药方式
	浓度	剂量	
犬	10%	100～150mg/kg	静脉注射
猫	10%	100～150mg/kg	静脉或腹腔注射
兔	5%	50～75mg/kg	静脉注射

注意事项：大剂量时可降低血压。

3）氯醛糖：对某些实验颇适用，如猫肠管实验。与乌拉坦合用，可作为猫肠管实验麻醉药，剂量为氯醛糖800mg + 乌拉坦4g + 蒸馏水10ml，0.5ml/kg，腹腔注射。

常用剂量：犬、猫，浓度8%，剂量800mg/kg，静脉注射给药。

（3）麻醉药使用注意事项

1）静脉注射时，速度要均匀，不宜太快。注射速度过快是引起动物死亡的重要因素之一。

2）麻醉药量与动物品种、健康状况有关。

3）如麻醉深度不够，必须经过一定时间后，才能补充麻醉药，如补充戊巴比妥钠至少须在第1次注射5分钟以后，苯巴比妥钠至少须经过30分钟。一般情况下，一次补加剂量不得超过原一次给药量的1/5～1/4。

实验4　实验动物的备皮

［**实验目的**］掌握实验动物的常用备皮方法。

［**实验用品**］剪刀，剃毛器，手术台，烧杯，2% 来苏尔，5% 碘酊，75% 酒精，脱毛剂等。

［**实验对象**］小白鼠，大白鼠，家兔。

［**实验方法**］备皮是指哺乳类动物手术前应先进行手术部位的皮肤准

备，包括去除手术部位及其周围被毛，清除皮肤污垢，消毒皮肤。

1. 去除被毛

（1）剪毛（剃毛）法：在急性动物实验中最常用。其方法：固定动物后，绷紧皮肤，用粗剪刀（剃毛器）贴紧皮肤，依次剪（剃）去所需部位的被毛。剪毛（剃毛）时应注意：①将剪刀（剃毛器）贴紧皮肤，切勿用手提起被毛，以免损伤皮肤。②剪（剃）下的被毛集中放在一个烧杯内，防止被毛到处乱飞。③剪（剃）完后用湿布擦净遗落在手术野和手术台周围的被毛，以保证手术野的清洁。

（2）拔毛法：在兔耳缘静脉或大、小白鼠尾静脉注射或取血时较为常用。方法：将动物固定后，用拇指、示指将所需部位的被毛拔除，为使血管显示更清楚，可在拔毛处涂上一层水。

（3）脱毛法：是指用化学药品脱去实验动物被毛，用于大动物做无菌手术、动物局部皮肤血液循环的观察等。方法：先将欲脱毛部位的被毛剪短，再用棉球蘸脱毛剂，在局部涂一薄层，等待 2 ~ 3 分钟，之后用温水洗去脱下的被毛，然后用纱布将局部擦干，涂一层油脂即可。

2. 消毒皮肤　去除被毛后，先用 2% 来苏尔洗刷手术部位及其周围皮肤，用消毒纱布擦干，以 75% 酒精脱脂后涂擦 5% 碘酊，再用 75% 酒精脱碘。对手术区域皮肤的消毒常用于慢性动物实验。

实验5　实验动物的处死方法

［**实验目的**］掌握实验动物的常用处死方法。

［**实验用品**］剪刀，手术台，烧杯，注射器，乙醚，戊巴比妥钠等。

［**实验对象**］小白鼠，大白鼠，家兔。

［**实验方法**］实验动物处死必须在保证动物福利的前提下，符合伦理道德并遵循安乐死的原则。即在不影响实验结果的同时，以公众认可的、人道主义的方法短时间内处死实验动物，使动物安静、无痛苦地死亡。

实验动物安乐死一般应遵循以下原则：尽量减少实验动物的痛苦，尽量避免实验动物产生惊恐、挣扎、喊叫；注意实验人员的安全，特别是在使用挥发性麻醉药（如乙醚、安氟醚、氟烷）时，一定要远离火源；选择容易操作的安乐死方法；不能影响动物实验的结果；尽可能地缩短致死时间，即安乐死开始到动物意识消失的时间；判定动物是否死亡，不仅要观察实验动物呼吸是否停止，还要观察神经反射、肌肉松弛等情况。实验动物安乐死常用方法如下。

1. **颈椎脱臼法** 是大、小白鼠最常用的处死方法。用拇指和示指用力向下按住鼠头，另一只手抓住鼠尾，用力稍向后上方一拉，使其颈椎脱臼，造成脊髓与脑髓断离，动物立即死亡。

2. **空气栓塞法** 主要用于大动物的处死，用注射器将空气急速注入静脉，可使动物死亡。当空气注入静脉并到达右心后，心脏跳动使空气与血液相混致血液呈泡沫状，随血液循环到全身。如进入肺动脉，可阻塞其分支；进入心脏冠状动脉，造成冠状动脉阻塞，发生严重的血液循环障碍，动物很快死亡。一般兔与猫可注入 10 ~ 20ml 空气。犬可注入 70 ~ 150ml 空气。

3. **急性大失血法** 用粗针头一次采大量心脏血液，可使动物死亡。豚鼠与猴等皆可采用此法。鼠可采用眼眶动、静脉大量放血致死。犬和猴等在麻醉状态下，暴露其颈动脉，在颈动脉两端用止血钳夹住，插入套管，然后放松近心端的止血钳，轻轻压迫动物胸部，尽可能大量放血致死。犬也可采用股动脉放血法处死。硫喷妥钠 20 ~ 30mg/kg 静脉注射，犬则很快入睡，然后暴露股三角区，用利刀在股三角区做 1 个约 10cm 的横切口，将股动脉、股静脉全部切断，立即喷出血液，用一块湿纱布不断擦去股动脉切口处的血液和凝块，同时不断用自来水冲洗切口，使股动脉切口保持通畅，动物 3 ~ 5 分钟可死亡。

4. **吸入麻醉法** 应用乙醚（安氟醚、氟烷）吸入麻醉的方法处死。大、小白鼠在 20 ~ 30 秒陷入麻醉状态，3 ~ 5 分钟死亡。应用此法处死豚鼠时，其肺部和脑部会发生小出血点，在病理解剖时应予以注意。

5. **注射麻醉法** 应用戊巴比妥钠注射麻醉致死。豚鼠可用其麻醉药量 3 倍以上的剂量腹腔注射。猫可采用麻醉剂量 2 ~ 3 倍的剂量静脉注射或腹腔内注射。兔可用 80 ~ 100ml/kg 的剂量急速注入耳缘静脉。犬可用 100mg/kg 静脉注射。

6. **断头、毁脑法** 常用于蛙类，用剪刀剪去头部，或者用金属探针经过枕骨大孔破坏脑和脊髓而致死。大、小白鼠也可采用断头法，用剪刀在鼠颈部将鼠头剪掉，由于剪断了脑、脊髓，同时大量失血，动物很快死亡。目前多采用断头器断头，将动物的颈部放在断头器的铡刀处，慢慢放下刀柄接触到动物后，用力按下刀柄，将动物头和身体完全分离，这时有血液喷出，要多加注意。

7. **二氧化碳吸入法**　吸入二氧化碳致死，此法安全、人道、迅速，被认为是处理啮齿类动物的理想方法，国外现多采用此法。可将多只动物同时置入一个大箱或塑料袋内，然后充入 CO_2，动物在充满 CO_2 的容器内 1～3 分钟死去。

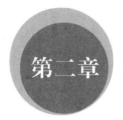

第二章　常用实验仪器的使用

实验1　玻璃仪器的洗涤

　　[**实验目的**] 掌握常用玻璃仪器的洗涤方法。

　　[**实验用品**] 毛刷，容量瓶，滴定管，刻度吸管，肥皂，合成洗涤剂，去污粉，重铬酸钾清洁液，尿素，稀盐酸，盐酸乙醇，氨水，蒸馏水等。

　　[**实验方法**]

　　1. 凡能用毛刷刷洗的器皿，均应用肥皂或合成洗涤剂、去污粉等仔细刷洗，再用自来水冲干净，最后用蒸馏水洗3次，直至完全清洁后，置于器皿架上自然沥干或置烤箱干燥后备用。

　　2. 凡不能用毛刷刷洗的器皿，如容量瓶、滴定管、刻度吸管等，应选用自来水冲洗，沥干，再用重铬酸钾清洁液（铬酸洗液）浸泡4~6小时，然后用自来水冲洗干净，最后用蒸馏水冲洗至少3次。

　　3. 黏附有血浆的刻度吸管等，可先用45%尿素浸泡使血浆蛋白溶解，然后用水冲洗干净。如尚不能达到清洁要求，则可浸泡于重铬酸钾清洁液中4~6小时，再用大量自来水冲洗，最后用蒸馏水冲洗至少3次。也可用1%氨水浸泡使血浆膜溶解，然后再依次用1%稀盐酸和水及蒸馏水冲洗。

　　4. 粘有染料的器皿，先用清水初步洗净，再置重铬酸钾清洁液或稀盐酸中浸泡；使用3%盐酸乙醇洗涤则效果更好。一般染料多呈碱性，不宜用肥皂水或碱性洗液。

　　5. 使用过的器皿，应当立即洗涤干净，久置干涸后，洗涤更加困难。不能及时洗涤的器皿，应用流水初步冲洗后，再泡入清水中，之后再按上述1、2方法洗涤。

　　6. 新购置的玻璃仪器有游离碱存在，需置1%~2%稀盐酸中浸泡2~6

小时，除去游离碱质，再用流水冲洗干净，然后用蒸馏水冲洗 2～3 次。

[注意事项]

1. 水可使洗液中的硫酸稀释，以致铬酸析出的同时，洗液的氧化能力下降甚至失效，因此用铬酸洗液时，待洗的容器应尽量沥干。

2. Hg^{2+}、Ba^{2+}、Pb^{2+} 等离子与铬酸洗液作用，可生成不溶的化合物沉积在器壁上，因此凡接触过含有此类化合物的容器，应先除去这些离子 [可用稀硝酸或 5%～10% 乙二胺四乙酸钠（EDTA 钠）等先行清除]，用水冲洗后再用铬酸洗液洗。

3. 有机化合物、油类、有机溶剂等均可使铬酸洗液还原失效，因此器壁如附有大量此类物质，应先除去然后再用铬酸洗液。

4. 铬酸洗液有很强的酸性和氧化性，皮肤、衣服接触后即可导致损伤或毁坏，使用时应注意防护。

5. 铬酸洗液还原为硫酸铬时，洗液由原来的深棕色变为绿色，此时洗液不具有氧化性，不能继续使用。

实验 2　枪式可调移液器的使用

[实验目的] 掌握移液枪的正确使用方法。

[实验用品] 0.1～2.5μl、0.5～10.0μl、2～20μl、10～100μl、20～200μl、100～1000μl 枪式可调移液器等。

[实验方法] 一个完整的移液循环，包括吸头安装、容量设定、预洗吸头、吸液、放液、卸去吸头六个步骤。每一个步骤都有需要遵循的操作规范。

1. **吸头安装**　正确的安装方法为旋转安装法，具体的做法是把白套筒顶端插入吸头（无论是散装吸头还是盒装吸头都一样），在轻轻用力下压的同时，把手中的移液器按逆时针方向旋转 180°。切记用力不能过猛，更不能采取剁吸头的方法来进行安装，因为这样做会对移液器造成损伤。

2. **容量设定**　正确的容量设定分为两个步骤，一是粗调，即通过排放按钮将容量值迅速调整至接近的预想值；二是细调，当容量值接近预想值以后，应将移液器横置，水平放至眼前，通过调节轮慢慢地将容量值调至预想值，从而避免视觉误差所造成的影响。在容量设定时，还有一个需要特别注意的地方。当从大值调整到小值时，准确调至预想值即可；但从小值调整到大值时，就需要调超 1/3 圈后再返回，这是因为计数器里面有一定的空隙，需要弥补。

3. **预洗吸头** 在安装了新的吸头或增大了容量值以后，应该把需要转移的液体吸取、排放两到三次，这样做是为了让吸头内壁形成一道同质液膜，确保移液工作的精度和准度，使整个移液过程具有极高的重现性。另外，在吸取有机溶剂或高挥发液体时，挥发的气体会在白套筒室内形成负压，从而产生漏液的情况，这时就需要我们预洗 4~6 次，让白套筒室内的气体达到饱和，负压就会自动消失。

4. **吸液** 先将移液器排放按钮按至第一停点，再将吸头垂直浸入液面，浸入的深度：最大量程为 2.5μl 和 10μl 的枪小于或等于 1mm；最大量程为 20μl、100μl 和 200μl 的枪小于或等于 2mm；最大量程为 1000μl 的枪小于或等于 3mm。应注意，浸入过深时，液压会对吸液的精确度产生一定的影响。平稳松开按钮，切记不能过快。

5. **放液** 放液时，吸头紧贴容器壁，先将排放按钮按至第一停点，略作停顿以后，再按至第二停点，这样做可以确保吸头内无残留液体。如果这样操作还有残留液体存在，应考虑更换吸头。

6. **卸去吸头** 卸掉的吸头一定不能与新吸头混放，以免造成交叉污染。

实验 3 试管或离心管中液体的混匀

[**实验目的**] 掌握试管或离心管中液体的混匀方法。

[**实验用品**] 试管，离心管等。

[**实验方法**] 欲使一化学反应充分进行，必须使参与反应的各物质迅速地相互接触，因此，常需要用机械方法使参与反应的各物质充分混匀。常用于混匀试管或离心管内液体的方法有以下几种。

1. **振摇混匀法** 少量液体的混匀可简单地将试管轻轻振摇或甩动即可。

2. **指弹混匀法** 较多的液体用振摇、甩动不易混匀时，可左手持试管，右手轻轻叩击或拨动试管底使管内液体搅动产生旋涡而达到混匀的目的。

3. **转动混匀法** 在试管盛有多量液体时，可手持试管做圆周转动，使管内液体做旋涡运动而混匀。

4. **搅拌混匀法** 如液体的黏稠性较大可考虑用玻璃棒搅拌混匀。

5. **倒转混匀法**　采用管口衬一清洁塑料薄膜，以手掌按住管口，反复颠倒的方法混匀。

6. 利用旋涡混合器混匀。

实验 4　电动离心机的使用

［**实验目的**］　掌握电动离心机的使用方法。

［**实验用品**］　离心机，试管，托盘天平，滴管，硫酸，钨酸钠，血液等。

［**实验方法**］

1. 将待离心的液体置于玻璃离心管或一般小试管中。

2. 让盛有离心液的只两离心管分别放入离心管套中，然后各置于天平的两侧托盘上，通过往管套中加水数滴，来调节两边重量使之达到平衡。

3. 将已平衡的两只内装离心液和离心管的套管，分别放入旋转台相互对应的两插孔内。盖上盖，开启电源，同时调节旋钮逐步加档，提高转速到所需标准。达到离心所需的时间后，再调旋钮，进行减档降速。待离心机自然停止转动后，开盖取出离心管及其套管。

4. 取出离心试样，清洗离心管和套管，擦拭转台，关闭电源，将离心机和托盘天平放置于适当位置。

［**注意事项**］

1. 离心机所需电压应与电源电压一致，确认电压一致时方可接通电源。

2. 离心管应尽量等重，离心液占管的一半为宜，离心时管及其套管与对侧一定要达到平衡，否则离心时会出事故。

3. 平衡的两管要对称放入，若只离心一管，对侧应放置一只与其等重的水管，使之对称。

4. 开动离心机时应逐渐加速，关闭时要逐渐减速，自动停止，不可强停。

5. 发现不正常情况，要停机检修，排除故障方可再用。

6. 经常为离心机套管、转轴做清洁。

［**操作练习**］　无蛋白血溶液的制备方法如下。

1. 准确吸取抗凝血 1ml，置于 10ml 试管或锥形瓶中，放血时应缓慢且要用滤纸碎片擦干吸管外血液。

2. 加入蒸馏水 7ml，混匀。按前述要求操作。

3. 继续加 1.3mol/L 硫酸 1ml，混匀。

4. 慢慢滴加 10% 钨酸钠溶液 1ml，随加随摇。

5. 放置 5 分钟，按上述离心机使用方法电动离心，上清液应无色透明，此即 10 倍稀释的无蛋白血溶液；若此溶液混浊，要反复操作练习。

实验 5　数字酸度/离子计的使用和 pH 的测定方法

[**实验目的**] 掌握 pH 的测定方法和数字酸度/离子计的使用方法。

[**实验用品**] 广泛 pH 试纸，精密 pH 试纸，玻璃棒，烧杯，数字酸度/离子计，磷酸二氢钾 – 磷酸氢二钠缓冲液（pH 6.98），盐酸，氢氧化钠等。

[**实验方法**]

1. pH 试纸测定溶液的 pH

（1）取磷酸二氢钾 – 磷酸氢二钠缓冲液 10ml，用玻璃棒蘸取一滴，滴于广泛 pH 试纸上，观察试纸的颜色，与标准颜色比较，推断溶液的大致 pH。常用缓冲溶液的组成及配制见附录 G。

（2）按上述方法所得 pH，同上述方法用精密 pH 试纸测定溶液的较准确的 pH 进行比较。

2. 数字酸度/离子计的使用　数字酸度/离子计是用于测量水溶液 pH 的一种实验室测量仪器。除了测量 pH，还可用来指示电极电位，配用适当的离子选择电极，可用来测量各种一价或二价离子活度，也可用来作为电位滴定的终点指示。

（1）电极电位的测定方法

1）仪器插入 220V 交流电源，按下电源开关，LED 显示屏上即有数字显示，预热 10 分钟。

2）一般应将仪器后面板上零位补偿开关置于 0 处，在电极插头没有插入时，使用零位补偿调节器使仪器读数为 000。如果要求测得的读数分辨率为 0.1mV，而且测量范围小于 ±199mV，则可将 pH 及 mV 档按键全部放开；如果测量值大于 199mV，则应按下 mV 按键，此时读数分辨率为 1mV，测量范围为 ±1999mV。这两个量程档应分别进行零点调节。

3）将参比电极引线旋紧于参比接线柱上，插入测量电极插头。插入插头时，应将插座外套向前按，使插头插进，然后放开外套。必须使插座中的弹子卡住插头末端（带有槽口的插头则卡住槽口），保证其接触良好。取出插头时只要向前按动插座外套，插头即能自行弹出。

4）将电极浸入被测溶液中，仪器的稳定读数即是电极在溶液中产生的电极电位，单位为 mV。读数前没有"－"号，表示测量电极电位高于参比电极，为正值。反之，表示测得电位为负值。

5）如果需要测定电位的相对变化值，可以使用零位补偿旋钮对电极在溶液中的起始电位进行补偿至零或某一数值。此时应将零位补偿开关拨至位置 1。

（2）用标准 pH 缓冲液标定仪器的方法

1）按（1）所述方法预热仪器及调零，调零时按下 mV 按键。在做 pH 测量及标定时，极性按键在"＋"，价态按键应在"－"位置。

2）根据所用标准缓冲液温度，将温度补偿器置于相应数值。并查出各缓冲液在该温度下实际 pH。例如，在温度为 20℃时，B_4 溶液为 4.00，B_6 溶液为 6.88，B_9 溶液为 9.23（以下各步操作均以溶液温度 20℃为例，如为其他温度时应另取其对应值）。

3）在电极插头没有插入时，同时按下 pH 及 mV 按键，调节标定旋钮，使仪器读数为待用的第一只标准溶液的 pH，例如 4.00（B_4）。

4）如前所述接好电极输入端，然后将电极用蒸馏水清洗，滤纸吸干后浸入 B_4 溶液，放开 mV 档按键。单独按下 pH 按键。待读数稳定后，调节定位旋钮使仪器读数为 B_4 的实际值 4.00。

5）电极经蒸馏水清洗并被滤纸吸干后浸入 B_9 缓冲液（或 B_6 缓冲液），待读数稳定后调节斜率补偿，使仪器读数为 9.23（B_9）或 6.88（B_6），标定即完成。

6）如果电极转换系数已知，则只需将斜率补偿调到其相应位置。将电极浸入与被测溶液 pH 相近的缓冲液，用定位旋钮使读数为该缓冲液的 pH 即可。

7）标定仪器时必须注意，电极在充分平衡后才能得到稳定读数。平衡时间因各支电极的性能而异。

（3）未知溶液 pH 的测定方法

1）经过标定的仪器即可用来测定未知溶液的 pH。测定时须将温度补偿器数字调到与被测溶液温度相同。

2）电极经蒸馏水清洗吸干后浸入被测溶液（上述磷酸二氢钾－磷酸氢二钠缓冲液），仪器所显示的稳定读数即为该溶液的 pH。

（4）注意事项

1）在测量过程中，当测量电极移脱开液面时，会出现读数溢出现象。如果电极需较长时间脱离液面，最好将电极插座的外套向前按动一下，使电极插头从仪器中脱开。

2）仪器可以长时间连续使用，当仪器不用时，则脱开电极插头，关掉电源开关。

3）甘汞电极在不用时应用橡皮套将下端套住，用橡皮塞将上端小孔塞住，以免氯化钾溶液流失。当氯化钾溶液流失较多时，则应通过电极上端小孔加饱和氯化钾溶液。玻璃电极不用时应将电极球泡浸在蒸馏水中。

4）玻璃电极球泡切勿接触污物，如发现沾污，可用医用棉花轻擦球泡部分或用 0.1mol/L 稀盐酸清洗。

5）玻璃电极球泡有裂纹或老化，则应调换新的电极。新玻璃电极或放置未用的玻璃电极在使用前应在蒸馏水中浸泡 24～48 小时。

6）仪器的输入端即电极插座插口，必须保持清洁、干燥。在环境湿度较高时，应用干净布将电极插头揩干。

实验6　7200 分光光度计的使用

7200 分光光度计是实验室常用的仪器，该仪器是根据相对测量原理工作的，即选定某一溶剂（蒸馏水、空气或试样）作为参比溶液，并设定它的透射比（透过率 T）为 100%，而被测物质的透射比是相对于该参比溶液而得到的。透射比的变化和被测物质的浓度有一定函数关系，在一定的范围内，它符合朗伯－比耳定律。7200 分光光度计采用低杂散光，高分辨率的单光束光路结构单色器，其设计原理如图 2-1。

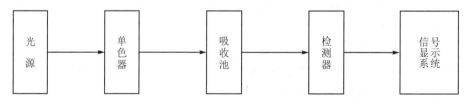

图 2-1　分光光度计设计原理

[**实验目的**] 了解 7200 分光光度计的设计原理；掌握 7200 分光光度计的使用方法。

[**实验用品**] 7200 分光光度计，未知浓度 $CuSO_4$ 溶液（0.2%、0.4%、0.6%、0.8% 的 $CuSO_4$ 溶液）等。

[**实验方法**] 具体实验方法如下。

1. **基本操作**

（1）在开机前需先确认仪器样品室内是否有物品挡在光路上，光路上有阻挡物将影响仪器自检甚至造成仪器故障。

（2）连接仪器电源线，确保仪器供电电源有良好的接地性能。

（3）接通电源，使仪器预热 20 分钟（不包括仪器自检时间）。

（4）用 MODE 键设置测试方式：透射比（T），吸光度（A），已知标准样品浓度值（C）方式和已知标准样品斜率（F）方式。

（5）用波长选择旋钮设置所需的分析波长。

（6）将参比样品溶液和被测样品溶液分别倒入比色皿中，打开样品室盖，将盛有溶液的比色皿分别插入比色皿槽中，盖上样品室盖。一般情况下，参比样品放在第一个槽位中。仪器所附的比色皿，其透射比是经过配对测试的，未经配对处理的比色皿将影响样品的测试精度，比色皿透光部分表面不能有指印、溶液痕迹，被测溶液中不能有气泡、悬浮物，否则也将影响样品的测试精度。

（7）将 %T 校具（黑体）置于光路中，在 T 方式下按 %T 键，此时显示器显示 000.0。

（8）将参比样品推（拉）入光路中，按 0A/100%T 键调 0A/100%T，此时显示器显示"BLA"直至显示"100.0"%T 或"0.000"A 为止。

（9）当仪器显示器显示出"100.0"%T 或"0.000"A 后，将被测样品推（拉）入光路，这时便可以从显示器上得到被测样品的透射比或吸光度值。

2. **样品浓度的测量方法**

（1）已知标准样品浓度值的测量方法

1）按 MODE 键将测试方式设置至吸光度（A）状态。

2）旋转波长旋钮设置样品的分析波长，根据分析规程，每当分析波长改变时，必须重新调整 0A/100% 和 0% T。

3）将参比样品溶液、标准样品溶液和被测样品溶液分别倒入比色皿中，打开样品室盖，将盛有溶液的比色皿分别插入比色皿槽中，盖上样品室盖。一般情况下，参比样品放在第一个槽位中。仪器所附的比色皿，其透射比是经过配对测试的，未经配对处理的比色皿将影响样品的测试精度，比色皿透光部分表面不能有指印、溶液痕迹，被测溶液中不能有气泡、悬浮物，否则将影响样品的测试精度。

4）将参比样品推（拉）入光路中，按0A/100%T键调0A/100%T，此时显示器显示"BLA"直至显示"100.0"%T或"0.000"A为止。

5）按MODE键将测试方式设置至已知标准样品浓度值（C）方式状态。

6）将标准样品推（拉）入光路中。

7）按INC或DEC键将已知的标准样品浓度值输入仪器，当显示器显示样品浓度值时，按ENT键。浓度值只能输入整数值，设定范围为0～1999。

8）将被测样品依次推（拉）入光路，这时，便可以从显示器上分别得到被测样品的浓度值。

（2）已知标准样品浓度斜率（K值）的测量方法

1）用MODE键将测试方式设置至吸光度（A）状态。

2）旋转波长旋钮设置样品的分析波长，根据分析规程，每当分析波长改变时，必须重新调整0A/100%和0%T。

3）将参比样品溶液和被测样品溶液分别倒入比色皿中，打开样品室盖，将盛有溶液的比色皿分别插入比色皿槽中，盖上样品室盖。一般情况下，参比样品放在第一个槽位中。仪器所附的比色皿，其透射比是经过配对测试的，未经配对处理的比色皿将影响样品的测试精度，比色皿透光部分表面不能有指印、溶液痕迹，被测溶液中不能有气泡、悬浮物，否则将影响样品的测试精度。

4）将参比样品推（拉）入光路中，按0A/100%T键调0A/100%T，此时显示器显示"BLA"直至显示"100.0"%T或"0.000"A为止。

5）按MODE键将测试方式设置至已知标准样品斜率（F）状态。

6）按INC或DEC键，将已知的标准样品斜率值输入仪器，当显示器显示标准样品斜率时，按ENT键。这时，测试方式指示灯自动指向"C"，斜率只能输入整数值。

7）将被测样品依次推（拉）入光路，这时，便可以从显示器上分别得到被测样品的浓度值。

3. 操作练习

（1）将波长旋钮置于690nm处。

（2）用 7200 分光光度计测量 0.2%、0.4%、0.6%、0.8% 等不同浓度的硫酸铜溶液，记下它们的吸光度 A。每一浓度的溶液必须重复测 2 次，取其平均值。

（3）以浓度为横坐标，吸光度为纵坐标，绘制标准曲线。

（4）重复上述操作，测定未知浓度的硫酸铜溶液的吸光度，在上述标准曲线中求出未知液的浓度。

[附注] 光电比色计的结构

无论是光度计还是比色计，其基本结构是相似的，一般都是由光源、单色光器（滤光片或棱镜）、比色杯和检测系统等组成。

1. **光源** 一个良好的光源要求具备发光强度高、光亮稳定、光谱范围宽和使用寿命长等特点，一般比色计上用 6～8W 的灯泡，使照射到光电池上的光源强度适中。而光度计则用有稳压调控的钨灯，适用于做波长为 340～900nm 的光源，更先进的紫外分光光度计则用外加稳压调控的氢灯，适宜于做波长为 200～360nm 的紫外分光分析的光源。

2. **单色光器** 其作用在于根据需要选择一定波长范围的单色光，有些比色计用滤光片。而分光光度计则用棱镜和光栅，能较好地在较宽光谱范围内分离出相对纯波长的光线。单色光的波长范围越窄，仪器的敏感性越高，测定的结果越精确。

3. **比色杯** 是用来盛放测定溶液的器皿，在透过光的两面，光洁度差异很小，厚薄一致，无色透明。在紫外线范围内测量时，要选用石英比色杯。须注意的是，不能用手指拿取比色杯的光学面，用后要及时洗涤，不得残留测定液。更不能用毛刷洗刷比色杯，在比色杯外的水，可用擦镜纸或绸布轻轻擦去。用完后将杯倒置于滤纸上以吸干水分。

4. **检测系统** 由光电池和检流计组成。光电池能将光能转变为电能，检流计能产生指针偏转，测得读数。光电比色计用硒光电池为受光器，它的光敏感性低，不能检出强度非常弱的光线，而且对波长在 270nm 以下和 700nm 以上的光线不敏感。因此较精密的分光光度计都采用真空光电管或光电倍增管作为受光器，并应用放大装置以提高灵敏度。

实验7 Multiskan FC 酶标仪的使用

Multiskan FC 酶标仪（图 2-2）是一款基于滤光片的高品质酶标仪。它可用于测量 96 和/或 384 孔板在波长为 340～850nm 范围内的相应吸光率；可用于在高达 50℃ 的条件下进行温育；此外，仪器还具有振荡功能。该仪器带有功能强大的内部软件，也可与专门的 SkanIt 软件联用。

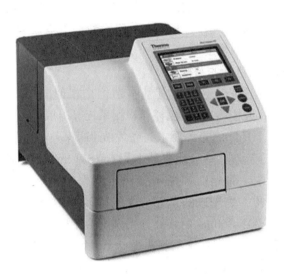

图 2-2　Multiskan FC 酶标仪

［**实验目的**］了解 Multiskan FC 酶标仪的结构和 Multiskan FC 酶标仪的设计原理；掌握 Multiskan FC 酶标仪的使用方法。

［**实验用品**］Multiskan FC 酶标仪，酶标板，待测样本等。

［**实验方法**］Multiskan FC 酶标仪的内部软件操作说明及具体操作如下。

1. **内部软件操作说明**　Multiskan FC 内部软件可通过显示屏及小键盘上的按键来导航和编辑（图 2-3）。

使用向左、向右、向上和向下箭头键导航。按 OK（确定）键选择和编辑亮显的项目。使用数字和字母键输入数字数据和文本［注："，"和"μ"符号的输入通过 1 键来实现］。C（Clear，清除）键用于删除编写的文本或数字。使用 F1～F3 键从信息文本栏选择相应的操作。FILE（文件）键用于在主菜单中保存程序。HELP（帮助）键用于获取更多详细说明。PLATE in/out（孔板进/出）键用于将孔板托架移入或移出。START（启动）和 STOP（停止）键用于启动和停止测量。

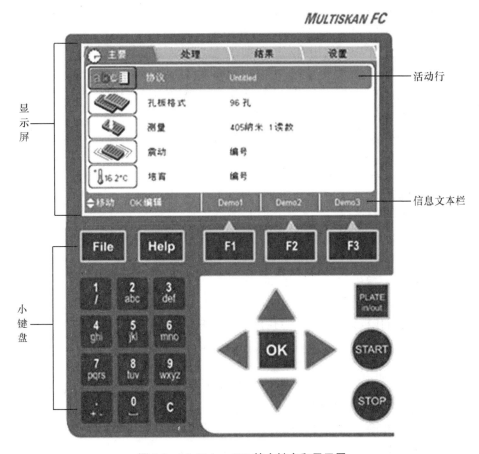

图 2-3 Multiskan FC 的小键盘和显示屏

2. 仪器设置

（1）更改语言：要更改内部软件语言，须遵循以下步骤。

1）在主菜单中，使用向左箭头键选择"设置"菜单。

2）选择"系统"行，然后按 OK（确定）键。

3）使用向下箭头键选择"语言"项目，然后按 OK（确定）键。

4）使用向下箭头键选择内部软件语言，如 Francais（法语），然后按 OK（确定）键接受选择。

5）按 F2 键确认选择并关闭系统参数。

6）使用向右箭头键返回主菜单。

（2）向内部软件引入滤光片：须遵循以下步骤（注：在向内部软件引

入滤光片之前，请确保滤光片真正插入到滤光片轮中的下一个可用的滤光片位置，并且将滤光片轮放入滤光片轮槽中）。

1）在主菜单中，使用向左箭头键选择"设置"菜单。

2）使用向下箭头键选择"滤光片"行，然后按 OK（确定）键。

3）按向右箭头键直至显示屏上的滤光片轮转动到空位置并显示文字"Empty"为止，从而选择空滤光片位置。

4）按 OK（确定）键。通过数字键输入滤光片的波长，如 492，然后按 OK（确定）键。

5）按 F1 键接受滤光片设置（注：仪器会启动滤光片初始化）。

6）按向右箭头键返回到主菜单。

3. 启动现有程序

（1）通过快捷键（F1～F3）启动现有程序：要通过快捷键（F1～F3）启动信息文本栏上显示的现有程序，须遵循以下步骤。

1）按主菜单中的 F1 键（Demo1）。

2）如果孔板托架在仪器内部，请按 PLATE in/out（孔板进/出）键。放入待测的微孔板，使 A1 位于孔板托架的左上角。

3）按 START（启动）键。

4）通过数字键输入未知计数。

5）按 START（启动）或 OK（确定）键接受选择并开始测量（注：如果要取消运行，请按 F2 键）。

6）微孔板会经过测量并且根据预定义的程序自动计算结果［注：在运行过程中，可以按 STOP（停止）键终止运行］。

7）按 F2 键关闭结果表，然后按两次向左箭头键返回到主菜单［注：当存在此程序的运行结果（测量的数据）时，主要参数会被锁定］。

（2）从程序列表中启动现有程序：须遵循以下步骤。

1）按主菜单中"程序"行上的 OK（确定）键或者按主菜单中的 FILE（文件）键并使用向下箭头键选择 Open（打开），然后按 OK（确定）键。

2）使用向下箭头键从程序列表中选择要运行的现有检验程序，然后按 OK（确定）键（注：所选的程序名称会显示在主菜单中的"程序"行上）。

3）如果孔板托架在仪器内部，请按 PLATE in/out（孔板进/出）键。放入待测微孔板，使 A1 位于孔板托架的左上角。

4）按 START（启动）键。

5）通过数字键输入未知计数。

6）按 START（启动）或 OK（确定）键接受选择并开始测量（注：如果要取消运行，请按 F2 键）。

7）微孔板会经过测量并且根据预定义的程序自动计算结果［注：在运行过程中，可以按 STOP（停止）键中止运行］。

8）按 F2 键关闭结果表，然后按两次向左箭头键返回到主菜单［注：当存在此程序的运行结果（测量的数据）时，主要参数会被锁定］。

4. 程序创建

（1）打开新程序：要打开新程序，须遵循以下步骤。

1）按主菜单中的 FILE（文件）键。

2）选择 New（新建），然后按 OK（确定）键。

（2）设置波长

1）使用向下箭头键选择主菜单中的"测量"行，然后按 OK（确定）键。

2）在"滤光片 1（nm）"项目上按 OK（确定）键并使用向下箭头键进行选择，例如选择 450 作为滤光片 1 的值，然后按 OK（确定）键。

3）按 F1 键接受选择并返回到主菜单。

（3）设置振荡

1）使用向下箭头键选择主菜单中的"振荡"行，然后按 OK（确定）键。

2）在"模式"项目上按 OK（确定）键并使用向下箭头键进行选择，例如选 Before measurement（测量前）作为振荡模式，然后按 OK（确定）键。

3）使用向下箭头键选择"速度"项目，然后按 OK（确定）键。

4）使用向下箭头键选择，例如选择 Fast（快）作为振荡速度，然后按 OK（确定）键。

5）使用向下箭头键选择"时间（hh：mm：ss）"项目，然后按 OK（确定）键。

6）使用数字键选择，例如选择 20 秒（显示为 00：00：20）作为振荡时间，然后按 OK（确定）键。

7）按 F1 键接受选择并返回到主菜单。

（4）设置孔板设计

1）使用向右箭头键选择"处理"菜单中的"板孔设计"行。然后，按 OK（确定）键打开"设计"窗口。

2）按 OK（确定）键从板孔 A1 开始设计孔板。

3）在"从板孔设计系列"中选择"板孔类型"项目：在 A1 窗口按 OK（确定）键。

4）使用向上箭头键选择，例如选择 Blank（空白）式样，然后按 OK（确定）键。

5）按 F1 键接受选择并返回到"设计"窗口（板孔 A2）。

6）使用向下和向左箭头键选择板孔 B1，然后按 OK（确定）键从板孔 B1 开始填充孔板。

7）在"从板孔设计系列"中选择"板孔类型"项目：在 B1 窗口按 OK（确定）键。

8）使用向上箭头键选择，例如选择 Calibrator（标准品）式样，然后按 OK（确定）键。

9）使用向下箭头键选择"数目"项目，然后按 OK（确定）键。

10）使用数字键选择，例如选择 3（表示此程序中存在三种不同的标准品），然后按 OK（确定）键。

11）按 F3（浓度）键设置标准品的浓度。

12）使用向下箭头键选择"Cal 1"项目（标准品 1），然后按 OK（确定）键。

13）使用数字键输入，例如输入 1（1.00）作为标准品 1 的浓度，然后按 OK（确定）键。

14）使用向下箭头键选择"Cal 2"项目（标准品 2），然后按 OK（确定）键。

15）使用数字键输入，例如输入 2（2.00）作为标准品 2 的浓度，然后按 OK（确定）键。

16）使用向下箭头键选择"Cal 3"项目（标准品 3），然后按 OK（确定）键。

17）使用数字键输入，例如输入 3（3.00）作为标准品 3 的浓度，然后按 OK（确定）键。

18）按 F1 键接受浓度并返回到上一视图，即"从板孔设计系列"：B1 窗口。

19）按 F1 键接受浓度并返回到"设计"窗口。

20）按 OK（确定）键从板孔 E1 开始填充孔板。

21）在"从板孔设计系列"中选择"板孔类型"项目：在 E1 窗口按 OK（确定）键。

22）使用向上箭头键选择，例如选择 Control（质控品）式样，然后按

OK（确定）键。

23）按 F1 键接受选择并返回到"设计"窗口。

24）按 OK（确定）键从板孔 F1 开始填充孔板。

25）在"从板孔设计系列"中选择"板孔类型"项目：在 F1 窗口按 OK（确定）键。

26）使用向上箭头键选择，例如选择 Unknown（待测样品）式样，然后按 OK（确定）键。

27）使用向下箭头键选择"数目"项目，然后按 OK（确定）键。

28）使用数字键选择，例如选择 91，然后按 OK（确定）键。

29）按 F1 键接受选择并返回到"设计"窗口。填充的板孔将显示下列颜色：空白板孔为白色，标准品为绿色，质控品为亮绿色，待测样品为蓝色。

30）再次按 F1 键接受孔板设计并返回到"处理"菜单。

（5）设置计算

1）使用向下箭头键选择"处理"菜单中的"计算"行，然后按 OK（确定）键。

2）选择"类型"，然后按 OK（确定）键。

3）使用向下箭头键选择，例如选择 Linear regression（线性回归）作为计算类型（标准品曲线拟合），然后按 OK（确定）键。

4）按 F1 键接受选择。

5）按向左箭头键返回到主菜单。

（6）保存新（活动）程序

1）按主菜单中的 FILE（文件）键。

2）使用向下箭头键选择"另存为"，然后按 OK（确定）键。此时会打开"将程序另存为"对话框。

3）使用数字和字母键输入程序名称，如 Test1，然后按 OK（确定）键。

5. 查看结果

可以通过几种格式查看结果（取决于程序设置）：列表和表格格式的原始数据、列表和表格格式及图形形式（标准曲线或动力学曲线）的计算结果。

（1）运行结束后，会自动显示运行的数据视图（图 2-4）。数据视图（结果）按照检验质量控制（如果失败）、转换、定量结果、预计算的结果、原始数据的顺序显示，具体取决于程序中使用的样品类型。

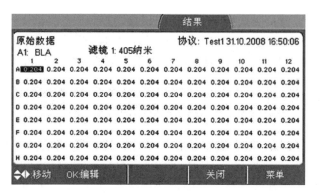

图 2-4　数据视图

（2）要查看不同的数据视图，请按 F3 键启用不同数据视图的菜单。

（3）使用向上和向下箭头键选择其他数据视图，然后按 OK（确定）键。

（4）要打印或导出数据视图，请按数据视图中的 FILE（文件）键。如有必要，使用向下箭头键选择"导出为文本"或"打印"，然后按 OK（确定）键。

（5）要关闭数据视图，请按 F2 键。

（6）按向左箭头键返回到主菜单。

6. 打印、导出或导入

（1）打印或导出数据：将活动运行数据（测量结果）打印或导出到 USB 内存条。请遵循以下步骤。

1）如果导出数据，则将 USB 内存条插入到仪器的 USB 内存条所在位置；如果打印数据，则确保打印机已连接并打开。

2）在主菜单中，连续按向右箭头键直至到达"结果"菜单。

3）按 FILE（文件）键。

4）选择"将结果导出为文本"或"打印结果"，然后按 OK（确定）键。

5）此时会打开"定义导出/打印"对话框。使用向下箭头键选择想要的信息并通过 OK（确定）键勾选复选框。

6）按 F1 键接收所需的数据。

7）根据选择，数据会导出到 USB 内存条或从外部打印机打印。

（2）导出程序：程序可以从某台仪器传输并导入到其他仪器。要导出程序，请遵循以下步骤。

1）将 USB 内存条插入到仪器的 USB 内存条所在位置。

2）按主菜单"程序"行上的 OK（确定）键或者按 FILE（文件）键并使用向下箭头键选择"打开"，然后按 OK（确定）键。

3）使用向上或向下箭头键选择要从程序列表中导出的程序。

4）按 FILE（文件）键并使用向下箭头键选择"导出"。然后按 OK（确定）键。

5）如果还要导出通过程序创建（测量）的运行结果，请按 OK（确定）键。否则，请按向右箭头键，然后按 OK（确定）键，将会导出程序信息。

6）按 F2 键关闭程序列表并返回到主菜单。

（3）导入程序

1）将 USB 内存条插入到仪器的 USB 内存条所在位置。

2）按主菜单"程序"行上的 OK（确定）键或者按主菜单中的 FILE（文件）键并使用向下箭头键选择"打开"。然后按 OK（确定）键。

3）按 FILE（文件）键并使用向下箭头键选择"导入"，然后按 OK（确定）键。

4）使用向上或向下箭头键从 USB 程序列表中选择要导入的程序，然后按 OK（确定）键（注：运行结果只能导入到其创建所在的同一仪器。程序还可以导入到具有相同配置的仪器中）。

5）按 F2 键关闭程序列表并返回到主菜单。

7. 关机

（1）移除仍在仪器中的任何孔板。

（2）按 PLATE in/out（孔板进/出）键将孔板托架推入。

（3）关闭仪器。

（4）如果在仪器上溅洒了测试液，请使用浓度为 70% 的酒精或其他消毒剂进行消毒。

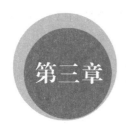

第三章 BL-420 生物功能实验系统

实验1 几种换能器的使用

[**实验目的**] 熟悉各种换能器的性能和用途，掌握压力换能器和张力换能器的使用方法。

[**实验用品**] 压力换能器，张力换能器。

[**实验方法**] 换能器又称传感器，是将非电信号转换成电信号的装置。在生物功能实验中，有许多生理现象都是非电信号，如血压、心脏搏动、呼吸、肌肉收缩、体温变化等。为便于观察和记录这些生理现象，必须用换能器将它们转变成电信号。换能器的种类繁多，有压力换能器、心音换能器、张力换能器、呼吸换能器等。其中以压力换能器、张力换能器在生物功能实验中应用最广泛。现将这两种常用换能器分别介绍如下。

1. 压力换能器 压力换能器（图3-1、图3-2）主要用于测量血压和其他可以通过液体或气体传导的压力。

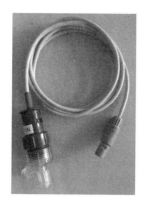
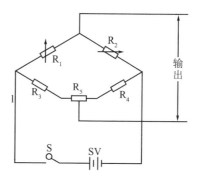

图3-1 压力换能器（适配：BL-420S）和换能器原理示意图

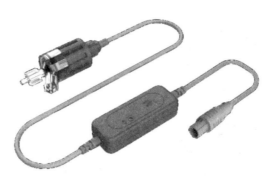

图 3-2　PT-103N 压力换能器（适配：BL-420I）

（1）工作原理：压力换能器的工作原理是利用惠斯通电桥的基本结构来实现能量的转换。在换能器内部有一平衡电桥（图 3-1），该电桥的一部分由应变电阻元件构成，它将压力的变化转换成电阻值的变化。当换能器感受到的压力为零时，电桥平衡，输出为零；当压力作用于换能器时，应变电阻元件的电阻值发生变化，引起电桥失平衡，产生电流，从而使换能器产生电信号输出。在换能器的测定范围内，该电信号大小与压力呈线性关系。

（2）使用方法：在观察、记录血压时，首先应将换能器及测压插管内充满肝素，以防止插管内血液凝固，并排尽气泡，将测压管与大气相通，确定零压力时基线位置（调零），即可进行血压观察、记录。采用描记肺内压改变的方式记录呼吸运动时，亦可使用压力换能器，直接将换能器的压力传送管口与"Y"形气管插管相连接，另一排气管口与大气相通，动物通过该管口进行肺通气，即可进行呼吸运动记录。

（3）注意事项

1）测量血压时，换能器应放置在与心脏同一高度的水平位置，以保证测量结果的准确。

2）不要用换能器测量超过其量程范围的压力。严禁在换能器管道处于闭合状态下时，用注射器向换能器内加压。

3）每次使用后，应及时清除换能器内液体，并用蒸馏水冲洗、晾干。

4）压力换能器初次与记录仪或生物信号采集处理系统配合使用时，需要定标。

2. 张力换能器　张力换能器（图 3-3、图 3-4）主要用于肌肉收缩和其他位移信号的换能。

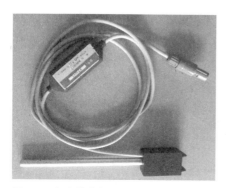

图 3-3 张力换能器（适配：BL-420S）

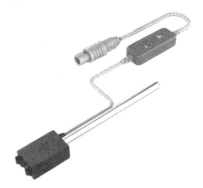

图 3-4 FT-102N 张力换能器
（适配：BL-420I）

（1）工作原理：张力换能器的工作原理与压力换能器相似。张力换能器的应变电阻粘贴在应变梁上，压力作用于应变梁，使应变梁变形，应变电阻阻值改变，电桥失平衡；换能器将张力信号转换成电信号输出。量程范围可有 $0 \sim 5g$，$0 \sim 10g$，$0 \sim 30g$，$0 \sim 50g$，$0 \sim 100g$ 不等。

（2）使用方法：用丝线将张力换能器的应变梁与实验对象相连，连接的松紧以丝线拉直且具一定的紧张度为宜，并使丝线与应变梁平面垂直（线与面垂直），选择适当的放大倍数，即可观察、记录。

（3）注意事项

1）严禁测量超量程的负荷，以免损坏换能器。

2）张力换能器应变梁口是开放式的，在实验过程中应防止液体滴入换能器内部。

3）在使用张力换能器的过程中，应避免换能器的碰撞、摔打。

4）需要进行定量观察时，要对张力换能器进行定标。

实验 2 BL-420S 生物功能实验系统硬件面板介绍

[**实验目的**] 掌握系统组成，学会进入 BL-420S 生物功能实验系统，开机、进行实验、关机。

[**实验用品**] BL-420S 生物功能实验系统，计算机，显示器。

[**实验方法**] BL-420S 生物功能实验系统硬件是一台程序可控的，带 4 通道生物信号采集与放大功能，并集成高精度、高可靠性以及宽适应范围的程控刺激器于一体的设备。TM_WAVE 生物信号采集与分析软件利用微机

强大的图形显示与数据处理功能，可同时显示 4 通道从生物体内或离体器官中探测到的生物电信号或张力、压力等生物非电信号的波形，并可对实验数据进行存贮、分析及打印。

1. 辨认系统硬件

（1）BL-420S 生物功能实验系统的前面板（图 3-5）包含以下几部分。

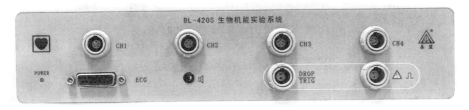

图 3-5　BL-420S 生物功能实验系统硬件面板（前面）

1）CH1、CH2、CH3、CH4：输入通道为 5 芯生物信号输入接口，可连接引导电极、压力传感器、张力传感器等，4 个输入通道的性能完全相同。

2）全导联心电输入口（ECG）：用于输入全导联心电信号（BL-420S 生物功能实验系统独有）。

3）触发输入：2 芯外触发输入接口，触发输入接口用于在刺激触发方式下外部触发器通过这个输入口触发系统采样。

4）刺激输出：3 芯刺激输出接口。

5）记滴输入：2 芯记滴输入接口。

6）电源指示：发光二极管。

（2）BL-420S 生物功能实验系统的背面板（图 3-6）包含电源开关、电源插座、接地柱、监听输出和 USB 接口 5 个部分。

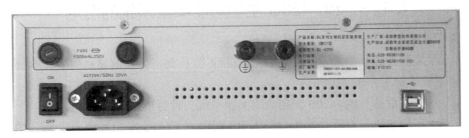

图 3-6　BL-420S 生物功能实验系统硬件面板（背面）

2. 开机、进行实验、关机

（1）开机

1）开机前检查实验所用的传感器、信号输入线、刺激输出线是否连接在相应通道。

**图 3-7 BL-420S
生物功能实验
系统启动图标**

2）开启实验台电源、显示器、计算机电源，计算机进入视窗操作系统，屏幕显示 BL-420S 生物功能实验系统启动图标（图 3-7）。

3）用鼠标左键双击 BL-420S 生物功能实验系统图案，进入 BL-420S 生物功能实验系统主界面。

（2）进行实验：实验过程一般包括实时实验和反演两个阶段。

1）实时实验：包括信号的换能、放大、采集、标记、数据处理和存贮，通过这一过程将生物信号转化为原始数据存于硬盘。标记是实时实验过程中对实验条件改变所做的便于反演时查找和永久记忆的记号，可采用通用标记和特殊实验标记两种：通用标记是以标记序号和标记符号（如箭头）组成的标记，特殊实验标记是以文字和标记符号组成的标记。

2）反演：是对原始信号再现的过程，在反演过程中对原始信号进行剪辑、提取，形成简洁的剪辑资料，便于打印和书写实验报告。实验过程中，应根据具体实验内容，选择相关操作。

实验结束后，用鼠标左键单击软件主界面右上角 × 号，或者选中顶级菜单"文件"中的"退出"，系统回到视窗界面。

（3）关机：按视窗操作系统要求关闭计算机、显示器、实验台电源。

实验 3　BL-420S 生物功能实验系统的使用

[**实验目的**] 熟悉 BL-420S 生物功能实验系统主界面的显示内容，掌握该系统的使用方法。

[**实验用品**] BL-420S 生物功能实验系统，计算机，显示器。

[**实验方法**] 打开计算机，进入 BL-420S 生物功能实验系统主界面（图 3-8）。主界面从上到下主要分为：标题条、菜单条、工具条、波形显示窗口、数据滚动条及反演按钮区、状态条六个部分；从左到右主要分为：标尺调节区、波形显示窗口和分时复用区三个部分。在标尺调节区的上方是

通道选择区，其下方是 Mark 标记区。分时复用区包括：控制参数调节区、显示参数调节区、通用信息显示区、专用信息显示区和刺激参数调节区五个分区，它们分时占用屏幕右边相同的一块显示区域，可以通过分时复用区底部的五个切换按钮在它们之间进行切换。

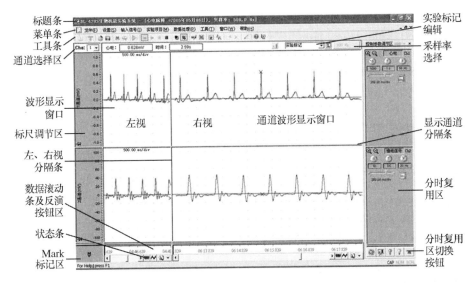

图 3-8 BL-420S 生物功能实验系统主界面

主界面上各部分主要功能见表 3-1。

表 3-1 BL-420S 生物功能实验系统主界面上各部分主要功能

名称	功能	备注
标题条	显示 TM_WAVE 软件的名称及实验相关信息	软件标志
菜单条	显示所有的顶层菜单项，可以选择其中的某一菜单项以弹出其子菜单。最底层的菜单项代表一条命令	菜单条中一共有 8 个顶层菜单项
工具条	一些最常用命令的图形表示集合，使常用命令的使用变得方便与直观	共有 22 个工具条命令
左、右视分隔条	用于分隔左、右视，也是调节左、右视大小的调节器	左、右视面积之和固定
实验标记编辑	用于编辑特殊实验标记，选择实验标记，然后将选择的特殊实验标记添加到波形曲线旁边	包括特殊标记选择列表和打开特殊标记编辑对话框按钮

续表

名称	功能	备注
标尺调节区	选择标尺单位及调节标尺基线位置	
波形显示窗口	显示生物信号的原始波形或数据处理后的波形，每一个显示窗口对应一个实验采样通道	
显示通道分隔条	用于分隔不同的波形显示通道，也是调节波形显示通道高度的调节器	4/8 个波形显示通道的面积之和固定
分时复用区	包含硬件参数调节区、显示参数调节区、通用信息区、专用信息区和刺激参数调节区五个分时复用区域	这些区域占据屏幕右边相同的区域
Mark 标记区	用于存放 Mark 标记和选择 Mark 标记	Mark 标记在光标测量时使用
时间显示窗口	显示记录数据的时间	在数据记录和反演时显示
数据滚动条及反演按钮区	用于实时实验和反演时快速数据查找和定位，可同时调节四个通道的扫描速度	
分时复用区切换按钮	用于在五个分时复用区中进行切换	
状态条	显示当前系统命令的执行状态或一些提示信息	

1. 波形显示窗口

（1）波形显示窗口的组成和调节：生物信号波形显示窗口有 4 通道，可以同时观察 4 个通道的生物信号波形。除了与采样通道对应的显示通道，软件还可以设置 8～12 个分析通道，即在屏幕上最多可显示的通道数为 16。实验时，可以根据自己的需要在屏幕上显示 1～16 个波形显示窗口，也可以通过波形显示窗口之间的分隔条调节各个波形显示窗口的高度，但由于 4/8 个波形显示通道的面积之和始终固定，所以把其中一个波形显示窗口的高度调高时，必然会导致其他波形显示窗口的高度变窄。

如果通道之间的分隔条将各个通道波形显示窗口的高度调乱，这时可以在任何一个通道波形显示窗口上双击鼠标左键。实际上，在某个通道波形显示窗口上双击鼠标左键是一个窗口大小切换命令，它可以将该窗口变为最大化或者将其恢复到原始大小。在某一个通道波形显示窗口上双击鼠标左键，首先将这个窗口变为最大化；然后在这个最大化的波形显示窗口上再次双击鼠标左键，可把所有的通道波形显示窗口恢复到原始大小。所以，无论将各个通道波形显示窗口的高度调得多乱，最多在某个显示窗口上双击鼠标左键两次，就可以将所有的通道波形显示窗口恢复到原始大小。

（2）波形显示窗口的快捷功能菜单：在波形显示窗口中还有一个快捷功能菜单可供选择。在波形显示窗口上单击鼠标右键时，软件将会完成两项功能：一是结束所有正在进行的选择功能和测量功能，包括两点测量、区间测量、细胞放电数测量及心肌细胞动作电位测量等；二是将弹出一个快捷功能菜单（图3-9）。在这个快捷功能菜单中包含的命令大部分与通道相关，所以如果需要对某个通道进行操作，就直接在该通道的波形显示窗口上单击鼠标右键弹出与该通道相关的快捷菜单。

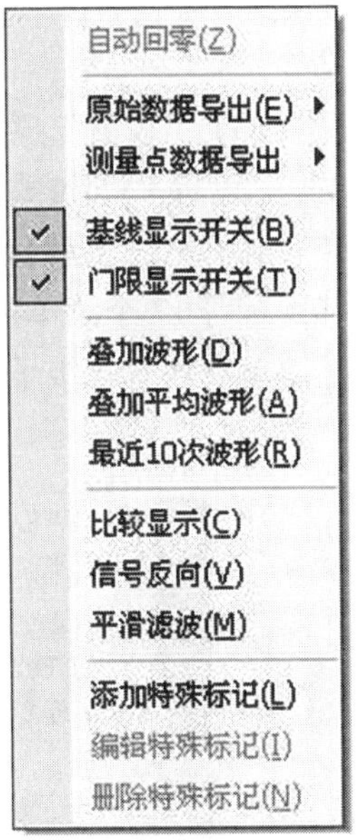

区域选择是指在一个或多个通道波形显示窗口中选择一块区域，并且该区域以反色方式显示。区域选择之所以重要，是因为有很多功能与其相关，包括通道波形显示窗口快捷菜单中的数据导出功能；另外，在进行区域选择的同时，软件内部还完成了选择区域参数测量和选择区域图形复制等操作。

图 3-9　通道显示窗口中的快捷菜单

2. **菜单条**　在顶级菜单条（图3-10）上一共有8个菜单选项，分别是文件、设置、输入信号、实验项目、数据处理、工具、窗口及帮助。

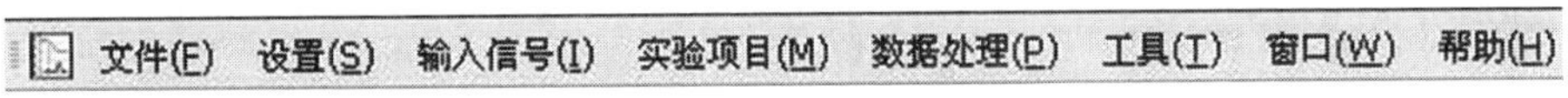

图 3-10　顶级菜单条

（1）菜单操作的总原则：打开某一个顶级菜单项之后，其中有一些菜单项以灰色浮雕方式显示，这种灰色浮雕方式显示的菜单项表示在当前的状态下这些菜单命令不能被使用。打开某一个顶级菜单项之后，可能会在该菜单的最下面发现两个向下指的黑色小箭头 ⌄，表明该菜单中有一些不常用的命令被隐藏，如果想看见这个菜单中所有的命令项，只需将鼠标移动到这两个向下指的小箭头上，菜单将自动展开以显示这个菜单上的全部命令。

（2）"文件"菜单：当用鼠标左键单击顶级菜单条上的"文件"菜单项时，"文件"下拉式菜单（图3-11）将被弹出。文件菜单中包含打开、另存为、保存配置、打开配置、打开上一次实验配置、高效记录方式、安全记录方式、打印、打印预览、打印设置、最近打开的文件和退出 12 个命令。

（3）"设置"菜单：用鼠标左键单击顶级菜单条上的"设置"菜单项时，"设置"下拉式菜单（图 3-12）将被弹出。"设置"菜单中包括工具条、状态栏、实验标题、实验人员、实验相关数据、记滴时间、光标类型和定标等 17 个菜单选项，其中工具条、显示方式、显示方向和定标等一级子菜单下还有二级子菜单。

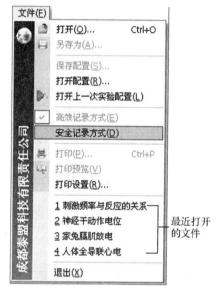

图 3-11 "文件"下拉式菜单选项

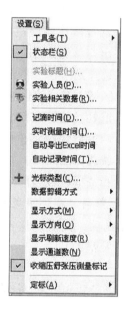

图 3-12 "设置"下拉式菜单选项

（4）"输入信号"菜单：鼠标左键单击顶级菜单条上的"输入信号"菜单项时，"输入信号"下拉式菜单（图 3-13）将被弹出。"输入信号"菜单中包括 4 个通道菜单项，它们与硬件输入通道相对应，每一个菜单项又有一个输入信号选择子菜单，每个子菜单上包括多个可供选择的信号类型，可为不同的通道选择不同的输入信号类型。当选定所有通道的输入信号类型之后，使用鼠标单击工具条上的"开始"命令按钮，就可以启动数据采样，观察生物信号的波形变化。

（5）"实验项目"菜单：用鼠标左键单击顶级菜单条上的"实验项目"菜单项时，"实验项目"下拉式菜单（图 3-14）将被弹出。"实验项目"下拉式菜单中包含 9 个常用菜单项，它们分别是肌肉神经实验、循环实验、呼吸实验、消化实验、感觉器官实验、中枢神经实验、泌尿实验、药理学实验模块和病理生理学模块。这些实验项目组将生理及药理学实验按性质分类，在每一组分类实验项目下又包含若干个具体的实验模块。选择了一个实验模块之后，系统将自动设置该实验所需的各项参数，包括采样通道、采样率、增益、时间常数、滤波以及刺激器参数等，并且将自动启动数据采样，使实验者直接进入实验状态。完成实验后，可根据不同的实验模块，打印出包含不同实验数据的实验报告。

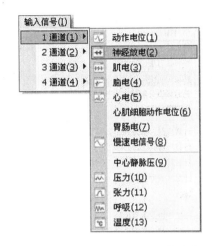

图 3-13 "输入信号"下拉式菜单选项

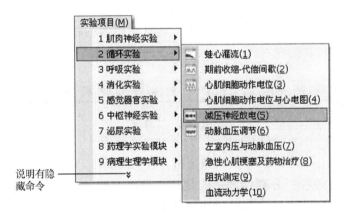

说明有隐藏命令

图 3-14 "实验项目"下拉式菜单选项

（6）"数据处理"菜单：用鼠标左键单击顶级菜单条上的"数据处理"菜单项，"数据处理"下拉式菜单（图 3-15）将被弹出。数据处理菜单中包括微分、积分、频率直方图、频谱分析、三维频谱分析图、记滴趋势图、计算直线回归方程，以及计算 PA2、PD2、PD2′，计算药效参数 LD_{50}、ED_{50}，计算半衰期，t 检验，细胞放电数测量，心肌细胞动作电位测量和血流动力学参数测量等命令。

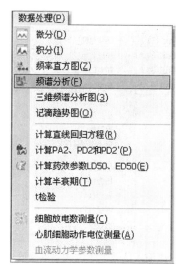

图 3-15 "数据处理"
下拉式菜单选项

3. **工具条** 整个工具条（图 3-16）位于顶级菜单条的下方，它是一些常用命令的直观表现形式，一些命令与顶级菜单中的命令重复。工具条和命令菜单的含义相似，它也是一些命令的集合，但是它和命令菜单又有些差异。具体来讲，工具条是把一些常用的命令以方便、直观（图形形式）的方式直接呈现在使用者面前，它所包含的命令可以和命令菜单中的重复，也可以不同，但是它所包含的命令是常用的，这是图形化操作系统提供给用户的另一种命令操作方式。

工具条上的图形按钮被称为工具条按钮，每一个工具条按钮对应一条命令。当工具条按钮以雕刻效果的图形方式显示时，表明该工具条按钮不可使用，此时，它对使用者的输入没有反应；否则，它将响应使用者的输入。

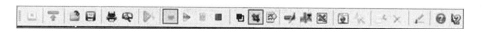

图 3-16 工具条

工具条上一共有 24 个工具条按钮，它们代表着 24 条不同的命令。这些命令（从左向右）分别代表系统复位、拾取零值、打开、另存为、打印、打印预览、打开上一次实验设置、数据记录、开始、暂停、停止等命令。在做实验时，可能更多的是使用工具条命令而非不常用的菜单命令，下面将对主要的工具条按钮命令做详细的介绍。

（1）系统复位：选择系统复位命令将对 BL-420S 生物功能实验系统的所有硬件及软件参数进行复位，即将这些参数设置为默认值。

（2）拾取零值：选择拾取零值命令是在系统运行时，传感器无法调零情况下，软件强行将其信号回归至零位。

（3）打开反演数据文件：该命令与"文件"菜单中的"打开"命令功能相同。

（4）另存为：该命令与"文件"菜单中的"另存为"命令功能

相同。

（5）打印🖶：该命令与"文件"菜单中的"打印"命令功能相同。

（6）打印预览🔍：该命令与"文件"菜单中的"打印预览"命令功能相同。

（7）打开上一次实验设置📭：该命令与"文件"菜单中的"打开上一次实验设置"命令功能相同。

（8）记录●：记录命令是一个双态命令，所谓双态命令是指每执行该命令一次，其所代表的状态就改变一次，这就好像是一盏电灯的开关，这种命令通过按钮标记的不同来表示两种不同的状态。当记录命令按钮的红色实心圆标记处于蓝色背景框内时，说明系统正处于记录状态，否则系统仅处于观察状态而不进行观察数据的记录。

（9）启动▶：选择该命令，将启动数据采集，并将采集到的实验数据显示在计算机屏幕上；如果数据采集处于暂停状态，选择该命令，将继续启动波形显示。

（10）暂停⏸：选择该命令后，将暂停数据采集与波形动态显示。

（11）停止实验⏹：选择该命令，将结束当前实验，同时发出"系统参数复位"命令，使整个系统处于开机时的默认状态，但该命令不复位设置的屏幕参数，如通道背景颜色，基线显示开关等。

（12）切换背景颜色🔲：选择该命令，显示通道的背景颜色将在黑色和白色这两种颜色之间进行切换。

（13）格线显示▦：这是一个双态命令，当波形显示背景没有标尺格线时，单击此按钮可以添加背景标尺格线；当波形显示背景有标尺格线时，单击此按钮可以删除背景标尺格线。

（14）同步扫描▣：这是一个双态命令，当这个按钮按下时，所有通道的扫描速度同步调节，这时，只有第一通道的扫描速度调节杆起作用；当不选择同步扫描时，各个显示通道的扫描速度独立可调。另外，数据分析通道的扫描速度一般与被分析通道的扫描速度同步调节。

（15）区间测量⤵：该命令用于测量任意通道波形中选择波形段的时间差、频率、最大值、最小值、平均值、峰峰值、面积、最大上升速度（dmax/dt）及最大下降速度（dmin/dt）等参数，测量的结果显示在通用信息显示区中。

（16）心功能参数测量⩗：该命令用于手动测量一个心电波形上的各种参数，包括心率、R 波幅度、ST 时段等 13 个参数。这是一个开关命令，只有在命令打开状态下方可测量。

（17）打开 Excel 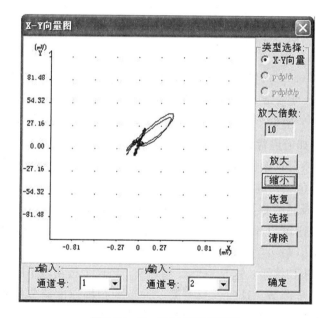：选择该命令，将打开 Excel 电子表格。使用这个命令打开 Excel 电子表格后，Excel 电子表格就和软件之间建立了一种联系，之后的区间测量，心肌细胞动作电位测量和血流动力学测量的结果将会自动被写入到 Excel 电子表格中。在使用此命令打开 Excel 电子表格之后，在关闭软件之前，请不要先关闭 Excel 电子表格程序，因为这将意外中断两个程序之间的联系，而软件又不能知道，会造成一些不好的结果。

（18）X-Y 输入窗口：选择该功能后，X-Y 向量图对话框将出现（图3-17）。新改进的 X-Y 向量图不仅可以做出心电向量环，还可以完成压力 – 变化率环（P-dp/dt），压力 – 速度环（P-dp/dt/p）等分析血压与血压变化速率关系的 X-Y 曲线。

图3-17　X – Y 向量图对话框

（19）选择波形放大：在实时实验或波形反演时，如果想查看某一段波形的细节，可以使用这个命令。具体的操作方法是：先从波形显示窗口中选择想放大的波形段，当使用区域选择功能选择波形段后，这个命令变得可用，用鼠标单击此命令，将弹出波形放大窗口（图3-18）。

（20）数据剪辑：数据剪辑是指将选择的一段或多段反演实验波形的原始采样数据按 BL-420S 生物功能实验系统的数据格式提取出来，并存入

到指定名字的 BL-420S 生物功能实验系统的格式文件中。这个命令只有在
对某个通道的数据进行了区域选择之后才起作用。

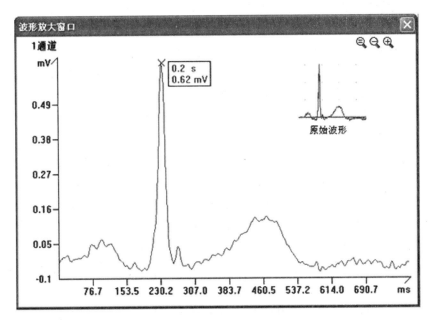

图 3-18　波形放大窗口

（21）数据删除✕：数据删除命令与数据剪辑命令的功能相似，均是从
原始数据文件中选取有用数据，然后将有用数据另存为一个与原始数据格
式相同的其他文件。但他们选择数据的方法不同，数据剪辑利用选取的波
形构成一个新的数据文件，是在大量的原始数据中选择少量的有用数据；
数据删除则是将选取的波形全部从原始文件中剔除，用剩余的原始数据构
成一个新的数据文件，适用于从原始数据文件中剔除少量的无用数据。数
据剪辑和数据删除命令不能同时使用，否则会造成混乱，因此，只要先使
用的数据剪辑命令，数据删除命令自动失效；反之亦然。

（22）添加通用标记：在实时实验过程中，单击该命令，将在波形显
示窗口的顶部添加一个通用实验标记，其形状为向下的箭头，箭头前面是
该标记的数值编号，编号从 1 开始顺序进行，如 20↓，箭头后面则显示添
加该标记的时间。

（23）为空白按钮，即没有内容。

（24）及时帮助：该工具条按钮的功能是提供及时帮助，选择该工具

条命令后，鼠标指示将变成一个带问号的箭头，此时用鼠标指向屏幕的不同部分，然后按下鼠标左键，将弹出关于指定部分的帮助信息。

4. 顶部窗口 顶部窗口（图3-19）位于工具条的下方，波形显示窗口的上方。顶部窗口由4部分组成，分别是：当前选择通道的光标测量数据显示、启动刺激按钮、特殊实验标记编辑及采样率选择按钮等。

（1）测量数据显示区：显示当前测量通道的实时测量最新数据点或光标测量点处的测量结果，包括信号值和时间，在没有测量数据时这个区域为空白。当前通道通过顶部窗口左边的当前通道选择列表框进行选择。

（2）启动刺激按钮：用于启动刺激器，该按钮只有在实时实验的状态下可用。在软件中，有多种启动刺激器发出刺激的方法，上述方法为其中一种，而最简单的方法是按键盘上的"Enter"键来启动刺激器。

（3）设置采样率按钮：用于设置系统的采用率，该按钮只有在实时实验的状态下可用。单击这个按钮，会出现一个下拉式菜单，列举了系统所支持的所有采样率，见图3-19。可以从中任选一种采样率，选择后，新的采样率立刻起作用，并且显示在按钮上。实验标记编辑区包括实验标记编辑组合框和打开实验标记编辑对话框两个项目。

（4）实验标记编辑：组合框的功能非常强大，既可以从中选择已有的实验标记，也可以按照自己的需要随时输入，然后按"Enter"键确认新的输入，新的输入自动加入标记组中。

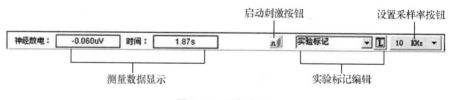

图 3-19 顶部窗口

5. 分时复用区 在软件主界面的最右边是一个分时复用区。区域内包含五个不同的分时复用区域：控制参数调节区、显示参数调节区、通用信息显示区、专用信息显示区及刺激参数调节区；它们通过分时复用区底部的切换按钮进行切换。◎按钮用于切换到控制参数调节区，■按钮用于切换到显示参数调节区，？按钮用于切换到通用信息显示区，？按钮用于切换到专用信息显示区，■按钮用于切换到刺激参数调节区。

（1）控制参数调节区：是用来设置 BL-420S 生物功能实验系统的硬件

参数以及调节扫描速度的区域，每一个通道对应有一个控制参数调节区（图 3-20），用来调节该通道的控制参数。

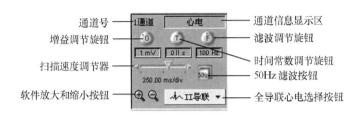

通道号　通道信息显示区
增益调节旋钮　滤波调节旋钮
扫描速度调节器　时间常数调节旋钮
　50Hz 滤波按钮
软件放大和缩小按钮　全导联心电选择按钮

图 3-20　一个通道的控制参数调节区

1）通道信息显示区：用于显示该通道选择信号的类型，如心电、压力、张力、微分等。选定一种信号之后，信号名称就已经确定，但可以根据自己的需要修改信号名称。在通道信号显示区中双击鼠标左键，通信信号显示区会变成一个文字编辑框，可直接在这个文字编辑框中输入新的信号名称，修改完成后按"Enter"键对修改进行确认，通道信号显示区中将显示新输入的信号名称；如果在编辑后想放弃修改，则按键盘左上角的"Esc"键退出修改。

2）增益调节旋钮：用于调节通道增益（放大倍数）档位。具体的调节方法是：在增益调节旋钮上单击鼠标左键将增大一档该通道的增益，而单击鼠标右键则减小一档该通道的增益。如果在增益调节旋钮下面的增益显示窗口中单击鼠标右键，会弹出一个增益选择菜单，可以直接选择一种增益。

3）时间常数调节旋钮：用于调节时间常数的档位。具体的调节方法是：在时间常数调节旋钮上单击鼠标左键将减小一档该通道的时间常数，而单击鼠标右键则增大一档该通道的时间常数。在时间常数显示区内单击鼠标右键会弹出一个时间常数选择菜单，可以直接选择一种时间常数。

4）滤波调节旋钮：用于调节低通滤波的档位。具体的调节方法参见时间常数调节旋钮的调节方法。BL-420S 生物功能实验系统的高频滤波分为 15 档，从小到大，单位是 Hz。在显示区内单击鼠标右键会弹出一个时间常数选择菜单，可以直接选择时间常数。

5）扫描速度调节器：其功能是改变通道显示波形的扫描速度。只要将 1、2 两个通道调节为不同的扫描速度，那么便可在同一台仪器上观察、记录不同扫描速度的波形。如果需要两道波形的时间对齐，那么使用相同的扫描速度即可。如果想要改变其通道的扫描速度，只需将鼠标指示器指在该通道的扫描速度调节器的绿色向下三角形上，按下鼠标左键，然后用鼠标左右拖动这个绿色的三角形即可。软件中，针对不同的输入信号预先设定有不同的扫描速度档位。如果想同时调节所有通道的扫描速度，那么选择工具条上的"同步扫描"按钮即可，此时，调节其一通道扫描速度时，其他通道的扫描速度也会被同步调节。

6）50Hz 滤波按钮：用于启动 50Hz 滤波抑制和关闭 50Hz 滤波抑制功能。50Hz 信号是交流电源中最常见的干扰信号，如果 50Hz 信号干扰过大，会造成有效的生物功能信号被 50Hz 干扰信号淹没，而无法观察到正常的生物信号。此时，需要使用 50Hz 滤波来削弱电源带来的 50Hz 干扰信号。

7）软件放大和缩小按钮：用于实现信号波形的软件放大和缩小功能；最大软件放大倍数为 16 倍，最大软件缩小到原来波形的 1/4。

8）全导联心电选择按钮：可选择 Ⅰ 导联、Ⅱ 导联、Ⅲ 导联、AVR、AVL、AVF、V1、V2、V3、V4、V5、V6、通用信号等。

（2）显示参数调节区：用来调节每个显示通道的显示参数以及硬卡中该通道的监听器音量。显示参数调节区（图 3-21）从上到下分为 5 个区域：前景色选择区、背景色选择区、标尺格线色选择区、标尺格线类型选择区和监听音量调节区，其中监听音量调节区包括监听音量调节按钮和监听音量调节器两部分。

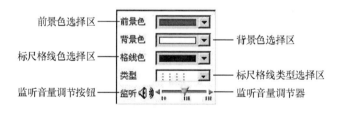

图 3-21　显示参数调节区

（3）通用信息显示区：通用信息显示区（图 3-22）用来显示每个通道的数据测量结果。每个通道的通用信息显示区显示的测量类型是相同的，测量的参数包括：当前值、时间、心率、最大值、最小值、平均值、峰峰值、面积、最大上升速度（dmax/t）和最大下降速度（dmin/t）。使用区域测量或区间测量时，将测得除当前值之外的其他 9 个参数。在实时进行生物功能实验的过程中，每隔两秒系统要对每个采样通道的当前屏数据做一次测量，并将结果及时地显示在通用信息显示区中。

（4）专用信息显示区：专用信息显示区（图 3-23）用来显示某些实验模块专用的数据测量结果。有些实验模块，如血流动力学实验模块、心肌细胞动作电位实验模块等，需要测量的参数是专门设计的，此时通用信息已经不能满足实验的需要，所以为这些实验专门设计了特殊的分析方法，分析结果则显示在专用信息显示区中。

当前值	0.01mV
时间	3.34s
心率	72次/分
最大值	0.65mV
最小值	-0.08mV
平均值	0.02mV
峰峰值	0.73mV
面积	0.28mV*s
dmax/t	0.06mV/ms
dmin/t	-0.06mV/ms

图 3-22 通用信息显示区

（5）刺激参数调节区：刺激参数调节区（图 3-24）由上至下分为 3 个部分，包括：基本信息、程控信息、波形编辑。

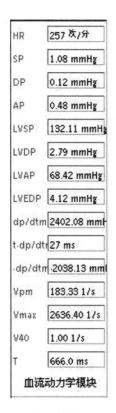

图 3-23 专用信息显示区

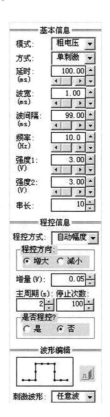

图 3-24 刺激参数调节区

6. **数据滚动条及反演按钮区** 数据滚动条及反演按钮区在软件主窗口通道显示窗口的下方（图3-25）。在 TM_WAVE 软件中，波形曲线可以在左、右视中同时观察。在左、右视中各有一个数据滚动条及反演按钮区，它们的功能基本相同。

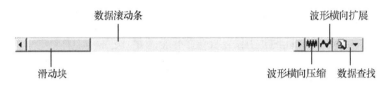

图3-25 数据滚动条及反演按钮区

（1）数据滚动条：作用是通过对滚动条的拖动，来选择对实验数据中不同时间段的波形进行观察。该功能不仅适用于反演时对数据的快速查找和定位，也适用于实时实验中，将已经推出窗口外的实验波形重新拖回到窗口中进行观察、对比（仅适用于左视的滚动条）。在实时实验中，如果有一个典型实验波形被推移出了窗口，这时，如果需要观察这个波形而不能停止当前实验，那么具体的操作方法是：首先使用鼠标选择并拖动左、右视分隔条将左视拉开，然后拖动左视下部的数据滚动条进行典型波形数据定位。在拖动数据滚动条的同时，对应于当前数据滚动条位置的波形将显示在通道显示窗口中，继续拖动数据滚动条直到找到想观察的典型波形为止。注意，此时实验并没有停止，仍旧可以通过右视观察实时出现的生物波形，并且数据记录也同样在进行。在反演状态，通过数据滚动条的拖动，可以方便地查看任何指定时间的实验波形，并且可以在左、右视进行波形的对比显示，如对比加药前后实验动物的反应变化波形等。

（2）反演按钮：反演按钮平时处于灰色的非激活状态，当进行数据反演时，反演按钮被激活。软件中有三个数据反演按钮，分别是波形横向（时间轴）压缩和波形横向扩展两个功能按钮和一个数据查找菜单按钮。

1）波形横向压缩：波形横向压缩命令是对实验波形在时间轴上进行压缩，相当于减小波形扫描速度的调节按钮。但是这个命令是针对所有通道实验波形的压缩，即将每一个通道的波形扫描速度同时调小一档，在波形被压缩的情况下可以观察波形的整体变化规律。

2）波形横向扩展 ☒：波形横向扩展命令是对实验波形在时间轴上进行的扩展，相当于增大波形扫描速度的调节按钮。但是这个命令与波形压缩按钮一样是针对所有通道实验波形的扩展，在波形扩展的情况下可以观察波形的细节。

3）数据查找 ☒ ▾：这是一个比较特别的菜单按钮。菜单按钮是指该按钮形式上是一个按钮，但实际上是一个包含若干个相关命令的选择菜单，所以在该按钮的右边有一个下拉箭头，指示这个按钮可以进行展开。使用鼠标左键单击这个按钮时，将在这个按钮上方弹出一个数据查找菜单（图 3-26）。

> 按时间查找 T
> 按通用标记查找 S
> 按特殊标记查找 L

图 3-26 数据查找菜单

［**注意事项**］

1. 实验前应仔细阅读实验指导。

2. 防止液体滴溅到仪器上而损坏仪器，保持实验台面及地面干燥。

3. 保持实验台面及地面干净、整洁，避免存在动物绒毛。

4. 仪器应良好接地。

实验4 BL-420I 生物功能实验系统介绍及简易操作

［**实验目的**］ 掌握 BL-420I 生物功能实验系统的组成，学会使用该系统进行实验。

［**实验用品**］ BL-420I 生物功能实验系统。

［**实验方法**］ BL-420I 生物功能实验系统采用一体化设计原则，同时集成了实验桌、生物采集系统、呼吸系统、测温系统、照明系统及同步演示系统。设备存放区能够尽可能多地收纳实验设备，防止实验时桌面混乱。实验台表面能防止酸碱盐等腐蚀性液体侵蚀桌面。可运用于各项生理、药理、病理学实验。

1. 系统硬件组成 BL-420I 生物功能实验系统组成见图 3-27、图 3-28、图 3-29。

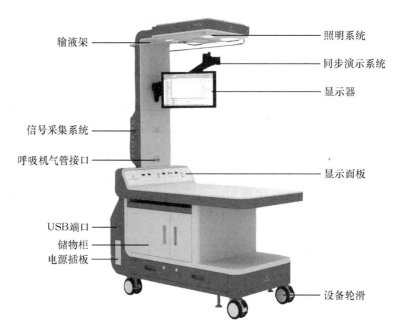

图 3-27　BL-420I 生物功能实验系统（前面观）

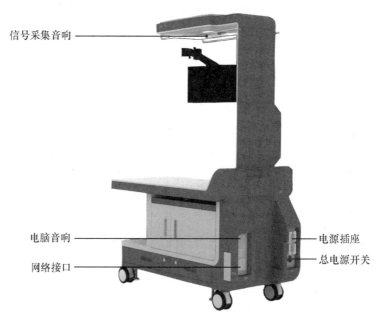

图 3-28　BL-420I 生物功能实验系统（后面观）

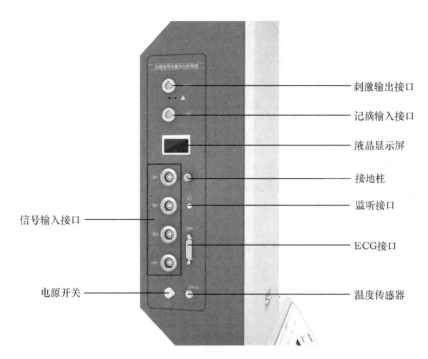

刺激输出接口

记滴输入接口

液晶显示屏

接地柱

监听接口

信号输入接口

ECG接口

电源开关

温度传感器

图 3-29　BL-420I 生物功能实验系统（侧面观）

2. 开机、进行实验、关机

（1）开机前检查实验所用的传感器、信号输入线、刺激输出线是否连接在相应通道。

1）向上拨动电源开关，即打开电源开关，使整个设备平台通电（图 3-30）。

2）打开位于实验平台下方内侧的收纳柜中的实验电脑，按下开机键，即可开机。计算机进入视窗操作系统，屏幕显示 BL-420I 生物功能实验系统图标（图 3-31）。

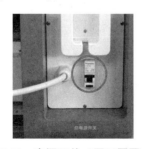

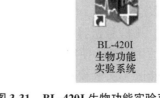

BL-420I
生物功能
实验系统

图 3-30　电源开关（图示圆圈内）　图 3-31　BL-420I 生物功能实验系统启动图标

3）用鼠标左键双击 BL-420I 生物功能实验系统图标，进入 BL-420I 生物功能实验系统主界面。

（2）进行实验

1）系统主界面：包含 4 个主要的视图区，分别为功能区、实验数据列表视图区、波形显示视图区以及刺激器视图区和其他视图区（图 3-32）。

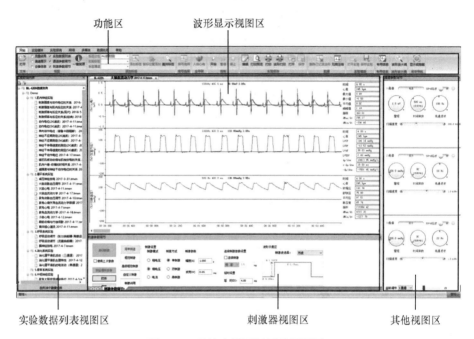

图 3-32　系统主界面显示的视图区

视图区是指一块独立功能规划的显示区域，这些区域可以装入不同的视图。在 BL-420I 生物功能实验系统中，除了波形显示视图不能隐藏，其余视图均可显示或隐藏；这些视图，除顶部的功能区之外，还可以任意移动位置。在设备信息显示视图中，通常还会有其他被覆盖的视图，包括通道参数调节视图、刺激参数调节视图、快捷启动视图以及测量结果显示视图等。

2）启动实验方法：本系统提供三种开始实验的方法，分别是从实验模块启动实验、从信号选择对话框启动实验或者从快速启动视图启动实验。现简要介绍适用于教学使用的从实验模块启动实验的方法。

选择功能区"实验模块"栏目，然后根据需要选择不同的实验模块启动实验，如选择"循环"→"期前收缩－代偿间歇"，将自动启动该实验模块（图 3-33）。

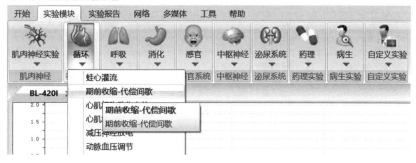

图 3-33　从实验模块启动实验示例

从实验模块启动实验时，系统会自动根据选择的实验项目配置各种实验参数，包括采样通道数、采样率、增益、滤波、刺激等参数，方便快速进入实验状态。

3）暂停和停止实验　在"启动视图"中点击"暂停"或"停止"按钮，或者选择功能区开始栏中的"暂停"或"停止"按钮，就可以完成实验的暂停和停止操作（图 3-34）。

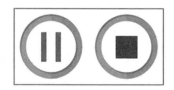

a. 启动视图　　　　　　　　b. 功能区开始栏

图 3-34　暂停、停止实验按钮

a. 启动视图中的暂停、停止按钮；b. 功能区开始栏中的暂停、停止按钮

4）保存数据：当单击停止实验按钮的时候，系统会弹出一个询问对话框询问是否停止实验，如果确认停止实验，则系统会弹出"另存为"对话框，让实验人员确认保存数据的文件名（图 3-35）。文件的默认命名为"年_ 月_ 日_Non. tmen"。实验人员可以自己修改存贮的文件名，点击"保存"即可完成保存数据操作。

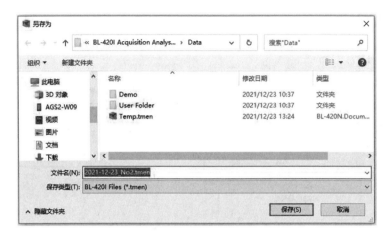

图 3-35　保存数据对话框

5）数据反演：是指查看已保存的实验数据。有如下两种方法可以打开反演文件。

第一种方法为在"实验数据列表"视图中双击要打开反演文件的名字，如减压神经放电、大白鼠动脉血压调节（图 3-36）。

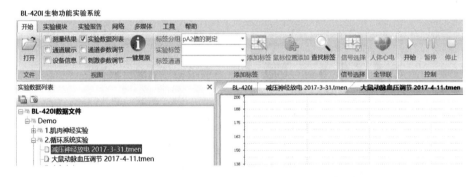

图 3-36　从"实验数据列表"打开反演文件示例

第二种方法为在功能区的"开始"栏中勾选实验数据列表选项，将弹出 BL-420I 生物功能实验数据文件列表，双击选择该数据列表中要打开的反演文件。

6）实验报告：实验完成后，实验人员可以在软件中直接编辑和打印实验报告，对于编辑后的实验报告可以直接打印。实验报告的相关功能可以在"功能区"的"实验报告"功能中找到，图 3-37 是包括 5 个与实验报告相关的常见功能。

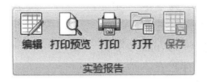

3-37 功能区开始栏中与实验报告相关的常见功能

编辑实验报告的方法为选择图 3-37 中的编辑按钮，系统将启动实验报告编辑器（图 3-38）。实验报告编辑器的使用与在 Word 软件中编辑文档相似。

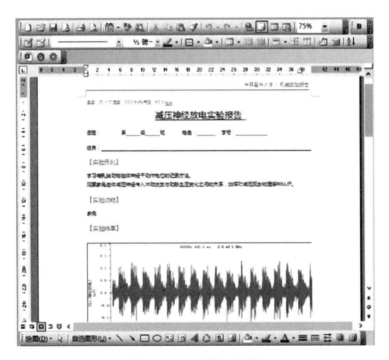

图 3-38 实验报告编辑器

实验人员可以在实验报告编辑器中输入用户名、实验目的、实验方法、实验结论或其他信息，也可以从打开的原始数据文件中选择波形粘贴到实验报告中。实验报告编辑器默认把当前屏显示的波形自动提取到实验报告"实验结果"显示区中。

打印实验报告的方法为单击"功能区"→"实验报告"→"打印"功能按钮，将打印当前编辑好的实验报告。

存贮实验报告的方法为单击"功能区"→"实验报告"→"保存"功能按钮，将存贮当前编辑好的实验报告。

打开已存贮实验报告的方法为单击"功能区"→"实验报告"→"打开"功能按钮，打开已存贮在本地的实验报告。

第四章 生理溶液的配制和实验动物给药量的计算

实验1 生理溶液的配制

[**实验目的**] 了解生理溶液的用途；掌握生理溶液的配制方法。

[**实验用品**] 天平，药勺，称量纸，烧杯，玻璃棒，量筒，试剂瓶，吸量管，标签纸，氯化钠，氯化钾，氯化钙，硫酸镁，磷酸二氢钠，碳酸氢钠，葡萄糖等。

[**实验对象**] 小白鼠，大白鼠，豚鼠，蛙，蟾蜍，家兔，犬。

[**实验方法**] 进行离体器官实验时，必须给离体的器官或组织提供一个与其在机体内所处环境相似的外界环境。各种不同的生理溶液，就是根据各种不同的器官或组织在机体内所处环境中的理化性质的不同而配制的，以提供给不同的器官或组织一个适宜的体外环境。

1. 配制生理溶液的主要条件

（1）渗透压：配制的人工生理溶液要等渗。不同的动物对同一物质的等渗浓度要求不同，如生理盐水，冷血动物用的是 0.60%～0.75%；温血动物用的是 0.8%～0.9%。有些溶液不仅要求等渗还要求等张，一般由溶血法测定，等渗不等于等张，只有在等渗溶液下不溶血，该等渗溶液才是等张溶液。

（2）各种离子：溶液中含有一定比例的不同电解质离子，如 Na^+、Ca^{2+}、K^+、Mg^{2+}、OH^- 等，是维持组织和器官功能所必需的。组织、器官不同，对生理溶液中离子成分和浓度要求亦不同。

（3）pH：人工生理溶液的 pH 一般要求在 7.0～7.8。制备生理溶液时要注意如下几点。

1）蒸馏水储藏期过久，pH 会有改变，故最好用新鲜的蒸馏水。

2）酸性生理溶液可使哺乳动物的冠状动脉扩张，而碱性生理溶液可使其收缩。

3）酸性生理溶液可使平滑肌松弛，碱性生理溶液则可使其节律加速，缩小其振幅。如猫和兔离体的小肠，pH 6.0～6.2 时，小肠平滑肌可停止收缩；如逐步增加其碱性，则小肠平滑肌出现兴奋，pH >8.0 时，小肠平滑肌则可出现痉挛性收缩状态。又如离体豚鼠的子宫，垂体后叶制剂可使其收缩，如果增加重碳酸盐，则子宫兴奋性减低。

4）横纹肌对 pH 的变化不及平滑肌敏感，但是酸过多能使横纹肌张力增高。因此，为了调节和稳定生理溶液 pH，常在生理溶液中加入缓冲液，常用缓冲对有 K_2HPO_4/KH_2PO_4、$Na_2CO_3/NaHCO_3$ 等。

（4）能量：葡萄糖能提供组织活动所需的能量，但需临用时加入溶液中，特别是气温较高时尤应注意。各种细胞培养液还需加入多种氨基酸、血清等营养物质。

（5）氧气：有的离体器官需要氧气，如离体的子宫、离体的兔心、乳头肌等，一般用 95% O_2、5% CO_2；在肠管实验时可以用空气。

常用生理溶液的成分、用途和配制时的注意事项见表4-1。

表4-1　常用生理溶液的成分、用途和配制

	生理盐水	林格液	任－洛氏液	台氏液	克氏液	戴克隆液
NaCl	9g 153.99mmol	6.5g 111.21mmol	9g 153.99mmol	8g 136.88mmol	6.9g 118.06mmol	9g 153.99mmol
KCl 0.1g/ml		0.14g 1.88mmol 1.4ml	0.42g 5.36mmol 4.2ml	0.2g 2.68mmol 2.0ml	0.35g 4.69mmol 3.0ml	1.42g 5.63mmol 4.2ml
$MgSO_4 \cdot 7H_2O$ 0.1g/ml				0.26g 0.96mmol 2.6ml	0.29g 1.07mmol 2.9ml	
$NaH_2PO_4 \cdot 2H_2O$ 0.05g/ml		0.0065g 0.042mmol 0.13ml		0.065g 0.42mmol 1.3ml		
KH_2PO_4 0.1g/ml					0.16g 1.18mmol 1.6ml	
$NaHCO_3$		0.2g 2.38mmol	0.5g 5.95mmol	1g 11.9mmol	2.1g 24.99mmol	0.5g 5.95mmol

续表

	生理盐水	林格液	任－洛氏液	台氏液	克氏液	戴克隆液
$CaCl_2$ 0.094g/ml		0.12g 2.16mmol 1.08ml	0.24g 4.32mmol 2.16ml	0.20g 3.60mmol 1.8ml	0.28g 5.06mmol 2.52ml	0.06g 1.08mmol 0.54ml
蒸馏水		蒸馏水加至1000ml				
葡萄糖		2g 11.1mmol	1g 5.5mmol	1g 5.5mmol	2g 11.1mmol	0.5g 2.77mmol
通气		空气	O_2	O_2或空气	O_2+5% CO_2	O_2+5% CO_2
用途	哺乳类小量 静脉注射	用于蛙类 器官组织	用于哺乳 类心脏等	用于哺乳 类肠肌	哺乳类及鸟 类各种组织	大白鼠子宫

2. 生理溶液贮备液的配制

（1）10%氯化钾溶液的配制：于电子天平上准确称取化学纯或分析纯 KCl 10g，烧杯内加蒸馏水用玻璃棒搅拌溶解，溶解后倒入 100ml 量筒内，加蒸馏水至刻度，倒入 100ml 试剂瓶内，贴上标签（标签上注明药物名称、浓度和配制日期）。盖上瓶塞。

（2）与 1 法相同，配制 10% $MgSO_4$ 溶液、5% NaH_2PO_4 溶液、1mol/L $CaCl_2$溶液。

3. 生理溶液配制过程

现介绍各种生理溶液（最终加蒸馏水至 1L）的配制过程。于电子天平上分别称取化学纯或分析纯 NaCl 8g 和 $NaHCO_3$ 1g，分别于烧杯内加蒸馏水溶解，溶解后均倒入 1000ml 量筒内。分别用吸量管吸取 10% KCl 贮备液 2.0ml、10% $MgSO_4$ 贮备液 2.6ml 和 5% NaH_2PO_4 贮备液 1.3ml，均倒入 1000ml 量筒内，加蒸馏水至约 900ml。用吸量管吸 1mol/L $CaCl_2$贮备液 1.8ml 于烧杯内，加蒸馏水约 50ml 稀释，然边加边搅拌地将此溶液倒入上述 1000ml 量筒内，加毕，溶液应澄清，再加水至 1000ml 刻度。冰箱贮存备用。临用前加 1g 葡萄糖搅拌溶解即得。

［注意事项］

1. 各生理溶液的成分、含量和用途，各家主张不一，但均大同小异。

2. 配制含 $CaCl_2$ 的溶液时，必须将 $CaCl_2$ 单独溶解，充分稀释，然后才能与其他成分配成的溶液相混合，否则可能导致 $CaCO_3$ 或 $Ca_3(PO_4)_2$ 沉淀析出。

3. 葡萄糖应临用前加入，以免滋生细菌。

实验2　实验动物给药量的计算

[**实验目的**] 了解实验动物给药量的确定和计算方法。

[**实验用品**] 计算器。

[**实验方法**] 包括药物剂量的确定和药物浓度的计算。

1. 药物剂量的确定　药物的药理作用都是在一定剂量范围内产生的，如果剂量设计不当，有可能得出药物无效的结论，而实际上，药物可能有效，只是没有找到合适的剂量范围。进行实验设计时，经常会遇到如何确定药物剂量的问题。药物对于某种动物的适当剂量不能凭空推算。首先应该查阅该药的有关文献，了解前人的经验。如能查到用于同一目的的实验，且有给相同种类动物用药的剂量，那就可以直接应用；如查不到用于同一目的实验的剂量，但能查到给相同种类动物、相同给药途径的不同用药目的的剂量，也可以按照此文献剂量进行预实验；如在文献中查不到治疗剂量，但若知道半数致死量（LD_{50}）、也可先用$1/10 \sim 1/3 LD_{50}$来进行试验，最终找出有效剂量范围。

如果查不到待试动物的给药剂量，但知道其他动物或人的给药剂量，可通过换算得到所需动物的等效剂量。不同种类动物间用药剂量的换算，一般按单位体重占体表面积的比值进行计算，如表4-2所示。

表4-2　　不同种类动物间按体表面积折算的等效剂量比值表

	小白鼠 （20g）	大白鼠 （200g）	豚鼠 （400g）	家兔 （1.5kg）	猫 （2.0kg）	猴 （4.0kg）	犬 （12kg）	人 （70kg）
小白鼠（20g）	1.0	7.0	12.25	27.8	2.97	64.1	124.2	367.9
大白鼠（200g）	0.14	1.0	1.74	3.9	4.2	9.2	17.8	56.0
豚鼠（400g）	0.08	0.57	1.00	2.25	2.4	5.2	4.2	31.5
兔（1.5kg）	0.04	0.25	0.44	1.0	1.08	2.4	4.5	14.2
猫（2.0kg）	0.03	0.23	0.41	0.92	1.0	2.2	4.1	13.0
猴（4.0kg）	0.016	0.11	0.19	0.42	0.45	1.0	1.9	6.1
犬（12kg）	0.008	0.06	0.10	0.22	0.23	0.52	1.0	5.1
人（70kg）	0.0026	0.018	0.031	0.07	0.078	0.16	0.32	1.0

例如，某一降血压药，大白鼠灌胃给药时的剂量为 200mg/kg。请粗略估计犬灌胃给药时的剂量。如按表 4-2 进行计算，12kg 犬的体表面积为 200g 大白鼠的 17.8 倍。200g 大白鼠需给 $200 \times 0.2 = 40$mg，于是犬的等效剂量应是 $\frac{40 \times 17.8}{12} = 59.3$mg/kg。

上述不同种类动物间剂量的换算法只能提供一个粗略的参考值。究竟是否有效，只有通过预试验才能了解。

2. 药物浓度的计算　一定容积的溶液中所含溶质的量称为溶液浓度。常用的浓度表示方法有如下几种。

（1）百分比浓度：包括质量百分比浓度、质量－体积百分比浓度及体积－体积百分比浓度。

1）质量百分比浓度：是指溶液的浓度用溶质的质量占全部溶液质量的百分比来表示。例如，5% 的葡萄糖溶液表示 100g 的溶液里，含有 5g 的葡萄糖和 95g 的水。计算公式如下。

$$质量百分比浓度（\%）= \frac{溶质的质量}{溶质的质量 + 溶剂的质量} \times 100\%$$

2）质量－体积百分比浓度：是指每 100ml 溶液中所含溶质的克数，用"%"表示。例如，20% 戊巴比妥钠溶液，即指 100ml 溶液中有戊巴比妥钠 20g。计算公式如下。

$$质量－体积百分比浓度（\%）= \frac{溶质的质量（g）}{溶液的体积（ml）} \times 100\%$$

3）体积－体积百分比浓度：是指 100ml 溶液中所含溶质的毫升数。如消毒用酒精的浓度为 75%，这表示在 100ml 溶液中含有乙醇 75ml。计算公式如下。

$$体积－体积百分比浓度（\%）= \frac{溶质的体积（ml）}{溶液的体积（ml）} \times 100\%$$

（2）比例浓度：药典中常见的比例浓度符号为 1：X，即 1g 固体或 1ml 液体溶质加溶剂配成 X ml 的溶液，称为比例浓度。如不特别指定溶剂种类时，都是以蒸馏水为溶剂。例如，碳酸钠 20g 配成 400ml 溶液的比例浓度如下：

$$比例浓度 = 1：\frac{400}{20} = 1：20$$

（3）摩尔浓度：以1L溶液中所含溶质的摩尔数来表示溶液的浓度称为摩尔浓度，用符号 mol/L 表示。

第二篇

验证理论性实验

第五章 生理学实验

实验1 坐骨神经 – 腓肠肌标本的制备

[**实验目的**] 掌握基本组织分离技术；掌握坐骨神经 – 腓肠肌标本的制备方法。

[**实验原理**] 蟾蜍等两栖类动物的某些基本生理活动规律与哺乳类动物相似，维持其离体组织正常兴奋性所需的理化条件比较简单，易于控制。因此两栖类动物的离体组织、器官是生理学实验常用的标本。生理学实验中常用蟾蜍或蛙坐骨神经 – 腓肠肌标本观察神经和肌肉兴奋性、刺激与反应的关系及肌肉收缩等某些基本特性或活动规律。

[**实验对象**] 蟾蜍或蛙。

[**实验用品**] 蛙类动物手术器械（粗剪刀、手术剪刀、镊子、探针、玻璃分针、蛙板、锌铜弓），任氏液，瓷盘，培养皿，棉球，棉线，滴管等。

[**实验方法**] 以蟾蜍为例。

1. 标本制备方法

（1）破坏脑和脊髓：取蟾蜍一只，用水冲洗干净并擦干。左手握住蟾蜍，用示指压住蟾蜍头部前端，拇指按压背部，使蟾蜍头前俯；右手持探针由蟾蜍头前端沿中线向尾端划触，触及凹陷处即枕骨大孔所在位置（图5-1a）。将探针由凹陷处垂直刺入枕骨大孔1～2mm，然后将探针尖端转向头端，刺入颅腔并搅动探针，以捣毁脑组织。再将探针退出颅腔，向尾端刺入椎管，以破坏脊髓。待蟾蜍四肢松软、左右对称，呼吸消失，即表示脑和脊髓已完全破坏。拔出探针，并用一干棉球压迫针孔止血。

（2）剪除躯干上部及内脏：用粗剪刀在骶髂关节水平以上2cm处剪断脊柱。左手握住蟾蜍后肢，右手持粗剪刀沿脊柱两侧剪开腹壁，使蟾蜍的躯干上部与内脏全部下垂，剪除躯干上部及内脏（图5-1 b 和 c）。

（3）剥皮：左手持镊子夹住脊柱断端，右手捏住断端皮肤边缘，用力向下剥去全部后肢的皮肤（图5-1 d）。将标本置于盛有任氏液的培养皿中。洗净双手，清洗用过的手术器械。

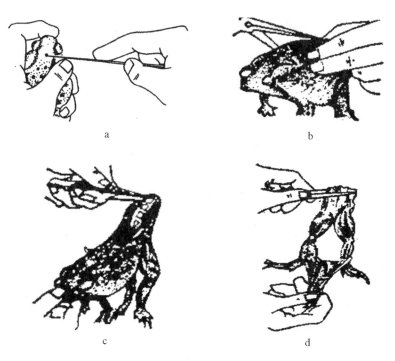

图5-1 坐骨神经－腓肠肌标本的精细制作过程

a. 破坏蟾蜍脑、脊髓；b 和 c. 剪除躯干上部及内脏；d. 剥掉后背及下肢皮肤

（4）分离两腿：捏住脊柱残端，使背面朝上，尾骨微微上翘，分离尾骨，用粗剪刀剪去突出的尾骨，然后使脊柱腹面朝上，沿正中线用粗剪刀将脊柱分为两半，并剪开耻骨联合使两腿完全分离，将标本浸入盛有任氏液的培养皿中备用。

（5）游离坐骨神经：取蟾蜍腿一条，使其腓肠肌朝上，固定其脚掌于蛙板上，用玻璃分针沿脊柱游离坐骨神经至腘窝胫腓神经分叉处，剪去坐骨神经至其他肌肉的神经分支。

（6）保留组织：保留坐骨神经起始端的 1~3 个脊椎骨及股骨下端 1/3 的部分，剪去其余的脊柱骨及膝关节以上的所有肌肉。

（7）分离腓肠肌：在腓肠肌跟腱下穿线、结扎。提起结扎线，于结扎线远端剪断跟腱，用玻璃分针游离腓肠肌至膝关节处，然后用粗剪刀在膝关节囊处将小腿其余部分剪去，制成一个带有一段股骨干的坐骨神经－腓肠肌标本（图5-2）。

2. 检查标本兴奋性　将锌铜弓在任氏液中蘸湿后轻轻接触一下坐骨神经，若腓肠肌发生迅速而明显的收缩，表明标本的兴奋性良好。

［观察项目］

1. 用锌铜弓刺激坐骨神经，观察腓肠肌的收缩。

2. 连续用锌铜弓刺激坐骨神经，观察腓肠肌收缩的变化。

［注意事项］

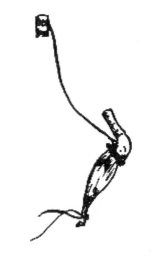

图5-2　坐骨神经－腓肠肌标本示意图

1. 操作过程中，避免污染、挤压、损伤和用力牵拉坐骨神经和肌肉，不可用金属器械碰触神经干。

2. 制备标本过程中，要不断滴加任氏液，以保持标本正常的兴奋性。

3. 分离肌肉时，应按层次剪切。分离神经时，必须将周围的结缔组织剥离干净。

4. 切勿让蟾蜍的皮肤分泌物和血液等污染神经和肌肉，也不能用水冲洗，否则会影响神经肌肉的功能。

［思考题］

1. 捣毁脑组织和脊髓后，蟾蜍有何表现？

2. 用锌铜弓刺激坐骨神经，为何会引起肌肉收缩？

3. 剥去皮肤的后肢，为什么不能用自来水冲洗？

实验2　渗透压对红细胞的影响

［实验目的］观察不同浓度的低渗溶液对红细胞的影响；加深理解血浆渗透压恒定的生理意义。

［实验原理］红细胞处于低渗溶液中时，其红细胞膜呈现一定的抗张强度，可用渗透脆性来表示，渗透脆性越小抗张强度越大。

［实验用品］小试管及试管架，滴管，吸管，抗凝血液，1% 氯化钠溶液，蒸馏水等。

[实验方法]

1. 取小试管 10 支，标号，依次排放在试管架上。

2. 配制低渗盐溶液。先按照表 5-1 所列容量向各试管内加入 1% NaCl 溶液。再向各试管添加蒸馏水，均加至 2ml。

这样便制成了从 0.70% 直到 0.25% 共 10 种浓度的低渗盐溶液。

表 5-1　各试管所加 1% 氯化钠溶液、蒸馏水体积及溶液浓度

试液	试管 1	试管 2	试管 3	试管 4	试管 5	试管 6	试管 7	试管 8	试管 9	试管 10
1% NaCl/ml	1.40	1.30	1.20	1.10	1.00	0.90	0.80	0.70	0.60	0.50
蒸馏水/ml	0.60	0.70	0.80	0.90	1.00	1.10	1.20	1.30	1.40	1.50
NaCl 浓度/%	0.70	0.65	0.60	0.55	0.50	0.45	0.40	0.35	0.30	0.25

3. 向 10 支试管中加抗凝血液，每管 1 滴，摇匀，静置于试管架上 1 小时。

4. 观察结果，所出现的现象可分为下列三种。

（1）试管内液体完全变成透明红色，说明全部红细胞被破坏，称为完全溶血。记下最先开始出现此现象的溶液浓度（这表示红细胞的最小渗透脆性）。

（2）试管内液体分上下两层，上层透明红色，表明部分红细胞破坏。记下最先出现此现象的溶液浓度（这表示红细胞的最大渗透脆性）。

（3）试管内液体分上下两层，但上层液体为无色或极淡的红色，下层为混浊红色（说明红细胞完全没有破坏）。

实验 3　红细胞变形性的测定

[实验目的] 学习红细胞变形性的测定方法。

[实验原理] 正常红细胞有很强的变形能力，可以自由地通过口径比其自身直径小得多的微孔或微血管；而当红细胞发生病变时，其变形能力减弱，则通过上述微孔或微血管的能力减弱。故红细胞通过微孔的能力即可滤过性，能反映红细胞的变形性。此外，红细胞变形能力越强，血黏度也越低；反之，血黏度则越高。因此红细胞变形性已成为血液流变学的重要观察指标之一。

CQ-1 型核孔滤膜红细胞变形仪，可在一定负压条件下，使红细胞悬浮

液通过 5μm 核孔滤膜微孔。因此，一定数量的红细胞通过 5μm 核孔滤膜的滤过时间或滤过速度能够反映出红细胞的变形性。

通常用红细胞悬浮液与悬浮介质通过核孔滤膜的滤过时间比值，计算出相对阻力，作为衡量红细胞可滤过性的标准，即红细胞变形指数（D）。

$$D = T_S / T_R \times PCV \times 100$$

式中，T_R 为红细胞悬浮液的滤过时间；T_S 为红细胞悬浮介质的滤过时间；PCV 为红细胞悬浮液的比积。

[实验用品] CQ-1 型核孔滤膜红细胞变形仪，负压过滤装置，固定托架，恒温箱，控温仪，试管，注射器，离心机，抗凝血液，0.9% 氯化钠溶液（生理盐水），离心机，三羟甲基氨基甲烷盐酸盐（Tris-HCl）缓冲液。

[实验方法]

1. **仪器安装**　将负压过滤装置用固定托架固定在恒温箱内，控温仪插入恒温箱上方的小孔，接好控温仪导线，恒温箱内以 25℃ 为宜。

2. **实验准备**

（1）接通电源，开启控温开关加温。

（2）预先将控温仪调节到所需温度，达到设定温度时，开始检测样品。

3. **标本制作**　取静脉血 1ml，注入加有 3.8% 枸橼酸钠 0.25ml 的试管中，充分摇匀，离心 6~7 分钟（1000 r/min），弃去血浆得红细胞层，用生理盐水洗红细胞 3 次（离心 1000 r/min），加入悬浮介质（Tris-HCl 缓冲液）配成 10% 的红细胞悬浮液。

4. **滤速测定**　将核孔滤膜在生理盐水中预先浸泡 30 分钟，装在滤膜夹上，关闭滤膜夹活塞；用注射器抽出负压装置内的空气，直至水柱上升到预定压力高度，在滤过管中加入悬浮介质，打开活塞，记下 1ml 悬浮介质的滤过时间。重新调整水柱高度，用同样方法测定 1ml 红细胞悬浮液的滤过时间，在滤过进行时，可调节注射器使水柱高度保持不变。

[注意事项]

1. 核孔滤膜可重复使用多次，但重复使用前必须清洗干净并检测合格后方可使用。

2. 仪器必须防尘，以免影响实验结果。

实验 4　凝血时间测定

[实验目的] 学习凝血时间测定方法（玻片法）。

［**实验原理**］凝血时间是指自血液开始流出至发生凝固所需的时间。凝血时间的长短，可反映血液凝固过程是否正常。

［**实验用品**］采血针，玻片，钟表，75% 酒精棉球，大头针等。

［**实验方法**］用 75% 酒精棉球消毒耳垂，以消毒过的采血针刺入 2 ~ 3mm，待血液自然流出，记下时间。将第一滴血液置于玻片上，每隔半分钟用大头针针尖挑血一次，直至挑起细纤维状的血丝，即表示血液开始凝固。从流血开始至挑起细纤维状血丝的时间，就是凝血时间，正常值为 8 分钟。

实验 5 影响血液凝固的因素

［**实验目的**］通过测定各种条件下的血液凝固时间，了解影响血液凝固的因素。

［**实验原理**］血液凝固过程是一种由多种凝血因子参与的生化酶促反应，结果是使血液由液体状态变成胶冻状态。血液凝固可分为内源性凝血和外源性凝血，内源性凝血的凝血因子全部存在于血浆中；外源性凝血是指在组织因子参与下的凝血过程。本实验采用兔颈总动脉放血的方法取血，血液几乎未与组织因子接触，因此，凝血过程主要由内源性凝血系统发动。肺组织液中含有丰富的组织因子，在血液中加入肺组织浸液，可以观察外源性凝血系统的作用。

［**实验对象**］家兔。

［**实验用品**］哺乳动物手术器械，注射器，试管，小烧杯，竹签，20% 氨基甲酸乙酯（乌拉坦）溶液，液体石蜡，肺组织浸液，肝素，3.8% 柠檬酸钠溶液，2% $CaCl_2$ 溶液，冰块，恒温水溶锅。

［**实验方法**］

1. 用氨基甲酸乙酯溶液（给药量为 1g/kg）将家兔麻醉，仰卧位固定于手术台上。然后分离一侧颈总动脉，上端用线结扎阻断血流，下端夹上动脉夹，在颈总动脉正中剪一小口，插入细塑料管，固定插管备取血用。

2. **按下列试管准备好实验材料**

（1）试管 1：不做任何处理（对照管）。

（2）试管 2：内放少许纱布碎块。

（3）试管 3：用液体石蜡润滑整个内表面。

（4）试管 4：加入 3.8% 柠檬酸钠溶液 4 滴。

（5）试管 5：加入肝素 8 单位。

（6）试管 6：加入肺组织浸液 0.1ml。

（7）试管 7：置于有冰块（0℃）的小烧杯中。

（8）试管 8：37℃水浴。

每管加入兔血 2ml，最后将多余的血液盛于小烧杯中，并不断用竹签搅动直至纤维蛋白形成。

3. 记录凝血时间 每试管加入 2ml 血液后，即刻开始计时，每隔 5 秒将试管倾斜 1 次观察血液是否凝固，至血液成为胶冻状不再流动为止，记下所经时间即为凝血时间。小烧杯内加入血液后立即用竹签不断搅动，除去纤维蛋白，然后观察血液是否凝固。试管 4 中血液如在 15 分钟后不凝，再加入 2% CaCl$_2$溶液 2~3 滴，观察血液是否凝固。将实验结果及在各种条件下的凝血时间列表填入实验报告，并进行分析。

实验6　人体心音的听取

［**实验目的**］学习心音的听取方法；了解心音的特点；识别第一心音和第二心音。

［**实验原理**］在一个心动周期中，瓣膜的关闭及血液的流动所产生的振动形成了心音。心音可传至胸壁，故用听诊器在胸前壁上能听到心音。第一心音标志着心室收缩的开始，第二心音标志着心室舒张的开始。

［**实验对象**］人。

［**实验用品**］听诊器。

［**实验方法**］

1. 确定听诊部位

（1）受试者安静端坐，露出胸部。

（2）主试者观察或用手触及受试者心尖搏动位置。

（3）认清心音听诊各部位（图 5-3）。①二尖瓣听诊区：左第五肋间锁骨中线稍内侧（心尖部）。②三尖瓣听诊区：胸骨右缘第四肋间或胸骨剑突下。③主动脉瓣听诊区：胸骨右缘第二肋间，胸骨左缘第三肋间称主动脉瓣第二听诊区。④肺动脉瓣听诊区：胸骨左缘第二肋间。

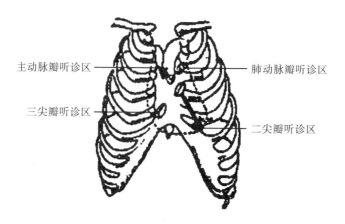

图5-3 心音听诊部位

2. 听取心音

（1）主试者带好听诊器，听诊器的耳端应与外耳道开口方向一致，以右手的示指、拇指和中指轻持听诊器头端紧贴于受试者胸部皮肤上，依次（二尖瓣听诊区→主动脉瓣听诊区→肺动脉瓣听诊区→三尖瓣听诊区）仔细听取心音，注意区别两个心音。

（2）主试者在听取心音的同时，用手指触诊心尖冲动或颈动脉搏动。与此搏动同时出现的心音即为第一心音。然后再从音调的高低、历时长短鉴别两个心音，直到准确认识区别为止。

实验7 人体动脉血压的测量

[**实验目的**] 学习间接测量人体动脉血压的方法，了解间接测量的原理。

[**实验原理**]

1. 水银血压计 是使用血压计的压脉带在动脉外加压，根据血管音的变化来测量动脉血压。通常血液在血管内流动时并没有声音，但是如给血管施加压力，使血管变窄形成血液涡流，则可发出声音（血管音）。用压脉带在上臂对肱动脉加压，当外加压力超过动脉的收缩压时，动脉血流完全被阻断，此时用听诊器在肱动脉处听不到任何声音。如外加压力稍低于动脉内的收缩压而高于舒张压，则随心脏的收缩和舒张，血液可断续通过受压的血管狭窄处，形成涡流而发出声音；如外加压力等于或小于舒张压则血流连续通过，则血管音可突然由强变弱或消失。因此，动脉内血液在能发出声音时的最大外加压力，相当于收缩压；而动脉内血流声音突然变弱或消失时的外加压力则相当于舒张压。

2. **电子血压计** 通常采用示波法工作原理，是通过压力传感器检测在放气和充气过程中肱动脉血流变化带来的震荡波与袖带压力之间的关系，将其转换为电信号，经过放大、滤波、数字转换等处理分析，得到收缩压和舒张压并显示在电子血压计的液晶屏幕上。

[**实验对象**] 人。

[**实验用品**] 听诊器，水银血压计，电子血压计等。

[**实验方法**]

1. 水银血压计的使用

(1) 测量前的准备：让受测者静坐 5 分钟以上，脱去一臂衣袖。松开血压计橡皮球的螺帽，将袖带内的残留气体排空，然后将螺帽旋紧。让受测者前臂放于桌上，手掌向上，使肘窝与心脏位置等高，将袖带缠于臂部，袖带下缘至少位于肘关节上 2cm，松紧须适宜。在肘窝内侧先用手指触及肱动脉所在部位，然后将听诊器探头放于该处。

(2) 测量

1) 测收缩压：用橡皮球将空气打入橡皮袖带内，使血压表上水银柱逐渐上升到用听诊器听不到脉搏声为止，一般打气至 180mmHg 左右。随即缓慢松开气球螺帽，徐徐放气，以减少袖带内压力，在水银柱缓慢下降的同时仔细听诊，在听到"嘣嘣"样的第一声动脉音时，此时血压计上所示水银柱刻度即代表收缩压。

2) 测舒张压：继续缓慢放气，这时动脉音有一系列变化，先由弱到强，而后由强突然变弱，最后完全消失。在声音突然消失的这一瞬间，血压计上所示水银柱刻度即代表舒张压，有时亦可以声音由强突然变弱时血压计所示水银柱刻度来代表舒张压（二者相差 5.03 ~ 9.97mmHg）。如果认为所测数值准确，则以一次测定为准；如果认为所测数值不准确，则可重复测定 1 ~ 2 次。血压记录常以"收缩压/舒张压（mmHg）"表示。还可用手指触桡动脉脉搏来测定收缩压，但测得的收缩压比听诊法稍低。

2. 电子血压计的使用（上臂式电子血压计）

(1) 测量前的准备：让受测者静坐 5 分钟以上，脱去一臂衣袖。取坐位或仰卧位，手掌向上将前臂放在与心脏同一水平的高度，并外展 45°，将电子血压计袖带内的气体排空，袖带空气管应通过手掌前端，然后将袖带平整地缚于受测者的臂部，袖带下缘至少位于肘关节上方2cm处，松紧须适宜，并使气嘴位于臂内侧。

（2）测量

1）开启电子血压计进行测量。待电子血压计显示数值后，记录血压计所显示的血压值，高压即为收缩压，低压即为舒张压，记为"收缩压/舒张压（mmHg）"。在测量过程中，被测者应保持情绪安静、稳定，不要移动身体。

2）在袖带内的空气排尽后，应将袖带从受测者的臂部取下，让受测者休息片刻（至少1分钟），然后再次按照上述方法测量血压值1~2次。最后取几次测得血压的平均值，该数值即为受测者的真实血压值。

实验8 心肌细胞的动作电位

［**实验目的**］用细胞内微电极方法记录心肌细胞动作电位，比较心肌细胞动作电位与其他可兴奋细胞电活动的区别，了解心肌细胞的电生理特性。改变细胞外灌流液的K^+浓度，了解细胞外液K^+浓度对心肌细胞静息电位的影响。

［**实验原理**］心肌细胞动作电位与其他可兴奋细胞的电活动有明显的区别，其时程可达几百毫秒。心肌细胞动作电位有0期（去极化期），1期、2期、3期（复极化期）及4期（静息期）。心肌细胞的静息电位值（RP）取决于细胞外液K^+的浓度，改变细胞外液K^+的浓度，可改变细胞膜的静息电位值。

［**实验对象**］豚鼠。

［**实验用品**］常用手术器械，特制灌流槽，电子刺激器，玻管微电极（尖端外径小于$1\mu m$），微电板放大器，示波器，微电极推进操纵仪，KCl溶液，台氏液等。

［**实验方法**］

1. 用木锤打击豚鼠枕部，击昏豚鼠后，开胸迅速取出其搏动的心脏，立即置于通氧的台氏液中，维持温度于20℃左右，沿大动脉剪开心室，从室间隔取下带有乳头肌的肌条，将标本固定于特制灌流槽内，并恒温、恒流条件下灌流台氏液。实验时，持续充入95% O_2 + 5% CO_2混合气体，台氏液 pH 7.2～7.4，恒温 37℃ ±0.5℃。

2. **观察静息电位** 用微电极推进操纵仪将玻管微电极（内充 3mmol/L 的 KCl 溶液）插入心肌细胞，如观察到示波器光点下移约 80mV，指示微电极尖端已进入心肌细胞内，光点下移的幅度直接反映静息电位大小。

3. **观察动作电位** 以 150% 阈强度，波宽 0.1 毫秒，频率为 60Hz 的电脉冲给予标本刺激，观察心肌细胞动作电位的特征，相关实验装置见图 5-4。

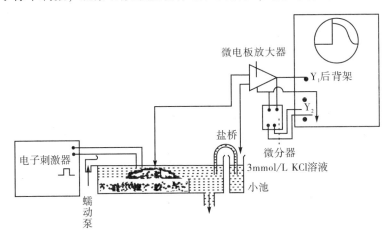

图 5-4 心肌细胞内微电极跨膜电位记录实验装置

4. **改变灌流液 K⁺ 的浓度** 停止刺激并静息 5 分钟，待膜电位稳定后，分别改变细胞外灌流液中 K⁺ 的浓度（2.7mmol/L 的 KCl 溶液、27mmol/L 的 KCl 溶液），观察对静息电位有何影响？数值各为多少？

[**注意事项**]

1. 标本制备必须迅速。
2. 微电极尖端阻抗最好在 10～20mΩ 范围内。
3. 配制台氏液及不同浓度的 K⁺ 溶液要正确。
4. 打击动物枕部时力量不可过大，以免将其击杀。

实验 9　肠系膜微循环的观察

[**实验目的**] 观察蟾蜍肠系膜微循环中各类血管的血液流动情况。

[**实验原理**] 微循环区域是血液与组织液直接进行物质交换的场所，在组织较薄的部位（如蟾蜍肠系膜）易于透光，可以借助显微镜来观察微循

环中小动脉、毛细血管和小静脉的血流情况。

［**实验对象**］ 蟾蜍或蛙。

［**实验用品**］ 蛙类手术器械，显微镜，玻璃板或载玻片，蛙循环板（带孔的薄木板，孔直径 2.5~3.0cm），2ml 注射器，滴管，大头针，任氏液等。

［**实验方法**］ 以蟾蜍为例。

1. 破坏脑和脊髓 取一只蟾蜍用水冲净，左手示指、中指夹住蟾蜍的两个前肢，环指、小指夹住蟾蜍的两个后肢，拇指压住其头部前端使头前俯。右手持探针垂直刺入枕骨大孔 1~2cm，然后向前刺入颅腔，左右搅动，捣毁脑组织；将探针抽出，而后再由枕骨大孔向后刺入椎管捣毁脊髓。

2. 将已破坏脑和脊髓的蟾蜍仰卧位置于蛙循环板上，使腹部靠近循环板孔，再将载玻片的一端靠近腹部并盖在循环板上，用手术镊提起靠近循环板的腹部皮肤，右手用手术剪在蟾蜍右侧腹壁剪一长约 1.5cm 的纵向开口，轻轻拉出小肠袢，用两个大头针轻轻固定需要观察的小肠段两端并暴露在显微镜下，观察肠系膜的血液循环（图 5-5、图 5-6）。

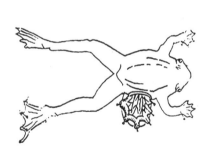

图 5-5　暴露小肠袢

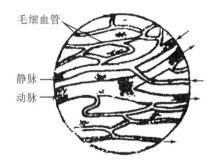

图 5-6　显微镜下观察肠系膜的血液循环

［**观察项目**］ 在低倍镜下，分辨动脉、静脉、小动脉、小静脉和毛细血管，观察各类型血管的特征（表 5-2）。

表 5-2　低倍镜下各类血管的特征

特征	动脉	小动脉	毛细血管	小静脉	静脉
血管壁	厚，有肌层	薄，有肌层	极薄，透明或看不到	薄，呈膜状	有肌层

续表

特征	动脉	小动脉	毛细血管	小静脉	静脉
血管口径	大	小	极小，只见有一个红细胞通过	小	大
血流方向	由主干向分支	由主干向分支	由小动脉向小静脉	由分支向主干	由分支向主干
血液颜色	鲜红	鲜红	红黄透亮	暗红	暗红
血流速度	快，有轴流，有搏动	快，有搏动	慢，在真毛细血管内，可见一个一个红细胞变形通过，时走时停	较慢，血流均匀	较快，血流均匀

[注意事项]

1. 提夹腹壁肌时只能夹肌层，不能牵连内脏器官。

2. 手术操作要仔细，避免出血造成的视野模糊。

3. 实验中，应滴加适量的任氏液，以免标本干燥。

[思考题]

1. 为什么不同血管中血液流动状态不同？

2. 动脉血流为什么有轴流和壁流？

实验 10　离体蛙心灌流（八木法）

[实验目的] 学习离体蛙心灌流的方法；观察内环境理化因素的相对恒定对维持心脏正常节律性活动的重要作用。

[实验原理] 研究心肌的特性及某些因素对心脏活动的影响，可用离体心脏灌流的方法，即用离子成分及其浓度与血液相似的生理溶液灌流心脏，保证心脏仍能有节律地自主收缩和舒张。

八木蛙心插管灌流装置（图 5-7）是按心脏正常循环途径设计的，灌流液由 B 管经左肝静脉进入静脉窦，然后由心室泵出，经左主动脉进入 A 管，再滴回 B 管。

[实验对象] 蟾蜍。

[实验用品] 蛙类手术器械，生物功能实验系统，机械－电换能器（量

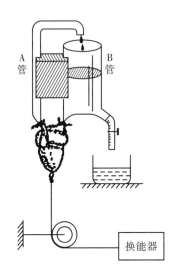

图5-7 八木蛙心插管灌流装置

程25g），蛙心杠杆，铁架支柱，双凹夹，试管夹，蛙板，探针，八木蛙心插管灌流装置，蛙心夹，滴管等。

[**实验药品或试剂**] 任氏液，0.65% NaCl溶液，2% $CaCl_2$溶液，1% KCl溶液，2.5% $NaHCO_3$溶液，1:10 000肾上腺素，1:10 000乙酰胆碱，1:10 000普萘洛尔，1:2000阿托品，3%乳酸等。

[**实验方法**]

1. 八木蛙心插管术

（1）取蟾蜍一只，暴露心脏，用眼科剪小心地剪去大血管周围的系膜和心包膜。

（2）依次将右主动脉，左、右前腔静脉，左、右肺静脉，后腔静脉和右肝静脉分离穿双线，双结扎后剪断。此时只剩下左主动脉和左肝静脉（图5-8）。

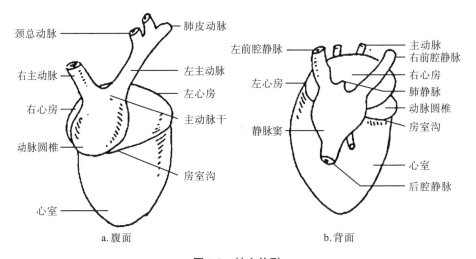

a.腹面　　　　　　　　　　　　　b.背面

图5-8 蛙心外形

另一种方法是在右主动脉，左、右前腔静脉结扎剪断后，在左肝静脉和左主动脉下穿一条线绕过其余需结扎的血管一并结扎起来。

注意：①分离系膜时，要认清系膜与静脉壁的区别。②结扎后，腔静脉和右肝静脉要离心脏远一些，以利于左肝静脉插管。③用第二种方法结扎时，不要把静脉窦扎进去。④用蛙心夹提心脏时不可用力太大，以免撕破心尖。

（3）在左肝静脉下穿线、打虚结备用，在八木蛙心插管灌流装置 B 管中，用滴管注入任氏液，如果心脏变白，说明插管正确，用线将插管口扎紧。

注意：不要扎住静脉窦，不要让气泡进入心脏。

（4）用任氏液将心脏中血液冲洗干净后，在左主动脉下穿线、打虚结，在动脉壁上剪一小口将 A 管插入，若立即有液体流入 A 管，说明插管正确，将插管口扎紧。

注意：①插管不要深入主动脉以免挡住主动脉瓣。②A 管和 B 管有一定相对位置，插管前要考虑好方向，插管后避免使血管扭曲，保证灌流通畅。

（5）在左主动脉、左肝静脉结扎部位外侧剪断与其相连的组织，将插有八木管的心脏摘出。

2. **仪器装置**　将插管固定在支架上，蛙心夹拴线通过定滑轮与换能器相连，连接调试好记录系统。

［观察项目］

1. **描记正常心跳曲线并分析**　①曲线的疏密：代表心脏搏动的频率。②曲线的规律性：代表心脏搏动的节律性。③曲线的幅度：代表心室收缩的强弱。④曲线的顶点水平：代表心室收缩的程度。⑤曲线的基线：代表心室舒张的程度。

2. 吸出插管内的全部任氏液，换入 0.65% NaCl 溶液观察收缩曲线的变化。待效应明显后，以新鲜任氏液换洗 2～3 次，曲线恢复正常，再进行下一项观察，以下各项均如此进行。

3. 加入 1～2 滴 2% $CaCl_2$ 溶液于新换入的任氏液中，混匀，观察心脏搏动曲线的变化。

4. 加入 1～2 滴 1% KCl 溶液于新换入的任氏液中，混匀，观察心脏搏动曲线的变化。

5. 加入 1∶10 000 肾上腺素 1～2 滴于新换入的任氏液中，混匀，待作用明显后，换入新鲜任氏液。

6. 心跳恢复正常，加入 1∶10 000 普萘洛尔 1～2 滴，观察此时心脏搏动曲线有无变化，然后再滴加与前面等量的肾上腺素，混匀，观察心脏搏动曲线是否有变化。

7. 加入 1:10 000 乙酰胆碱 1~2 滴于新换入的任氏液，混匀，待作用明显后，换入新鲜任氏液（该项目要防止心脏搏动停止，如将发生心脏搏动停止即刻更换任氏液，清洗心室内乙酰胆碱）。

8. 待心脏搏动恢复后，可加入 1:2000 阿托品 1 滴，观察心脏搏动曲线有无变化，如此时再滴加与前面等量的乙酰胆碱，观察心脏搏动曲线是否有变化。

9. 待曲线恢复正常后，加入 3% 乳酸 1 滴，效应明显后，再加入 2.5% $NaHCO_3$ 1~2 滴或数滴，观察心脏搏动曲线的变化。

实验 11 胸膜腔负压及其周期变化的观察

[实验目的] 直接观察动物胸膜腔内负压及其在呼吸运动时的周期变化。

[实验原理] 胸膜腔内的压力为负压，这是保证肺通气得以正常进行的必要条件。

[实验对象] 家兔。

[实验用品] 哺乳动物手术器械（气管套管、胸内套管等），胸腔穿刺针，水检压计，生物功能实验系统，压力换能器，生理盐水，20% 氨基甲酸乙酯溶液等。

[实验方法]

1. 仪器装置

（1）压力换能器连至生物功能实验系统上，记录胸膜腔负压曲线。

（2）打开计算机，启动生物功能实验系统，按计算机提示逐步进入压力的实验项目。

2. 用 20% 氨基甲酸乙酯溶液（给药量为 1g/kg）将家兔麻醉，仰卧位固定于手术台上。

3. 手术

（1）分离气管，插入气管套管。

（2）插胸内套管：将胸内套管尾端的塑料套管连至压力换能器（套管内不充灌生理盐水）。在家兔右胸腋前线第 4~5 肋骨之间，沿肋骨上缘做一长 2cm 的皮肤切口，用止血钳把插入点处的表层肌肉稍分离。将胸内插管的箭头形尖端从肋间插入胸膜腔后（此时可记录到曲线向零线下移位并随呼吸运动升高和降低，说明已插入胸膜腔内），迅速旋转90°并向外牵引，使箭头形尖端的后缘紧贴胸廓内壁，将插管的长方形固定片同肋骨方向垂直，旋紧固定螺丝，胸膜腔将保持密封而不致漏气。

[观察项目]

1. **观察胸膜腔内负压及其周期变化** 当胸腔穿刺针针头刺入胸腔内时即见水检压计水柱向胸膜腔一侧升高，表示胸膜腔内压力低于大气压，启动生物信号采集系统描记呼吸运动，注意吸气和呼气时负压的变化。

2. **观察增大无效腔对负压的影响** 将气管插管开口一侧连一长约50cm的橡皮管，使无效腔增大，然后堵塞另一侧。观察呼吸运动加强时对胸膜腔内负压的影响。

3. **观察气胸** 沿右侧胸部第7肋骨走行切开皮肤，分离第7肋骨，并自腋后线到肋软骨处剪去一段肋骨使胸膜腔与大气直接相通，造成气胸。观察有无负压存在。

实验12 肺通气功能的测定

[**实验目的**] 学习肺量计的使用及肺通气功能的测定方法。

[**实验原理**] 肺的主要功能是进行气体交换。为了保证气体交换的正常进行，肺内气体必须与外界气体不断进行交换。在肺通气过程中，肺容量随着进出肺的气体量而变化。所以，测定肺容量有助于了解肺通气情况，可作为肺功能的指标之一。

[**实验对象**] 人。

[**实验用品**] 肺功能机（或改良的肺量计），酒精棉球，钠石灰等。

[**实验方法**]

1. **实验前准备** 将改良的肺量计（图5-9）外筒水槽盛水，水量约为外筒容量的80%，再在钠石灰匣内装入粗块、无碎屑的钠石灰，并将三通阀门连接在呼气和吸气导管上。转动三通阀门开放肺量计，使肺量计与大气相通，提起浮筒，使筒内装入一定量的空气。转动三通阀门，关闭肺量计，检查肺量计是否漏气。然后将消毒后的橡皮接口连于三通阀门的另一接管口上。让受试者取立位或仰卧位，将橡皮接口的薄片置于口腔前庭，用牙咬住接口上的两个突起，调节肺量计的描笔，使之位于记纹鼓中部。

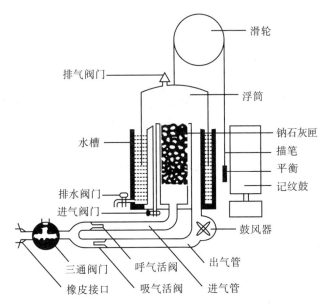

图 5-9　改良的 Benedict-Roth 式肺量计的构造

2. 肺活量及其组成的测定　让受试者夹上鼻夹，用口平静呼吸数分钟，然后转动三通阀门，使受试者呼吸肺量计内气体。此时可以观察到浮筒随呼吸周期而升降。以较慢鼓速连续记录2分钟，在专用记录纸上即可读出潮气量和呼吸频率，借此计算出每分钟通气量。然后让受试者在平静吸气末进行最大呼气，读出补吸气量。再进行几次平静呼吸之后，让受试者先进行一次最大吸气，随即进行一次最大呼气，读出肺活量数值。

3. 时间肺活量的测定　开放肺量计使筒内重新装满新鲜空气4～5L。受试者取立位，夹上鼻夹，口含橡皮接口并与肺量计相通。开动记纹鼓（鼓速10cm/min），平静呼吸数次，然后让受试者做最大吸气，屏住气。加速鼓速（150cm/min），待1～2秒，之后让受试者立即迅速做最快、最大的呼气，直至不能再呼出为止。重复一次。

按记录的曲线计算出全部呼出气总量（肺活量），然后再分别计算出第1秒末、第2秒末和第3秒末的呼出气，占肺活量的百分比。健康成年人第1秒末占肺活量的百分比约为83%，第2秒末约为96%，第3秒末约为99%。

4. 肺通气量的测定

（1）安静通气量：将已测得的潮气量乘以每分钟的呼吸频率，即得每分钟的安静通气量（L/min）。

（2）最大通气量：用慢鼓记录呼吸曲线，方法与测定肺活量相同。开鼓记录受试者的平静呼吸数次后，主试者发出"开始"口令，并同时按动秒表计时，受试者听到口令，立即开始做最深、最快的呼吸，15 秒一到，主试者立即发出"停"的口令。将记录纸上 15 秒内各次深呼吸气量总和起来，再乘以 4，即得每分钟的最大通气量（L/min）。

（3）计算通气储量百分比：根据受试者的安静通气量和最大通气量，按下式计算其通气储量百分比。

$$通气储量百分比 = \frac{最大通气量 - 安静通气量}{最大通气量} \times 100\%$$

实验 13　胃肠运动的观察

[实验目的] 观察正常情况下胃肠运动的形式以及神经和某些药物对胃肠运动的影响。

[实验原理] 消化道平滑肌具有一定的紧张性和节律性运动。同时受体内神经体液因素的调节。

[实验对象] 家兔。

[实验用品] 哺乳动物手术器械，剃毛器，兔手术台，保护电极，气管套管，注射器（20ml，1ml），20% 氨基甲酸乙酯溶液，1∶10 000 乙酰胆碱，1∶10 000 肾上腺素，阿托品注射液，新斯的明注射液，生理盐水等。

[实验方法]

1. **麻醉和固定**　用 20% 氨基甲酸乙酯溶液（给药量为 1g/kg）进行耳缘静脉注射将家兔麻醉，仰卧位固定于手术台上，剪去（剃去）颈部被毛，沿颈部正中线切开皮肤，分离气管，插入气管套管；分离两侧颈部迷走神经，穿线备用。

2. 将腹部被毛剪去（剃去），自剑突沿腹中线切开腹壁，打开腹腔露出胃和肠管，在膈下食管的末端找出迷走神经前支，套以保护电极。在左侧腹后壁肾上腺的上方，找出左侧内脏大神经，套以保护电极。

[观察项目]

1. 观察正常情况下胃的蠕动和紧张度，以及小肠的蠕动和分节运动。

2. 用连续电刺激膈下迷走神经，观察胃肠运动的变化。

3. 用连续电刺激左侧内脏大神经，观察胃肠运动的变化。

4. 在一段肠管上用棉签轻轻涂抹 1∶10 000 乙酰胆碱，观察胃肠运动的变化。

5. 在一段肠管上用棉签轻轻涂抹 1∶10 000 肾上腺素溶液，观察胃肠运动的变化。

6. 由耳缘静脉注射新斯的明 0.2～0.3mg，观察胃肠运动的变化。

7. 在新斯的明作用的基础上，由耳缘静脉注射阿托品 0.5mg，观察胃肠运动的变化。

［注意事项］

1. 动物麻醉宜浅，可用低于 5ml/kg 的剂量 20% 氨基甲酸乙酯溶液进行麻醉。

2. 为避免胃肠暴露时间过长，温度下降，表面干燥，影响胃肠运动，应随时用温热生理盐水湿润胃肠。

［思考题］

1. 刺激迷走神经对胃肠运动曲线有何影响？简述其作用机制。

2. 注射乙酰胆碱、肾上腺素、新斯的明和阿托品对胃肠运动曲线各有何影响？为什么？

实验 14 离体小肠平滑肌运动的观察

［实验目的］ 观察哺乳动物离体小肠平滑肌运动的一般特性；学习哺乳动物离体器官灌流的方法。

［实验原理］ 小肠平滑肌的特性与骨骼肌不同，它具有自动节律性，有较大的伸展性，对化学物质、温度改变及牵张刺激较为敏感等特性。

［实验对象］ 家兔。

［实验用品］ 哺乳动物手术器械，麦氏浴槽，温度计，水浴槽，电加热器，大试管，玻璃棒，气泵，筛状有机玻璃板，机械－电换能器，生物功能实验系统，烧杯，台氏液，1∶10 000 肾上腺素，1∶10 000 乙酰胆碱，1mol/L 氢氧化钠溶液，1mol/L 盐酸等。

［实验方法］

1. **麦氏浴槽的准备** 麦氏浴槽是一个直径约为 2.5cm 的有机玻璃管，管壁外紧贴一漏斗状管，漏斗状管与麦氏浴槽在底部相通，浴槽下有侧管，在浴槽外壁上附有温度计，实验时浴槽内加入一定量的台氏液。浴槽固定浸浴于方形有机玻璃水浴槽内中央，用电加热使其温度保持于 38～39℃，水浴槽内还有一根玻璃棒，用于搅拌，使水浴槽内水温均匀。水浴槽内有两只大试管可装满台氏液进行加温备用。将气泵的输出管连在细不锈钢管上，不锈钢管连接麦氏浴槽底部，调节开关使气泡一个个地通入浴槽，供应小肠氧气。在浴槽中间由筛状有机玻璃板将浴槽分隔为放小肠段与插入不锈钢管供氧的两部分。

2. 标本制备　将兔置于手中倒悬，用木槌猛击头部，使其昏迷，立即剖开腹腔，找出胃幽门与十二指肠交界处，以此处为起点取 20 ～ 30cm 的肠管。

取肠管的方法：先将与该肠管相连的肠系膜沿肠缘剪去，再将需取用的肠管两端剪断，取出体外，立即用室温台氏液洗涤，然后保存于室温台氏液内，同时供氧。实验时取一段长 3 ～ 4cm 的肠段，一端用筛状有机玻璃板下端的蛙心夹夹住固定，另一端用小钩钩住，用线连于机械 - 电换能器上，此相连的线必须垂直，且不得与浴槽的管壁或筛状有机玻璃接触，以免摩擦影响记录。

3. 记录　在剪取小肠前约 15 分钟，先用电加热器（金属部分）浸入水浴槽内将水加温到 38 ～ 39℃。当将剪取所需的小肠段的两端固定后，把气泵电源接通，即可见气泡逐个逸出。

用生物功能实验系统进行记录，时间常数选用"DC"，灵敏度选用"5mV/cm"，滤液 10Hz。走纸速为"0.5mm/s"，记录效果较好。

[**观察项目**]　描记离体小肠平滑肌收缩曲线，应主要观察其紧张性、收缩幅度和频率方面的变化。

1. 观察和描记台氏液温度在 38 ～ 39℃时肠段运动的变化。

2. 在台氏液中加入 1 : 10 000 肾上腺素 1 ～ 2 滴，观察肠段活动的改变。待肾上腺素作用出现后，立即从侧管放出浴槽内含有肾上腺素的台氏液，然后从漏斗状管倒入预先准备好的 38℃左右的新鲜台氏液，如此反复更换浴槽内的台氏液 2 ～ 3 次，以进行洗涤。

3. 待肠段恢复正常活动后，在台氏液中加入 1 : 10 000 乙酰胆碱 1 ～ 2 滴，观察肠段活动有何变化。待药物效果明显后，立即更换台氏液 2 ～ 3 次。

4. 在台氏液中加入 1mol/L 氢氧化钠溶液 1 ～ 2 滴，观察对肠段活动的影响。

5. 在台氏液中加入 1mol/L 盐酸溶液 1 ～ 2 滴，观察对肠段活动的影响。

6. 将水浴槽内的温水换成室温水，同时停止供氧，此时观察肠段在室温台氏液及缺氧情况下的活动改变。

[**注意事项**]

1. 在加药液之前，应先准备好更换用的 38℃的台氏液。每项实验效果明显后，立即放掉含药液的台氏液，并冲洗数次。每项实验时的液面必须保持一致。

2. 上述各药液加入量系参考数据，每项实验时可以根据平滑肌的反应而改变加入量。

3. 实验过程中，注意搅拌，使水温均匀，且水温不可过高或过低。

实验 15　胃液收集与分析

[**实验目的**] 学习胃液的收集与分析方法。

[**实验原理**] 胃液是消化道重要的消化液之一，主要含有多种成分，通过对胃液量及成分的分析，了解胃的功能状况。

[**实验对象**] 犬或大白鼠。

[**实验用品**] 常用手术器械，胃管，微量泵，烧杯，试管，毛细玻璃管，离心机，比色计，pH 试纸，三角烧瓶，水浴箱，生理盐水，组胺，盐酸苯海拉明，磷酸组胺，胃蛋白酶试剂，1% 酚酞，0.1mol/L 氢氧化钠溶液，0.05mol/L 盐酸，皮胶，蛋清，1% 阿新蓝，柠檬酸磷酸缓冲液（pH 5.8），蒸馏水，石蜡等。

[**实验方法**]

1. 胃液的收集

（1）急性实验：用犬或大白鼠，将其麻醉。

1）犬：经口插入胃管收集胃液。

2）大白鼠：剖腹，经十二指肠，通过幽门向胃内插入直径约 3mm 的塑料管，在幽门环处结扎、固定；由口腔经食管插塑料管入前胃，在食管下端结扎、固定，而后以 pH 7.0、35℃ 左右的生理盐水用微量泵按 12ml/h 的速度向胃内灌流，收集 1 小时幽门塑料管的流出液。

（2）慢性实验：用犬手术造胃瘘。动物恢复健康后，在清醒状态下经胃瘘管收集胃液。

2. 刺激胃液分泌（组胺法）　动物禁食 18～24 小时，收集 1 小时的空腹胃液作为基础分泌。实验开始 30 分钟后，肌内注射盐酸苯海拉明 2mg 以减少组胺的不良反应。30 分钟后肌内注射磷酸组胺 0.04mg/kg，每隔 15 分钟或 30 分钟收集一次胃液，持续 2 小时。注药后 1 小时内收集的胃液量称最大分泌量。

3. 胃液成分分析

（1）胃酸的测定：取收集的胃液（犬：10ml；大白鼠：0.1～1.0ml），

以 1% 酚酞为指示剂，用 0.1mol/L 氢氧化钠滴定到 pH 为 7.0 的终点，所耗量乘以 10 即为胃液中所含的游离盐酸量；再继续滴加到出现酚酞色，所耗用的氢氧化钠总量即为总酸度。

（2）胃蛋白酶的测定：取胃液并等量分装入 A、B、C 三个试管。A 管内加入少量胃蛋白酶试剂作阳性对照，然后在 A、B、C 三管中加入少量皮胶，37℃ 孵育 12 小时测其消化情况。或者将内径 1~2mm 长 10cm 的清洁匀称的毛细玻璃管充盈蛋清，经 85℃ 水浴凝固，冷却后管端用石蜡固封，储冰箱备用。实验时取胃液 1ml，放入 50ml 的三角烧瓶中，加 0.05mol/L 盐酸溶液 15ml，摇匀后，放进上述蛋白毛细玻璃管二根（先将固封端折去），加塞，37℃ 孵育 24 小时，测毛细玻璃管两端透明部分的长度（mm），以四端的平均值^{2}乘以 16 表示胃蛋白酶的单位。

（3）胃液黏液成分的测定：取胃液 1.0ml，加 1% 阿新蓝 0.1ml，加 pH 5.8 的柠檬酸磷酸缓冲液 3.3ml，再加蒸馏水至 5.0ml，混匀，于 20℃ 室温静置 24 小时，用 2500r/min 离心 10 分钟，取上清液，在 615nm 比色。所得值与加入胃液标本中阿新蓝的差值即为胃液黏液的结合量，用 "mg 阿新蓝" 表示。

（4）促胃液素的测定：使用放射免疫法测定。

[注意事项]

1. 实验前必须禁食，否则不仅影响基础胃液的含酸量，且会因食物残渣堵塞胃管而难以收集胃液。

2. 进行胃蛋白酶测定时，毛细玻璃管的内径务必一致，否则影响实验结果。

实验 16　小白鼠能量代谢的测定

[实验目的] 学习测定能量代谢的方法。

[实验原理] 机体内的能量代谢与耗氧量有特定的关系，可通过测定一定时间内的耗氧量，间接地计算出能量代谢率。

[实验对象] 小白鼠。

[实验用品] 广口瓶，橡皮塞，玻璃管，橡皮管，弹簧夹，水检压计，10ml 注射器，计时器，石蜡，钠石灰等。

[实验方法]

1. 按图 5-10 连接实验装置。将广口瓶塞用打孔器打两个孔，插入玻璃管，在玻璃管上连接橡皮管，再用橡皮管分别连注射器和水检压计。用石蜡密封可能漏气的接口等处，使该装置密闭不漏气（在注射器内也应涂抹少量石蜡，以防止漏气）。注射器内装 10ml 空气。

2. 将小白鼠放入广口瓶内，盖紧广口瓶瓶塞，打开 A、B 两夹。

3. 测定 4 分钟的耗氧量。待小白鼠安静后，夹紧 A、B 两夹，记下时间。观察 4 分钟内水检压计所示压力的变化。由于小白鼠代谢消耗 O_2，而所产生的 CO_2 又被钠石灰吸收，所以广口瓶内气体减少，因此可见广口瓶一侧的水柱升高。在 4 分钟末打开 B 夹，立刻将注射器内空气注入，使水检压计两侧液面相平为止。所注入空气量即是 4 分钟内小白鼠的耗氧量。重复3 次取平均值。

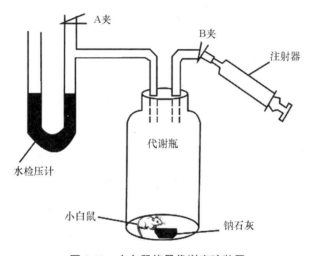

图 5-10 小白鼠能量代谢实验装置

4. **计算** 假定小白鼠所食为混合食物，呼吸商为 0.82，每消耗 1L O_2 所产生的热量为 2.02×10^4 J（4.825kcal），24 小时总耗氧量乘以 2.02×10^4 J（4.825kcal）即得出 24 小时的产热量。

［**注意事项**］

1. 钠石灰要新鲜干燥。

2. 在实验开始前，要预先检查实验装置是否漏气。

3. 动物上午、下午的能量代谢不同，与实验室温度也有关系，应予以注意。

［**思考题**］

1. 间接测热法的原理是什么？

2. 瓶中放钠石灰的作用是什么？为什么一定要用新鲜干燥的钠石灰？

实验17 大脑皮质运动功能区的定位

[**实验目的**] 通过电刺激动物大脑皮质不同部位，观察动物的躯体运动，了解皮质运动区与躯体运动的对应关系。

[**实验原理**] 大脑皮质运动区是调节躯体运动功能的高级中枢，在人和高等动物中，大脑皮质运动区主要位于中央前回和运动前区。它通过锥体系及锥体外系下行通路控制脑干和脊髓运动神经元的活动，从而控制肌肉运动。这些皮质部位有秩序的排列，称为皮质运动区功能定位或运动的躯体定位结构。在大脑皮质运动区有精细的功能定位，电刺激大脑皮质运动区不同部位，能引起特定的肌肉或肌群收缩。在较低等的哺乳动物，如兔和大白鼠，其大脑皮质运动区功能定位已初步形成，因此可借以了解高等动物大脑皮质运动功能的生理特性。

[**实验对象**] 家兔。

[**实验用品**] 哺乳动物手术器械，剃毛器，颅骨钻，小咬骨钳，吸收性，明胶海绵，纱布，气管套管，手术丝线，电刺激器，同心圆电极，骨蜡，生理盐水，20%氨基甲酸乙酯溶液，液体石蜡。

[**实验方法**]

1. **麻醉** 耳缘静脉注射20%氨基甲酸乙酯溶液4ml/kg体重，达到中等麻醉状态。

2. **气管插管** 将兔仰卧位固定于手术台上，剪去（剃去）颈部的被毛，沿颈部正中线切开皮肤，分离皮下组织及肌肉，暴露气管，做气管插管，找出两侧颈总动脉，穿线以备结扎。

3. **头部手术** 将兔转为俯卧位固定于手术台上，剪去（剃去）头部的被毛，从眉间至枕部沿矢状线切开皮肤及骨膜，用刀柄向两侧剥离肌肉并刮去颅顶骨膜，暴露头顶骨缝标志，选择冠状缝后旁处0.5cm处用颅骨钻开孔（图5-11）（钻孔时注意不要伤及矢状缝，以

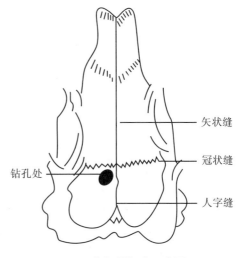

矢状缝

冠状缝

钻孔处

人字缝

图5-11 兔颅骨标志示意图

兔大出血），用小咬骨钳扩大创面，咬骨时切勿损伤硬脑膜并注意随时止血（颅骨创面出血用骨蜡止血，皮层表面血管出血用吸收性明胶海绵止血），用小镊子夹起硬脑膜并用眼科剪小心剪开，暴露大脑皮质，滴上少量温热（39～40℃）液体石蜡，以防皮质干燥。手术后放松动物的头及四肢，以便观察躯体运动效应。

[观察项目]

1. 将同心圆电极的连线与电刺激器相连。参考电极放于兔的背部，剪去（剃去）此处的被毛并用少许生理盐水湿润以便接触良好。用同心圆电极接触皮质表面，逐点刺激一侧大脑皮质的不同部位。

2. **刺激参数** 波宽0.1～0.2毫秒，刺激频率20～50Hz，刺激强度10～20V，每次刺激持续5～10秒，每次刺激后休息1～2分钟。观察刺激不同部位引起的肢体和头面部运动的情况，并将观察的结果标记在皮质轮廓图上（图5-12）。

3. 在另一侧大脑皮质重复上述实验。

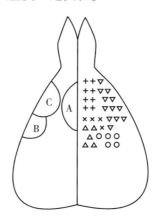

图5-12　兔大脑皮质运动区的刺激效应

A：中央后区；B：脑岛区；C：下颌运动区；○：头动；
▽：下颌动；△：前肢动；+：颜面肌和下颌动；×：前肢和后肢动

[注意事项]

1. 动物麻醉不宜过深或过浅，应呈中等麻醉状态，即表现为动物瞳孔散大，夹趾反应引起的屈肌反射减弱，肌张力中度松弛而不是显著松弛，角膜反射明显减弱而不是完全消失。术中动物挣扎可给少许局部麻醉。

2. 刺激不宜太强，选用刺激强度时，可先用同心圆电极刺激切口附近皮下肌肉，确定引起肌肉收缩的最小刺激强度，以该强度为参考值略调整即可。

3. 刺激点自头部前端向后部，自内向外按顺序刺激，每隔 0.5mm 为一点，每次刺激由弱渐强，以出现反应为度，每次刺激持续 5～10 秒才能确定有无反应，因为刺激大脑皮质引起骨骼肌收缩的潜伏期较长。

4. 颅骨扩大创面出血较多时，可先行短暂夹闭双侧颈总动脉，开颅术后即松开动脉夹恢复血流。

［思考题］

1. 为什么刺激大脑皮质引起的肢体运动往往有左右交叉现象？

2. 根据实验结果，分析大脑皮质运动区有何特征？

3. 刺激大脑皮质引起骨骼肌收缩的神经路径是什么？

实验 18　大脑皮质的诱发电位

［实验目的］学习哺乳动物大脑皮质诱发电位的引导、记录方法；了解诱发电位波形特征和形成原理；理解大脑皮质诱发电位的生理意义和临床意义。

［实验原理］大脑皮质诱发电位是指感觉传入系统任何一点受刺激时，在皮质某一局限区域引出的波幅较小的电位变化。由于皮质随时在活动并产生自发脑电波。因此，诱发电位是在自发脑电波的背景下出现的。鉴于自发脑电波电位越低，诱发电位就越清楚，所以使用深度麻醉的方法来降低自发脑电波电位而突出诱发电位。同时，由于诱发电位的潜伏期主反应较恒定，并与刺激有较严格的锁时关系，可利用计算机生物信号处理系统的叠加技术，使诱发电位通过叠加幅度加大，而自发脑电波和噪声是随机的，叠加可互相抵消，从而使诱发电位从自发脑电波背景和噪声中分离出来。

［实验对象］家兔。

［实验用品］哺乳动物手术器械，剃毛器，兔手术台，气管套管，脑立体定位仪，银球电极（直径 1mm 的银丝，头端呈球形），保护电极，牙科钻或颅骨钻，小咬骨钳，吸收性明胶海绵，滴管，棉花，生物功能实验系统，38℃生理盐水，38℃液体石蜡，20% 氨基甲酸乙酯溶液等。

［实验方法］

1. **麻醉**　用 20% 氨基甲酸乙酯溶液（给药量为 1g/kg）进行耳缘静脉注射将兔麻醉，仰卧位固定于手术台上。实验中可酌情补充用量，麻醉深度以维持呼吸频率在 20～24 次/分为宜，此时的皮质自发脑电波较小。

2. **气管插管**　沿颈部正中切开皮肤，用止血钳钝性分离气管，在甲状软骨以下剪开气管，插入"Y"形气管套管，用棉线将气管套管结扎固定。

3. **头部手术**　将兔转为俯卧位，兔头固定于脑立体定位仪，剪去（剃去）头顶部的被毛，沿头顶正中线切开头皮 5～7cm，暴露颅骨骨缝，用手术刀柄刮去骨膜，在矢状缝右侧 2～10mm，人字缝前 5～10mm 处用颅骨钻钻一小孔（图 5-13），再用咬骨钳扩大孔径 7～10mm。勿伤及正中线血管，骨缝出血可用骨蜡封闭。用针头挑起硬脑膜，用剪刀剪开。滴上少许 38℃ 液体石蜡，以保护皮质，防止皮质干燥和冷却。

4. **分离桡浅神经**　在右前肢桡侧，肘关节上缘切开皮肤，分离皮下组织，分离桡浅神经约 2cm，把神经置于保护电极上，盖以 38℃ 液体石蜡棉条，用止血钳夹闭皮肤切口。保护电极与生物信号采集系统的刺激器输出相连。

5. **连接实验仪器装置**　将皮质引导电极装在脑立体定位仪的三维推进器上，电极尾端与生物功能实验系统输入端相连。参考电极夹在动物头皮边缘，动物妥善接地。移动三维推进器，使电极头端的银球通过颅顶的小孔与皮质的表面接触（图 5-14）。接地点应远离引导电极，如刺激右上肢，可将动物左上肢接地。

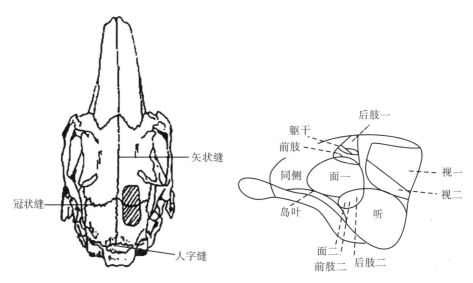

图 5-13　兔颅骨开孔位置示意图　　　**图 5-14　兔大脑皮质代表区**

6. 打开计算机，启动生物功能实验系统，按计算机提示逐步进入大脑皮质诱发电位的实验项目，可根据实验实际情况调整各参数。

7. 观察 刺激前先记录麻醉状态时的大脑皮质自发脑电波，如果自发脑电波电位较大，表示麻醉深度不够，可适当追加麻醉药，但剂量一般不超过规定量的10%。给予刺激，观察皮质诱发电位是否出现（图5-15）。一般是在刺激伪迹之后出现一稳定的电位变化，波形由两部分组成：主反应和后发放。①主反应：一般在刺激后5~12毫秒出现（潜伏期为5~12毫秒），为先正后负的电位变化，主要是由大锥体细胞产生的综合电位变化。②后发放：是主反应之后出现的一系列正相的周期性电位变化，是皮质与丘脑接替核之间环路活动的结果。如果记录的诱发电位不明显，可移动引导电极，逐点探测，寻找诱发电位幅度最大且恒定的区域。

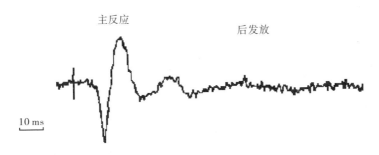

图5-15 兔皮质诱发电位（叠加）

[注意事项]

1. 全部实验仪器及动物必须接地。

2. 开颅时，注意避免损伤血管，一旦血管破裂出现凝血块，将会影响实验结果。

3. 开颅后，应经常更换温液体石蜡，保持脑温。因大脑神经细胞对温度变化十分敏感。

4. 引导电极接触皮质时，要松紧适度，压得太紧，会损伤皮质，影响结果。

5. 动物麻醉适当深些，使自发脑电波抑制，诱发电位才会明显地显示出来。

[思考题]

1. 什么是皮质诱发电位？它与皮质自发脑电活动有哪些区别？

2. 大脑皮质诱发电位有何特征？有何生理与临床意义？

3. 分析诱发电位潜伏期长短同什么相关？

4. 皮层诱发电位的主反应是否为动作电位？

实验19　去大脑强直

[**实验目的**] 观察去大脑强直现象；了解高位中枢对肌紧张的调节作用。

[**实验原理**] 中枢神经系统主要是脑干及其以上结构对骨骼肌的紧张性有易化和抑制两种作用，对抗重力肌尤为明显，通过这两种作用调节伸肌的紧张程度，维持姿势和协调机体的运动。脑干网状系统是这两种作用发生功能联系的一个重要整合结构。如在动物中脑的上丘、下丘之间切断动物的脑干（该动物称为去大脑动物），则脑干及其以上结构抑制肌紧张的作用减弱而易化肌紧张的作用相对加强，表现为动物的四肢伸直、头尾昂起、脊柱挺硬，即角弓反张的现象，这是一种伸肌紧张亢进状态，称为去大脑强直。

[**实验对象**] 家兔。

[**实验用品**] 哺乳动物手术器械，剃毛器，颅骨钻，小咬骨钳，吸收性明胶海绵，纱布，气管套管，丝线，电刺激器，同心圆电极，生理盐水，20%氨基甲酸乙酯溶液，骨蜡，液体石蜡等。

[**实验方法**]

1. **麻醉**　耳缘静脉注射20%氨基甲酸乙酯溶液（给药量为4ml/kg），达到中等麻醉状态。

2. **颈部手术**　将家兔仰卧位固定于手术台上，剪去（剃去）颈部的被毛，沿颈部正中线切开皮肤，分离皮下组织及肌肉，暴露气管，做气管插管，找出两侧颈总动脉，穿线以备结扎。

3. **头部手术**

（1）将兔俯卧位固定于手术台上，剪去（剃去）头顶部的被毛；从眉间至枕部沿矢状线切开皮肤及骨膜，暴露头骨及颞肌；将颞肌上缘附着在头骨的部分切开，用手术刀柄将颞肌自上而下地剥离扩大顶骨暴露面，并刮去颅顶骨膜。用颅骨钻在顶骨两侧各钻一孔（钻孔时注意不要伤及矢状缝，以免大出血），用咬骨钳沿骨孔朝后渐渐扩大创面至枕骨结节，暴露出双侧大脑半球的后缘。咬骨时切勿损伤硬脑膜并注意随时止血（颅骨创面出血用骨蜡止血，皮质表面血管出血用吸收性明胶海绵止血）。用小镊子夹起硬脑膜，并用眼科剪仔细剪除，暴露出大脑皮质并滴少许液体石蜡以防脑表面干燥。

（2）横断脑干：松开动物四肢，左手将动物的头托起，右手用手术刀柄从大脑半球后缘与小脑之间伸入，轻轻托起两大脑半球枕叶，即可见到中脑上、下丘部分（四叠体），用手术刀在上、下丘之间向口裂方向呈45°插至颅底，将脑干横断（图5-16）。

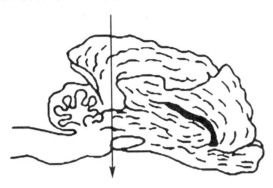

图5-16　切断部位

[观察项目]

1. 将兔摆放成侧卧位，几分钟后可见兔的躯干和四肢逐渐变硬、伸直，前肢较后肢更明显，头昂举、尾上翘，呈角弓反张状态，即为去大脑强直现象（图5-17）。

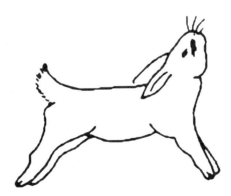

图5-17　去大脑强直

2. 明显的强直现象出现后，在下丘稍后方再次切断脑干，观察肌紧张变化情况。

[注意事项]

1. 动物麻醉不宜过深或过浅，应呈中等麻醉状态。术中动物挣扎可给少许局部麻醉。

2. 咬骨接近骨中线和枕骨时，应防止伤及矢状窦而致大出血，可暂时保留矢状窦处的颅骨，细心将矢状窦与头骨内壁剥离，然后再轻轻去除保留的颅骨，并在矢状窦的前后两端各穿一线结扎。

3. 横断脑干几分钟后，强直仍不明显时，可试用牵拉四肢（肢体伸肌传入），扭动颈部（颈肌传入），动物仰卧（前庭传入）等办法，使强直易于出现。

4. 切断部位要准确，过低将伤及延髓，导致呼吸停止，过高则不出现去大脑强直现象。如动物横断脑干后 5 ~ 10 分钟仍不出现强直现象，呼吸尚平稳，可在原切断面再向后 2mm 处重新再切一刀。

[思考题]

1. 产生去大脑强直的机制是什么？

2. 什么叫 α 强直和 γ 强直？去大脑强直应属于哪种强直？为什么？

实验20 神经干动作电位的测定

[实验目的] 观察坐骨神经干动作电位的基本波形、潜伏期、幅值及时程。

[实验原理] 神经的动作电位是神经兴奋的客观标志，神经组织兴奋部位较未兴奋部位或兴奋已恢复部位呈负电性。当神经冲动先后通过两个引导电极时，便引导出两个方向相反的电位偏转，称为双向动作电位。如果两个引导电极之间的神经组织有损伤，神经冲动只通过第一个引导电极而不能传至第二个引导电极，则只能引导出一个方向的电位偏转波形，称为神经干单极动作电位。

神经干包括很多种类的纤维，它们的兴奋阈各不相同，故神经干动作电位与单根神经纤维的动作电位不同，它是许多神经纤维动作电位综合成的复合动作电位，所以神经干动作电位在一定范围内可随刺激强度的增加而递增。

[实验对象] 蟾蜍或蛙。

[实验用品] 蛙类手术器械，生物功能实验系统，电子刺激器，标本屏蔽盒，接线，蛙板，1 ~ 3mol/L KCl 溶液，任氏液等。

[实验方法] 以蟾蜍为例。

1. **制备蟾蜍坐骨神经标本** 坐骨神经干分离方法参见第五章实验 1 坐骨神经–腓肠肌标本的制备。在游离神经干后，应跨膝关节用玻璃分针继续分离神经干，剪去所有的神经分支，制成一完整的坐骨神经主干标本。

标本应尽量长，要求 10～13cm，两端用线轻扎，然后提线头把神经标本放入任氏液中稳定10～15分钟。

2. **连接实验装置**　连接生物功能实验系统、刺激器和标本屏蔽盒，按提示进入神经干动作电位实验。将神经标本置于神经标本盒的电极上，神经干的粗端（近中枢端）置于刺激电极侧，细端（外周端）放在记录电极侧。标本盒内衬以浸湿任氏液的滤纸，以增加盒内空气的湿度，防止神经迅速干燥。

［观察项目］

1. **双相动作电位**　给予神经干一定强度刺激后，显示器上记录到双向动作电位波形，注意此双相动作电位的第一相和第二相的方向（正负），二者波形和幅值是否对称。

2. **单相动作电位**　上述刺激及记录条件不变，用一小块浸有 1～3mol/L 溶液的滤纸片贴附在记录电极 A_2 处的神经干上，可见此时的双相动作电位的第二相逐步缩小，数分钟后完全消失，观察并测量此单相动作电位的波形、幅值、潜伏期（从刺激伪迹到动作电位的起始）和动作电位的时程。

3. **刺激强度与动作电位幅值的关系**　将刺激强度从 0V 开始逐渐增大，直至在荧光屏上刚好可以看到一超出零线水平的电位变化，记下此时的刺激强度（阈值），此刺激即是动作电位的阈刺激。然后再分级增加刺激强度，观察动作电位的幅值是否随着刺激强度的递增而增大，注意此时刺激伪迹有何变化。待动作电位幅值不再随刺激的强度而增大的（最大刺激），再继续增加刺激强度，伪迹是否仍在增加。

4. 把神经干标本放置方向倒换后，观察动作电位的波形变化。

［注意事项］

1. 各电极间不要有太多的任氏液，防止短路。

2. 神经两端不可碰在标本屏蔽盒壁上，也勿使神经两端折叠在电极上，以免影响动作电位的大小及波形。

3. 开始刺激时的强度不要过强，先由弱刺激开始，逐步增大至适宜强度。

4. 全部仪器及标本均妥善接地，防止四周交流电干扰。

5. 注意将刺激伪迹与真正动作电位区别开。

实验 21　神经干动作电位传导速度的测定

［**实验目的**］加深理解神经兴奋传导的概念；了解神经兴奋传导速度的

测定方法。

[**实验原理**] 神经纤维兴奋的标志是产生一个可以传播的动作电位，并依局部电流或跳跃式传导的方式沿神经纤维传导，其传导速度取决于神经纤维的直径、内阻、有无髓鞘等因素。如果用电生理学方法记录神经干动作电位，测出动作电位在神经干上传导的距离与通过这段距离所需的时间，即可根据公式 $V=S/t$ 求出动作电位的传导速度。

[**实验对象**] 蟾蜍或蛙。

[**实验用品**] 蛙类手术器械，生物功能实验系统，电子刺激器，标本屏蔽盒，接线，任氏液，$1 \sim 3mol/L$ KCl 溶液等。

[**实验方法**]

1. 制备坐骨神经标本 神经干应尽可能长一些，最好全长在 $8 \sim 10cm$ 以上，然后把标本平直地置于神经标本盒的电极上。

2. 连接实验装置 示波器荧光屏上、下线均可引导出双相动作电位，然后，调节示波器 Y 轴位移使上下线相互重叠，则刺激伪迹也相互重叠。这时即可观察到在同一基线上先后形成的两个双相动作电位波形。

3. 测量与计算 分别测量从刺激伪迹到两个动作电位起始点的时间。设上线为 t_1，下线为 t_2（也可直接测量两个动作电位起始点间的相隔时间），求出 $t_2 - t_1$ 的时间差值。

测量标本屏蔽盒中上线引导电极与下线引导电极间的距离 S（$A_1 - B_1$ 或 $A_2 - B_2$ 的间距）。

计算动作电位传导速度（m/s）：$V = S/(t_2 - t_1)$。

[**注意事项**]

1. 神经干应尽可能长一些，制作完毕后要放在任氏液中浸泡。

2. 可调节扫描速度，使刺激伪迹与动作电位起始点间的时间读数精确些。

[**思考题**] 如果标本足够长（$>13cm$），加长刺激电极与记录电极之间的距离，并加快示波器扫描速度，请观察动作电位呈现什么变化，并解释其原因。

实验22　视敏度的测定

[**实验目的**] 掌握视敏度的概念；学习使用视力表测定视敏度的方法；了解视敏度的测定原理。

[**实验原理**] 视敏度是指眼睛能分辨物体两点间最小距离的能力，又称

视锐度或视力。视敏度通常是用眼睛能分辨的最小视角的大小作为衡量标准。视敏度的大小用视角的倒数来表示，计算公式为视敏度 =1/视角，其中视角的单位是分角（1 分角 =1/60 度）。国际视力表就是根据视角原理设计的，视力表上视力为 1.0 的那一行字母"E"的每一笔的宽度及每两笔之间的距离均是 1.5mm。当人站在视力表前 5m 处时，距离为 1.5mm 的两个光点的光线进入眼睛后形成的视角为 1 分角，此时视网膜上的物像如果能够被眼睛分辨，视力就为 1.0，认为视力正常（图 5-18）。如果只能辨认此行上面的字母"E"，则视力小于 1.0，视敏度较低；如果能够辨认此行下面的字母"E"，则视力大于 1.0，视敏度较高。视力表上每行字母"E"左边的数字表示距离视力表 5m 处能够辨认本行字母"E"的视力大小。

我国测定视力通常用标准对数视力表，其任何相邻两行视标大小之比均为 1.2589，即视标每增大 1.2589 倍，视力就减小 0.1，这样能够更准确地比较或统计视力的增减程度。其视力大小的计算公式为：视力 =5-lg 视角（距离视力表 5m 远处能看清物体的视角）。

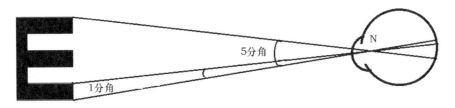

图 5-18 视力表原理示意图

［实验对象］人。

［实验用品］远视力表，近视力表，遮眼罩，指示棒，长 5m 的米尺等。

［实验方法］

1. 远视力检查

（1）将视力表悬挂在光线均匀而充足的墙壁上，视力表上视力为 1.0 的那行字母"E"的高度应与受试者的眼睛保持一致。

（2）受试者站在或者坐在视力表前 5m 处，用遮眼罩遮住右眼，左眼看视力表，检查者用指示棒从视力表的第一行开始，依次指示各字母"E"，受试者按指示棒说出各字母"E"的缺口方向或者用手指表示出该字母"E"缺口的方向，然后由上而下依次指向各行，直到受试者完全不能分辨为止（偶尔有错误不算），此时即可从视力表的左侧数字直接读出其左眼视力值。

（3）用相同的方法测定右眼视力。

（4）如果受试者对视力表上最上一行（视力为0.1的那一行）字母"E"的缺口方向仍不能分辨，则令受试者向前移动，直到能够分辨出最上一行字母"E"的缺口方向为止，然后，用米尺测量出受试者与视力表之间的距离，根据公式：受试者视力 = 0.1 × 受试者与视力表的距离（m）/5，算出其视力值。

2. 近视力检查 这项检查应使用国际标准近视力表进行。

检查方法：被检者坐在桌前，手持近视力表，在光线充足又无直射阳光处被检，视力表与眼保持30cm距离。检查顺序为先右眼后左眼，检查一眼时，另一眼用遮眼罩遮住，检查者用竹签指点，在"E"字形近视力表上能认清1.0以上者为近视力正常，只能认清0.9或以下者为近视力不正常。如不能辨认，也可将视力表放远或移近，直至被检者能认清表上1.0以上的视标为止，但应注明距离，如在20cm处才能认清1.0的视标，则记录为1.0/20cm。其他具体要求与远视力检查相同。

［**观察项目**］

1. 近视力。

2. 远视力。

［**注意事项**］

1. 室内光线一定要均匀而充足，并且光线应从受试者的后面射来，避免测试时由侧方射入光线干扰测定。

2. 受试者不宜用手遮眼，以免受试者从指缝中偷看。

3. 用遮眼罩遮眼时，不要压迫眼球，以防影响测试。

4. 受试者与视力表之间的距离要测量准确。

5. 视力表上视力为1.0的那行字母"E"的高度应与受试者的眼睛保持一致。

［**思考题**］

1. 分析视敏度与视角的关系。

2. 哪些因素可能会影响到视力测定的准确性？

3. 讨论导致近视的原因有哪些。有哪些措施可以保护视力？

实验 23　声波的传导途径

［**实验目的**］学习用音叉测定两耳的听觉敏感度并能够判断声源的方向；通过听力检查，证明气传导和骨传导的存在，并比较气传导和骨传导

的特征，加深理解听骨链传音系统对声音的放大作用；掌握临床上常用的鉴别感音性耳聋和传音性耳聋的实验方法及其原理。

[实验原理] 声波由外耳传入内耳有气传导和骨传导两条途径。①气传导：是指声波经外耳道引起鼓膜震动，再经听骨链和前庭窗膜进入耳蜗的传导途径，是声波传导的主要途径。此外，鼓膜的振动也可引起鼓室内的空气振动，再经前庭窗膜传入耳蜗。这一途径也属于气传导，但在正常情况下不重要，仅在听骨链运动障碍时才发挥一定作用，此时的听力较正常时大为降低。②骨传导：是指声波直接作用于颅骨，经颅骨和耳蜗骨壁传入耳蜗的途径。骨传导的效能远低于气传导，在引起正常听觉中的作用甚微。但当鼓膜或中耳病变引起传音性耳聋时，气传导明显受损，而骨传导却不受影响，甚至相对增强。当耳蜗病变引起感音性耳聋时，气传导和骨传导将同时受损。因此，临床可通过检查患者气传导和骨传导受损的情况来判断听觉异常的产生部位和原因。

[实验对象] 人。

[实验用品] 棉球，音叉（频率256Hz或512Hz），橡皮锤等。

[实验方法]

1. 林纳试验（比较同侧耳的气传导和骨传导强弱的试验，如图5-19所示）

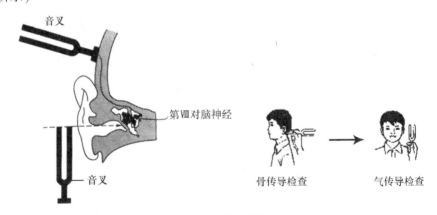

图5-19　林纳试验

（1）林纳试验阳性：检查时要保持室内安静，令受试者静坐，测试者振动音叉，然后，立即将振动的音叉柄放在受试者一侧颞骨的乳突部，受试者此时可听到声音，随着时间的推移，声音会逐渐减弱，当受试者刚刚听不到声音时，立即将音叉移动到同侧的外耳道口附近，受试者可再次听到声音；反之，将振动的音叉先放于外耳道口附近，受试者此时可听到声音，当刚刚听不到声音时，再立即将音叉放置于颞骨乳突部，受试者仍然听不到声音，说明气传导的时间大于骨传导的时间，临床上将这种现象称为林纳试验阳性。无听力损伤的正常人的林纳试验均为阳性。

（2）林纳试验阴性：将棉球塞入受试者一侧的外耳道，模拟声波的气传导途径损伤，再重复以上的实验步骤，会出现骨传导的时间大于或等于气传导的时间，临床上将这种现象称为林纳试验阴性。传音性耳聋时会出现林纳试验阴性。

2. 韦伯试验 又称骨导偏向试验，是两耳的骨传导比较试验（图5-20）。

（1）将敲响的音叉柄置于受试者前额正中发际处，令其比较两耳感受到的声音响度。正常人两耳的感音功能近同，且测试声波向两耳传达的途径相同，距离相等，因此两耳所感受到的声波响度基本相同。

（2）用棉球塞住受试者一侧外耳道，重复上述操作，询问受试者两耳感受到的声音响度有什么变化或感到哪一侧耳听到的声音更响。

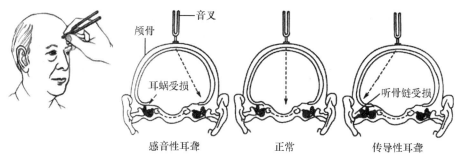

图5-20　韦伯试验

[**观察项目**] 按实验步骤中林纳试验和韦伯试验两种方法完成实验，将实验结果填入表5-3中。

表5-3　声音传导途径检查结果

实验项目	林纳试验		韦伯试验	听力判定
	右耳	左耳		
正常两耳听觉效果检查	气传导（　） 骨传导	气传导（　） 骨传导	右侧骨传导（　） 左侧骨传导	
用棉球塞住一侧耳后，两耳听觉效果检查	气传导（　） 骨传导	气传导（　） 骨传导	右侧骨传导（　） 左侧骨传导	

［**结果判断**］林纳试验和韦伯试验结果判断见表5-4。

表 5-4　林纳试验和韦伯试验结果判断

检查方法	试验结果	结果说明	听力判断
林纳试验	阳性	气传导＞骨传导	听力正常
	阴性	气传导＜骨传导	传音性耳聋
韦伯试验	两侧相同	两侧骨传导相同	听力正常
	患侧强度较大	患侧气传导减弱	患侧传音性耳聋
	健侧强度较大	患侧感音功能减弱	患侧感音性耳聋

［**注意事项**］

1. 室内必须保持安静，以免影响测试效果。

2. 橡皮锤叩击音叉的上 1/3 处使之振动，用力不可过猛，切忌在桌面或其他硬物品上敲击以免损坏音叉。

3. 检查时只能用手指持住音叉柄，避免叉枝与皮肤、毛发和任何物体接触。

4. 测气传导时，音叉枝的振动方向应对向外耳道口，离外耳道 1～2cm。

5. 棉球要塞紧。

［**思考题**］

1. 正常人声波传导的途径有哪些？各种传导途径的特点是什么？

2. 为什么正常人林纳试验阳性？而传音性耳聋时林纳试验阴性？

3. 如何根据林纳实验和韦伯实验，鉴别传音性耳聋和感音性耳聋？

4. 为什么咽喉发炎的人会常常出现耳鸣？

第六章 生物化学实验

实验1 Folin-酚试剂法（Lowry 法）测定蛋白质浓度

[**实验目的**] 掌握 Folin-酚试剂法（Lowry 法）测定蛋白质浓度的原理。

[**实验原理**] 在碱性溶液中，蛋白质的肽键与 Cu^{2+} 螯合，形成蛋白质 – 铜复合物，此复合物可使酚试剂的磷钼酸还原，产生蓝色化合物。在一定条件下，可利用蓝色深浅与蛋白质浓度的线性关系作标准曲线并测定样品中蛋白质的浓度。

[**实验用品**] 7200 分光光度计，恒温水浴箱，中号试管 7 支，$100.0 \sim 1000.0 \mu l$ 移液器，5.0ml 移液管 2 支，10.0ml 移液管 2 支，试剂甲、试剂乙、蛋白质标准液等。

[**实验对象**] 待测样品。

[**实验方法**]

1. 取试管 7 支、编号、按表 6-1 操作。

表 6-1　各试管加入试剂量表

试剂	试管 1	试管 2	试管 3	试管 4	试管 5	试管 6（空白管）	试管 7（测定管）
蛋白质标准液/ml	0.2	0.4	0.6	0.8	1.0	—	—
蒸馏水/ml	0.8	0.6	0.4	0.2	—	1.0	—
待测样品/ml	—	—	—	—	—	—	1.0
试剂甲/ml	5.0	5.0	5.0	5.0	5.0	5.0	5.0
混匀，置于 20~25℃水浴保温 10 分钟							
试剂乙/ml	0.5	0.5	0.5	0.5	0.5	0.5	0.5

2. 加入试剂乙后立即混匀，在 20 ~ 25℃ 水浴保温 30 分钟。用 660nm 比色，测定光密度值。

[注意事项]

1. 按顺序添加试剂。

2. 试剂乙在酸性条件下稳定，碱性条件下易被破坏。加入试剂甲可使溶液变为碱性，因此加试剂乙后要立即混匀，加一管混匀一管，使试剂乙（磷钼酸）在破坏前即被还原。

[计算方法]

1. 绘制标准曲线。以浓度为横坐标，光密度值为纵坐标绘制标准曲线。

2. 以测定管光密度值，查找标准曲线，求出待测血清中蛋白质浓度(g/L)。

3. 再从标准管中选择—管与测定管光密度相接近者，求出待测血清中蛋白质浓度（g/L）。

[附注]

1. 试剂甲

（1）4% 碳酸钠（Na_2CO_3）溶液；

（2）0.2N 氢氧化钠溶液；

（3）1% 硫酸铜溶液（$CuSO_4 \cdot 5H_2O$）；

（4）2% 酒石酸钾钠溶液（或酒石酸钾或钠）。

在使用前（1）与（2）、（3）与（4）等体积混合，再将两混合液按 50：1 比例混合，即为试剂甲。该试剂只能用一天，过期失效。

2. 试剂乙

（1）市售酚试剂在使用前用 NaOH 滴定，以酚酞为指示剂，根据试剂酸度将其稀释，使最后酸度为 1N。

（2）或取 $Na_2WO_4 \cdot 2H_2O$ 100g 和 Na_2MoO_3 25g。溶于蒸馏水 700ml 中，再加 85% H_3PO_4 50ml 和 HCl（浓）100ml，将上述物质混合后，置 1000ml 圆底烧瓶中温和地回流 10 小时，再加硫酸锂（$Li_2SO_4 \cdot H_2O$）150g，水 50ml 及溴水数滴。继续沸腾至少 15 分钟以除去剩余的溴，冷却后稀释至 1000ml 然后过滤，溶液应呈黄色或金黄色（如带绿色者不能用），置于棕色瓶中保存，使用时用标准 NaOH 滴定，以酚酞为指示剂，而后稀释约一倍，使最后酸度为 1N。

3. 标准蛋白质溶液　用结晶牛血清白蛋白，根据其纯度用蒸馏水配制成 0.25mg/ml 的蛋白质溶液（纯度可经凯氏定氮法测定蛋白质含量而确定）。

4. 待测样品 准确取血清 0.1ml，置于 50ml 容量瓶中，再加 0.9% NaCl 溶液至刻度，充分混匀，也可以用尿液为样品。

实验2 蛋白质鉴定与紫外检测

一、坂口反应

[**实验目的**] 掌握蛋白质的基本概念，深入了解并掌握蛋白质中精氨酸的鉴定基本原理和方法。

[**实验原理**] 蛋白质在碱性溶液中与次氯酸盐（或次溴酸盐）和 α-萘酚作用产生红色的产物。这是蛋白质分子中精氨酸胍基的特征反应。精氨酸是唯一呈正反应的氨基酸，反应灵敏度达 1:250 000。生成的氨可被次溴酸钠氧化生成氮。在次溴酸钠缓慢作用下，有色物质继续氧化，使颜色消失，因此过量的次溴酸钠对反应不利。加入尿素，可破坏过量的次溴酸钠，能增加颜色的稳定性。此反应可以用来定性鉴定含有精氨酸的蛋白质和定量测定精氨酸的含量。

[**实验用品**] 1:10 鸡蛋白溶液，10% NaOH 溶液，次溴酸钠溶液，0.2% α-萘酚溶液，0.01% 精氨酸溶液，尿素等。

[**实验方法**]

1. 于试管中加入 1:10 鸡蛋白溶液 1ml，再加 10% NaOH 溶液 0.5ml，0.2% α-萘酚溶液 2 滴，混合后再加次溴酸钠溶液 2 滴，观察现象。

2. 取 0.01% 精氨酸溶液 1ml，再加 10% NaOH 溶液 0.5ml，0.2% α-萘酚溶液 2 滴，混合后再加次溴酸钠溶液 2 滴，观察现象。

二、蛋白黄反应

[**实验目的**] 掌握蛋白质的基本概念，深入了解并掌握蛋白质中芳香族氨基酸的鉴定基本原理和方法。

[**实验原理**] 含有苯环结构的氨基酸，如酪氨酸和色氨酸，遇硝酸后可被硝化成黄色物质，该化合物在碱性溶液中进一步形成橙黄色的硝醌酸钠。多数蛋白质分子含有带苯环的氨基酸，所以有蛋白黄反应，苯丙氨酸不易硝化，需加入少量浓硫酸才有蛋白黄反应。

[**实验用品**] 1:10 鸡蛋白溶液，10% NaOH 溶液，0.5% 苯酚溶液，浓硝酸，0.3% 色氨酸溶液，0.3% 酪氨酸溶液等。

[**实验方法**]

1. 向 4 支试管中分别加入 1：10 鸡蛋白溶液、0.5% 苯酚溶液、0.3% 色氨酸溶液、0.3% 酪氨酸溶液各 4 滴，再分别加入浓硝酸各 4 滴，观察各管出现的现象。

2. 待各管出现黄色后，逐滴加入 10% 氢氧化钠溶液至碱性，观察颜色变化。

三、双缩脲反应

[**实验目的**] 掌握蛋白质的基本概念法，深入了解并掌握蛋白质中肽键以及 α 氨基的鉴定基本原理和方法。

[**实验原理**] 将尿素加热约至 180℃，则两分子尿素脱去一分子氨而缩合成双缩脲。在浓碱液中，双缩脲能与硫酸铜结合生成紫色或紫红色的复合化合物，这一呈色反应称为双缩脲反应。反应式如下。

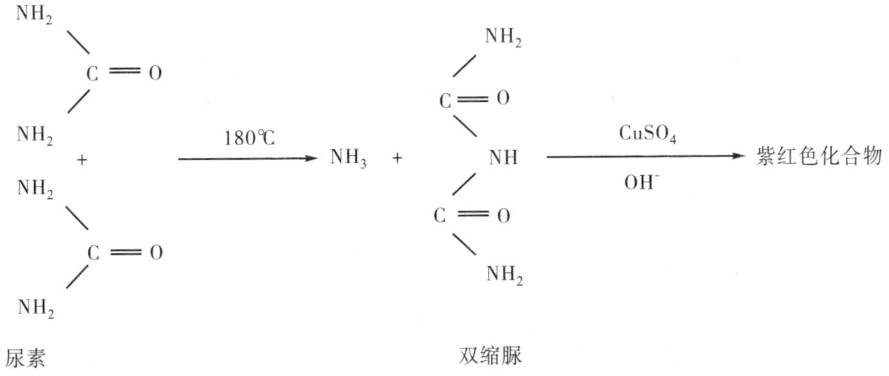

凡含有两个肽键（—CO—NH—）以上的化合物都有双缩脲反应，故一切蛋白质及二肽以上的物质都有此反应。但除肽键外，有些基团如 —CSNH—、═C（NH$_2$）NH— 和 —CH$_2$NH— 等亦有双缩脲反应。因此，可以说一切蛋白质或多肽都有双缩脲反应，但有双缩脲反应的不一定都是蛋白质或多肽。

[**实验用品**] 1：10 鸡蛋白溶液，10% NaOH 溶液，1% CuSO$_4$，尿素等。

[**实验方法**]

1. 取小试管 1 支，加 1：10 鸡蛋白溶液 2 滴和 10% NaOH 溶液 5 滴及 1% CuSO$_4$ 溶液 1 滴，混匀后，则呈紫红色的双缩脲反应。

2. 另取小试管 1 支，取小匙尿素，小火加热至熔化，描述嗅到的气味。继续加热使之凝固，解释固体是什么。加水 15 滴使溶解，继加 10% NaOH 5 滴，1% $CuSO_4$ 1 滴，描述所见现象。

四、茚三酮反应

[**实验目的**] 掌握蛋白质的基本概念，深入了解并掌握蛋白质中自由氨基的鉴定基本原理和方法。

[**实验原理**] 凡含有自由氨基的化合物例如蛋白质、多肽、各种氨基酸（脯氨酸和羟脯氨酸例外）及其他伯胺化合物（包括氨），与茚三酮共热时，能生成紫蓝色化合物。

[**实验用品**] 1∶10 鸡蛋白溶液，0.1% 茚三酮乙醇溶液，0.25% 丙氨酸溶液。

[**实验方法**]

1. 取小试管 1 支，加 1∶10 鸡蛋白溶液 4 滴，蒸馏水 10 滴和 0.1% 茚三酮乙醇液 6 滴，混匀，于沸水浴中加热约 1 分钟，待冷却后溶液即呈粉红色，以后慢慢变成紫色或蓝色。

2. 取小试管 1 支，加 0.25% 丙氨酸 4 滴，重复上述操作，观察结果。

五、蛋白质紫外测定

[**实验目的**] 掌握蛋白质的基本概念及其紫外测定原理和方法，深入了解并掌握蛋白质中含苯环氨基酸的鉴定基本原理和方法。

[**实验原理**] 蛋白质中酪氨酸和色氨酸残基的苯环含有共轭双键，所以蛋白质溶液在 275~280nm 具有一个紫外吸收高峰。在一定浓度范围内，蛋白质溶液在最大吸收波长处的吸光度与其浓度成正比，因此可作定量分析。该法测定蛋白质的浓度范围为 0.1~1.0mg/ml。

[**实验用品**] 标准蛋白质溶液，待测蛋白质溶液，0.9% NaCl 溶液。

[**实验方法**]

1. 用吸量管分别吸取 0.6ml、0.8ml、1.0ml、1.2ml、1.4ml 的 5.00mg/ml 标准蛋白质溶液于 5 支 10ml 比色管中，用 0.9% NaCl 溶液稀释至 10ml 刻度，摇匀。用 1cm 石英比色皿，以 0.9% NaCl 溶液为参比。

2. **标准曲线的制作** 以蛋白质浓度为横坐标，吸光度为纵坐标绘制标准曲线。

3. 样品测定　配制 3 份待测蛋白质溶液（取待测蛋白质溶液 2.0ml 分别于 3 支 10ml 比色管中，用 0.9% NaCl 溶液稀释至刻度），按上述方法测定 280nm 处的吸光度。

实验 3　蛋白质理化性质的测定

一、蛋白质的呈色反应

蛋白质的呈色反应是蛋白质中某些氨基酸特殊基团与一定化学试剂作用而呈现的各种颜色反应。蛋白质的呈色反应可作为检查蛋白质是否存在的参考。另外，不同的蛋白质中，氨基酸的种类及含量各不相同，而在某些蛋白质内，还可能缺乏呈现某种颜色反应的氨基酸。因此不但不同蛋白质呈色反应的强度各不相同，而且某些呈色反应在某种蛋白质可能不存在。

（一）福林 – 丹尼斯（Folin-Denis）反应

[实验目的]　掌握蛋白质的基本概念，了解并掌握蛋白质中酪氨酸与色氨酸的鉴定基本原理和方法。

[实验原理]　酚类化合物能在碱性溶液中还原酚试剂（又称磷钼钨酸试剂）中的 Mo^{6+} 生成蓝色的钼蓝。蛋白质分子中的酪氨酸与色氨酸残基也有此反应，所以本反应可作为蛋白质定性或定量的依据。但各种蛋白质所含酪氨酸及色氨酸的量不尽相同，呈色的深度也有差别。白明胶几乎不含芳香族氨基酸，因此对此反应呈色很浅。利用福林 – 丹尼斯反应做蛋白质含量的比色测定应选用同源的蛋白质为标准，否则会产生较大的误差。

[实验用品]

1. 1∶10 鸡蛋白溶液。

2. 0.25% 白明胶溶液。

3. 0.25% 酚溶液。

4. 0.25% 酪氨酸溶液：配置方法为称取酪氨酸 0.25g，然后加水至 100ml。

5. 饱和 Na_2CO_3 溶液。

6. **酚试剂**　配置方法为称取 100g 钨酸钠（$Na_2Wo_4 \cdot 2H_2O$），25g 钼酸钠（$Na_2MoO_4 \cdot 2H_2O$），与 700ml 水，50ml 85% 磷酸，100ml 浓盐酸，在 1500ml 圆底烧瓶中混合，缓缓地加热回流 10 小时，再加 150g 硫酸锂，50ml 水及 3 滴溴水。取下冷凝管，煮沸 15 分钟以除去过多的溴。冷却后稀释至 1L，过滤。此试剂不应呈绿色，保存在棕色瓶内。使用时用标准 NaOH 滴定，以酚酞为指示剂，而后稀释约 1 倍，使最后酸度为 1mol/L。

7. 其他 试管，烧瓶，烧杯等。

[**实验方法**]

1. 取 1∶10 鸡蛋白溶液 2 滴置试管中，加饱和 Na_2CO_3 溶液 3 滴，蒸馏水 6 滴，酚试剂 1 滴混匀，观察颜色变化。

2. 分别取 0.25% 白明胶溶液，0.25% 酚溶液及 0.25% 酪氨酸溶液替代 1∶10 鸡蛋白溶液重复上述操作。

（二）未知物的鉴定

[**实验目的**] 掌握蛋白质的基本概念及多种鉴定方法，能应用鉴定方法对未知物进行鉴定和分析。

[**实验方法**] 现在有 5 瓶没贴标签的溶液，它们各是酚、双缩脲、丙氨酸、酪氨酸、清蛋白 5 种溶液之一，试设法一一检定，并把结果填入表 6-2 中，并分析、解释各结果。

表 6-2　未知物的鉴定

项目	待检物 1	待检物 2	待检物 3	待检物 4	待检物 5
双缩脲反应					
福林 – 丹尼斯反应					
茚三酮反应					
结果判断					

二、蛋白质的沉淀反应

当维持蛋白质胶体溶液的稳定因素（水化层和电荷）遭受破坏时，蛋白质即沉淀析出。若为非变性沉淀，则除去沉淀剂后，蛋白质仍可溶解，此即可逆的沉淀反应，例如中性盐或在低温下加入有机溶剂脱水；若为变性沉淀，则沉淀剂不易除去，沉淀常不能再溶解，即不可逆的沉淀反应，例如加重金属盐类、沉淀生物碱的试剂或加热等。

（一）蛋白质的盐析

[**实验目的**] 掌握蛋白质溶液稳定因素，了解中性盐与蛋白质沉淀析出

的关系。

[**实验原理**] 当蛋白质溶解液中加入中性盐 [（NH_4）$_2SO_4$、$MgSO_4$、NaCl 等] 时，蛋白质沉淀析出，称为盐析作用。盐析作用包括两种过程：①大量电解质破坏了蛋白质的水化层而出现沉淀。②电解质中和了蛋白质分子所带的电荷而沉淀。

中性盐能否沉淀各种蛋白质常决定于中性盐的浓度、蛋白质的种类、溶液的 pH 以及蛋白质的胶体颗粒。颗粒大者比颗粒小者容易析出，如球蛋白多在（NH_4）$_2SO_4$ 半饱和溶液中析出，而清蛋白则常在（NH_4）$_2SO_4$ 饱和溶液中析出。

[**实验用品**] 1：10 鸡蛋白溶液，（NH_4）$_2SO_4$ 饱和溶液，固体（NH_4）$_2SO_4$，试管，玻璃棒等。

[**实验方法**]

1. 取 2.5ml 1：10 鸡蛋白溶液于大试管中，加入等量（NH_4）$_2SO_4$ 饱和溶液，混匀静置 10 分钟后，球蛋白全部沉淀析出。

2. 过滤，收集透明滤液，滤液中含有清蛋白，若滤液混浊，需再用原滤纸重复过滤至透明为止。

3. 取 1ml 清滤液加固体（NH_4）$_2SO_4$（约 0.5g）使达到饱和，边加边振摇至溶液出现混浊。

4. 再向混浊液 [不含（NH_4）$_2SO_4$ 结晶颗粒] 加 1.5~2.0ml 水，观察结果。

（二）重金属盐类沉淀蛋白质

[**实验目的**] 掌握蛋白质溶液稳定因素，了解重金属盐类沉淀蛋白质的原理。

[**实验原理**] 蛋白质在碱性溶液中，带有较多的负电荷，当它与带正电荷的重金属离子结合时即生成不溶解的沉淀。反应式如下。

重金属盐类沉淀蛋白质，能引起蛋白质变性。而中性盐类即使加入量很多也不会改变蛋白质原来的性质。

[**实验用品**] 1∶10 鸡蛋白溶液, 0.5% NaOH 溶液, 0.5% $ZnSO_4$ 溶液, 试管, 玻璃棒等。

[**实验方法**] 取试管 1 支, 加入 1ml 1∶10 鸡蛋白溶液及 1 滴 0.5% NaOH 溶液混匀, 再加入 6 滴 0.5% $ZnSO_4$ 溶液, 观察结果。

(三) 沉淀生物碱的试剂沉淀蛋白质

[**实验目的**] 掌握蛋白质溶液稳定因素, 了解沉淀生物碱沉淀蛋白质的原理。

[**实验原理**] 蛋白质溶液的 pH 小于等电点时, 蛋白质分子带较多的正电荷, 它能与沉淀生物碱的试剂的负离子结合生成沉淀。反应式如下。

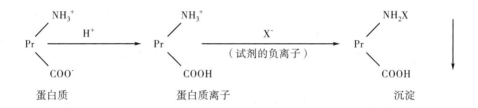

此沉淀常可在碱性溶液中再溶解。属于沉淀生物碱的试剂有钨酸、苦味酸、鞣酸等。

[**实验用品**] 1∶10 鸡蛋白溶液, 10% HCl 溶液, 10% NaOH 溶液, 10% 磺基水杨酸溶液, 试管, 玻璃棒等。

[**实验方法**]

1. 取 1 支试管, 加入 1ml 1∶10 鸡蛋白溶液及 1 滴 10% HCl 溶液, 混匀, 再加入 2 滴 10% 磺基水杨酸溶液。

2. 另取 1 支试管, 加入 1ml 1∶10 鸡蛋白溶液及数滴 10% NaOH 溶液, 再加入 2 滴 10% 磺基水杨酸溶液。比较两管溶液的变化。

(四) 加热沉淀蛋白质

[**实验目的**] 掌握蛋白质溶液稳定因素, 了解加热沉淀蛋白质的原理。

[**实验原理**] 几乎所有蛋白质都可因加热而凝固。这是由于温度升高, 破坏了蛋白质分子内部的化学键从而引起蛋白质变性。

蛋白质在其等电点时不带有电荷 (或带有等量的正负电荷), 此时若温度升高则容易出现沉淀。在酸性或碱性溶液中, 蛋白质分子带有正电荷或负电荷，较为稳定。如过酸或过碱则易蛋白质变性，此时若温度升高，虽蛋白质变性但并不出现沉淀。在冷却后，加酸或加碱调节 pH 达蛋白质的等电点时，则有沉淀析出。

[实验用品] 1：10 鸡蛋白溶液，1% 醋酸，10% 醋酸，10% NaOH 溶液，试管，水浴锅等。

[实验方法]

1. 取 4 支试管，编号，按表 6-3 加入试剂。

表 6-3　4 支试管加入试剂量

试剂	试管 1	试管 2	试管 3	试管 4
1：10 鸡蛋白溶液/ml	20	20	20	20
1% 醋酸/ml	—	1	—	—
10% 醋酸/ml	—	—	10	—
10% NaOH/ml	—	—	—	10

2. 将 4 支试管同时放在沸水浴中加热，观察并记录各管蛋白质出现的现象，解释变化原因。

3. 取出试管，冷却后于试管 3 中慢慢滴入 10% NaOH 溶液，并观察现象。

4. 向试管 4 中慢慢滴入 10% 醋酸，并观察现象。

（五）尿蛋白的定性检查

[实验目的] 掌握蛋白质溶液稳定因素，了解等电点与蛋白质沉淀的关系。

[实验原理] 尿中蛋白质遇热凝固变性，呈白色混浊，加乙酸至蛋白质的等电点，即可除去磷酸盐或碳酸盐所形成的白色混浊。正常人尿蛋白甚微，每日 30 ~ 75mg，一般方法不易检出。

[实验用品]

1. 1：10 鸡蛋白溶液。

2. 1% 醋酸溶液（取冰醋酸 1ml 加水至 100ml）。

3. **蛋白尿**　配制浓度不同的蛋白尿两种，分别为待检尿 I 及待检尿 II。

4. **其他**　试管，取尿杯等。

［**实验方法**］

1. 取小试管4支，标号，分别加入1：10鸡蛋白溶液、自己尿液以及待检尿液Ⅰ及Ⅱ到试管内约2/3处。

2. 以手斜执试管，使火焰直接加热至液柱上段沸腾，如有蛋白质，即可看到白色沉淀，如蛋白质较多，可发生凝固。此时再滴入1%醋酸2～3滴，若待检尿液内沉淀消失，表示沉淀物质是磷酸盐，如待检尿液内沉淀不消失，则表示待检尿中有蛋白质。有时，煮沸后虽不混浊，但加酸后混浊出现，也表示待检尿中有蛋白质。

上述方法既是尿蛋白定性也是半定量的方法之一。根据加酸后所见的情况，可以粗略估计尿中蛋白质含量，见下表6-4。

表6-4 粗略估计蛋白质含量表

符号	煮沸部分所见情况（在黑色背景下观察）	蛋白质含量
–	清晰，不显混浊	0%
±	略显混浊	<0.01%
+	白色混浊，但无颗粒及絮状沉淀	0.01%～0.05%
++	明显混浊，有颗粒但无絮状沉淀	0.05%～0.20%
+++	大量絮状沉淀，但无凝块	0.2%～0.5%
++++	有凝块，且有大量絮状沉淀	1.5%以上

三、蛋白质等电点的测定

［**实验目的**］掌握蛋白质等电点概念及其测定方法。

［**实验原理**］蛋白质分子在酸性或碱性溶液中，都分别带有正、负电荷，它们互相排斥，不容易生成沉淀，当溶液的pH改变而使蛋白质分子所带有的正、负电荷数接近相等时，即失去同电相斥的作用。因此，蛋白质分子很容易彼此结合而形成沉淀，此时溶液的pH称为该蛋白质的等电点。

在本实验中，用酪蛋白的醋酸钠溶液与不同的醋酸组成5种不同pH缓冲溶液。观察并比较各管中酪蛋白的溶解度，其中沉淀最多管的pH即为酪蛋白的等电点。

［**实验用品**］0.01mol/L醋酸，0.1mol/L醋酸，1mol/L醋酸，0.5%酪蛋白的醋酸钠溶液，试管，玻璃棒等。

[实验方法]

1. 准备直径相同的大试管 5 支，编号，按表 6-5 顺序加入试剂，混匀（取量必须准确）。

表 6-5　各试管加入试剂量表

试剂	试管 1	试管 2	试管 3	试管 4	试管 5
蒸馏水/ml	8.4	8.7	8.0	4.5	7.4
0.01mol/L 醋酸/ml	0.6	—	—	—	—
0.1mol/L 醋酸/ml	—	0.3	1.0	4.5	—
1.0mol/L 醋酸/ml	—	—	—	—	1.6
加 0.5% 酪蛋白的醋酸钠溶液后相当 pH	5.9	5.3	4.7	4.1	3.5

2. 于各管中加入 1ml 0.5% 酪蛋白的醋酸钠溶液，随加随摇（切勿在各管加完后再摇），观察各管混浊度。静置 10～30 分钟后，分别比较各管混浊度，并用（＋）号表示混浊的程度。沉淀最多而上清液较透明的试管的 pH 即为酪蛋白的等电点。填写实验报告。

实验 4　茯苓多糖、猪苓多糖和淀粉的水解和鉴定

一、茯苓多糖和猪苓多糖

[实验目的] 通过茯苓多糖、猪苓多糖的水解及其产物的检验，了解中药多糖的化学性质及结构特点。

[实验原理] 茯苓多糖和猪苓多糖，分别是中药茯苓和猪苓的主要成分。茯苓多糖是含有 β-1,3 糖苷键和 β-1,6 糖苷键的葡聚糖。猪苓多糖是水溶性多聚糖。它们经浓硫酸脱水产生糠醛或糠醛衍生物，它们在浓无机酸作用下，能与 α-萘酚生成紫红色缩合物（Molish 反应）。反应式如下。

茯苓多糖和猪苓多糖均是无还原性多糖，它们用酸水解后，生成还原性单糖。利用班氏试剂与其作用，可分别生成氧化亚铜砖红色沉淀，以反映其水解。

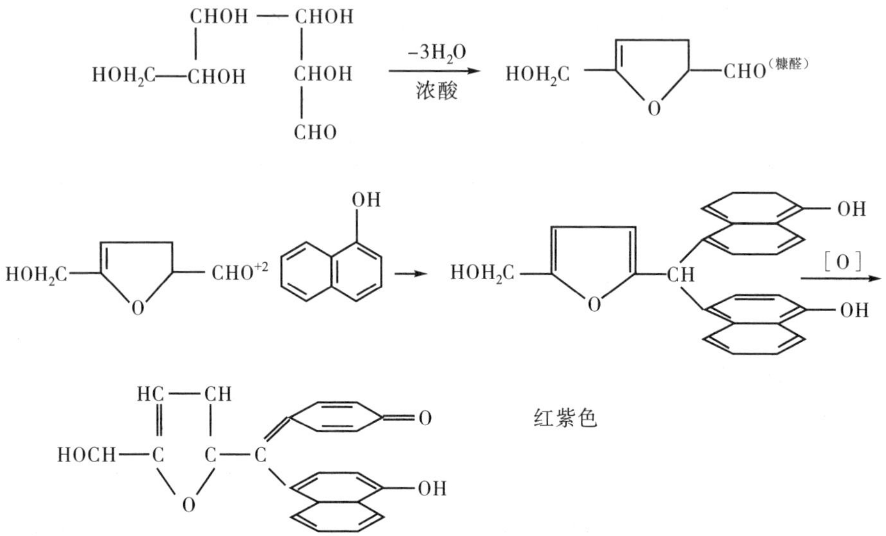

[实验用品]

1. 2%茯苓悬浊液　配制方法为称 1g 茯苓粉，加水调匀，倾入沸水，边加边搅，总水量为 100ml，煎煮至 50ml。

2. 2%猪苓悬浊液　配制方法同茯苓悬浊液。

3. 莫氏（Molish）试剂　配制方法为称取 α-萘酚 5g 溶于 95% 酒精中，并稀释到 100ml，需新鲜配制。

4. 其他　浓硫酸，浓盐酸，20% NaOH 溶液，pH 试纸等。

[实验方法]

1. 分别取 2% 茯苓悬浊液和 2% 猪苓悬浊液 1ml 置于小试管中，加莫氏（Molish）试剂 3 滴，混匀，将试管倾斜，沿管壁逐滴加入浓硫酸 15 滴，慢慢直立试管，观察两层处有否紫红色环出现。

2. 分别取 2% 茯苓悬浊液和猪苓悬浊液 2ml 置试管内，加浓盐酸 10 滴，置沸水浴中 10 分钟，然后加 20% NaOH 溶液中和（用 pH 试纸检测），此即为两种不同的水解液。

3. 取试管 4 支，编号，按表 6-6 加入试剂。

表6-6 各试管加入试剂量表

试剂	试管1	试管2	试管3	试管4
2%茯苓悬浊液/ml	1	—	—	—
2%茯苓水解液/ml	—	1	—	—
2%猪苓悬浊液/ml	—	—	1	1
2%猪苓水解液/ml	—	—	—	1
莫氏试剂/ml	1	1	1	1

混匀，置沸水浴中3~5分钟，观察其变化并解释。

二、淀粉的水解

[实验目的] 通过淀粉的水解及其产物的检验，了解淀粉的化学性质及结构特点。

[实验原理] 淀粉是多糖，由多个葡萄糖分子聚合而成，它遇碘呈蓝色（在中性或酸性环境中）。淀粉在酸或酶的作用下，水解成不同程度的低聚糖，最终水解为葡萄糖（淀粉→糊精→麦芽糖→葡萄糖）。葡萄糖具有还原性，可使碱性硫酸铜（$CuSO_4$）还原生成砖红色或棕黄色的氧化亚铜（Cu_2O）沉淀。通过单糖的还原作用可判断多糖的水解。其反应过程如下。

$$\begin{array}{c} CHO \\ | \\ (CHOH)_4 \\ | \\ CH_2OH \end{array} + 2Cu(OH)_2 + NaOH \longrightarrow \begin{array}{c} COONa \\ | \\ (CHOH)_4 \\ | \\ CH_2OH \end{array} + 3H_2O + Cu_2O \downarrow$$

[实验用品]

1. 3mol/L NaOH液。

2. 1%淀粉溶液。

3. 浓盐酸。

4. **碘试剂** 配制方法为称取碘化钾20g及碘10g溶于100ml水中。使用时再稀释10倍。

5. **班氏试剂** 配制方法为取硫酸铜（$CuSO_4 \cdot 5H_2O$）17.3g溶于100ml水中，另取柠檬酸钠173g，无水（Na_2CO_3）100g溶于700ml水中，将上述

二溶液合并，用水稀释至 1000ml。

[**实验方法**] 取 1% 淀粉液 10ml 置于小烧杯内，加入浓盐酸 8 滴，放在石棉网上加热。每隔 2 分钟取出 1 小滴放在白瓷板上，加碘试剂 1 滴，观察其颜色，直到无蓝色为止。然后取下烧杯，加入 3mol/L NaOH 8～10 滴，中和前述加入的盐酸。再取试管 2 支，编号，按表 6-7 加入试剂。

表 6-7　各试管加入试剂量表

试剂	试管 1	试管 2
1% 淀粉液/ml	—	1
淀粉水解液/ml	1	—
班氏试剂/ml	2	2

置沸水浴中 3 分钟，观察颜色变化并解释之。

[**注意事项**] 氧化亚铜沉淀由于沉淀速度不同，形成颗粒大小而有颜色的差别，颗粒大的为红色，小的为黄色。

实验 5　肝组织中核酸的分离与鉴定

[**实验目的**] 掌握肝组织中核酸的提取方法，了解核酸提取的原理。通过各成分鉴定，掌握核酸的组成。

[**实验原理**] 组织细胞中的核糖核酸（RNA）与脱氧核糖核酸（DNA）大部分与蛋白质结合而形成核蛋白。核蛋白可被三氯醋酸沉淀然后用 10% NaCl 溶液提取核酸的钠盐，加入酒精可使核酸钠沉淀析出。

RNA 与 DNA 均可被硫酸（H_2SO_4）水解产生磷酸（H_3PO_4）、有机碱（嘌呤与嘧啶）和戊糖（RNA 含核糖，DNA 含脱氧核糖），此三类化合物可用下述方法鉴定。

1. 磷酸与钼酸铵作用产生磷钼酸，后者在还原剂氨基萘酚磺酸作用下形成蓝色的钼蓝。

2. 嘌呤碱与硝酸银（$AgNO_3$）产生灰白色的絮状的嘌呤银化合物。

3. 核糖经浓盐酸或浓硫酸作用则生成糠醛，后者和 3,5-二羟甲苯缩合而成绿色化合物反应式如下。

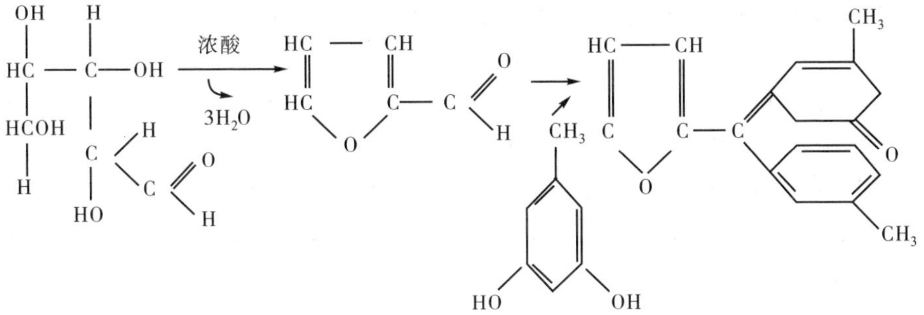

核糖　　　　　　　　糖醛　　　　　　　3,5-二羟甲苯　　　　　绿色化合物

脱氧核糖在浓酸中生成 ω-羟基-γ-酮基戊醛，它和二苯胺作用生成蓝色化合物，反应式如下。

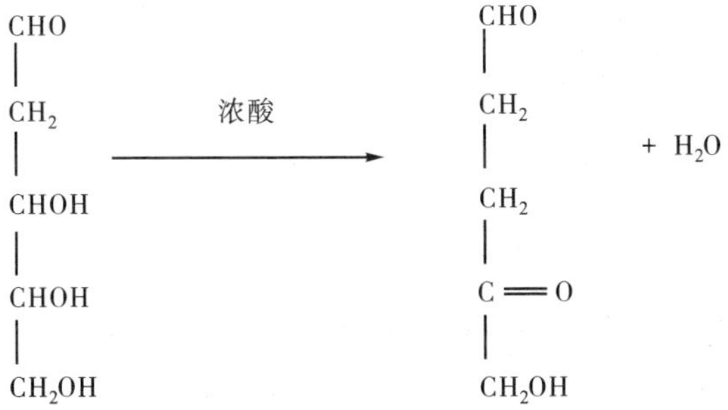

脱氧核糖　　　　　　　ω-羟基-γ-酮基戊醛

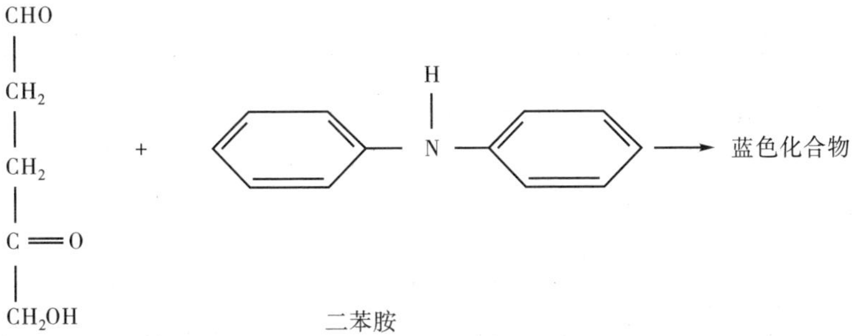

ω-羟基-γ-酮基戊醛　　　　　　　二苯胺

[**实验用品**] 2% 三氯醋酸，95% 酒精，10% NaCl，5% H_2SO_4，5% $AgNO_3$，钼酸铵试剂，氨基萘酚磺酸，二苯胺试剂，3,5-二羟甲苯试剂等。

[实验方法]

1. 杀鼠取肝 取小白鼠 2 只，拉脊髓致死，剖腹取出肝脏，用清水冲净血污后，用滤纸吸干（或用兔肝或猪肝 2 ~ 5g 代替）。

2. 制备肝匀浆 小白鼠肝 2 只，先加海砂少许研磨，再加生理盐水 3ml 于研钵中再研细成匀浆至少 3 分钟。

3. 分离核蛋白 将上述肝匀浆细心倒入 10ml 的试管中（海砂等沉淀弃去），加 2% 三氯醋酸 3ml，用玻璃棒搅匀，使核蛋白沉淀后，3000r/min 离心 5 分钟。

4. 提取核酸 上述试管倾去上清液，于沉淀中加入 10% NaCl 溶液 4ml，充分捣匀，至沸水浴中加热 8 分钟，边热边搅，使之充分生成核酸钠化合物，取出放冷，3000r/min 离心 5 分钟，弃去沉淀。取上清液加等量 95% 酒精，要逐滴加入，边加边摇，白色沉淀即为核酸钠。静置 10 分钟，3000r/min 离心 5 分钟，倾去上清液后沉淀备用。

5. 核酸的水解 取上述试管加入 5% H_2SO_4 4ml，用玻璃棒搅匀，在沸水浴中加热 15 分钟即得核酸水解液。

6. 核酸组分的鉴定

（1）嘌呤碱的鉴定：取小试管 2 支，分别标明测定管与对照管，然后按表6-8 依次加入下列各试剂。

表6-8 各试管加入试剂量表

管别	水解液	5% H_2SO_4	浓氨水	5% $AgNO_3$	结果
测定管/滴	20	—	5	10	
对照管/滴	—	20	5	10	

加入 $AgNO_3$ 后，放沸水浴中 5 分钟，观察两管颜色有何变化。

（2）磷酸的鉴定：取试管 2 支，分别标明测定管与对照管，然后按表6-9依次加入下列各试剂。

表6-9 各试管加入试剂量表

管别	水解液	5% H_2SO_4	钼酸铵试剂	氨基萘酚磺酸	结果
测定管/滴	10	—	5	20	
对照管/滴	—	10	5	20	

充分混匀，放置 3 分钟，比较两管颜色。

（3）核糖的鉴定：取试管 2 支，分别标明测定管与对照管，然后按表 6-10依次加入下列试剂。

表 6-10　各试管加入试剂量表

管别	水解液	5% H$_2$SO$_4$	3,5-二羟甲苯试剂	结果
测定管/滴	4	—	6	
对照管/滴	—	4	6	

将两试管放入沸水浴内加热 10 分钟，比较两管之颜色。

（4）脱氧核糖的鉴定：取试管 2 支，分别标明测定管与对照管，然后按表 6-11 依次加入下列试剂。

表 6-11　各试管加入试剂量表

管别	水解液	5% H$_2$SO$_4$	二苯胺试剂	结果
测定管/滴	20	—	30	
对照管/滴	—	20	30	

将两管同时放入沸水浴中，5 ～ 10 分钟后，观察两管颜色的差别并记录。

[注意事项]

1. 以兔肝做该实验效果也很好，以 2kg 家兔计，兔肝重 70g 左右，每实验室需一只家兔。

2. 在制备肝匀浆时要充分研磨，以破坏肝组织。

实验 6　琥珀酸脱氢酶的作用及其竞争性抑制

[实验目的]掌握酶竞争性抑制的作用机制，了解竞争性抑制剂的作用特点及检测方法。

[实验原理]肝脏中含有多量的琥珀酸脱氢酶，能使琥珀酸脱氢变成反丁烯二酸。此酸的生成可用亚甲蓝的褪色反应证明。

丙二酸与琥珀酸的结构相似，故能互相竞争与脱氢酶结合，使琥珀酸不能再参与脱氢反应，所以丙二酸为琥珀酸脱氢酶的竞争性抑制剂。

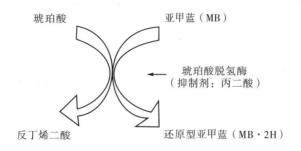

[实验用品]

1. 1.5%琥珀酸盐溶液 配制方法为取琥珀酸钠盐1.5g溶于100ml水中（如无琥珀酸钠则用琥珀酸配成溶液后用NaOH溶液中和至pH 7~8）。

2. 1%丙二酸盐溶液 配制方法为取丙二酸钠1g溶于100ml水中（如无丙二酸钠则用丙二酸配成溶液后用NaOH中和至pH 7~8）。

3. 0.02%亚甲蓝溶液。

4. 液体石蜡。

[实验方法]

1. 肝匀浆制备 取2只小白鼠肝，先加海砂少许研磨，再加生理盐水3ml于研钵中再研细成匀浆至少3分钟。

2. 取试管5支，编号，按下表6-12分别加入各种试剂。

表6-12 各试管加入试剂量表

试剂	试管1	试管2	试管3	试管4	试管5
肝匀浆/滴	10	10	0	10	10
1.5%琥珀酸盐溶液/滴	10	10	10	20	10
1%丙二酸盐溶液/滴	0	10	10	10	20
蒸馏水/滴	20	10	20	—	—
0.02%亚甲蓝/滴	2	2	2	2	2
结果					

3. 将各管溶液混匀后，每管各加液体石蜡一薄层（5~10滴）。为什么？

4. 在1小时内观察各管中的颜色有何改变？为什么？

5. 加完石蜡后，不得摇动试管。如变化缓慢，可在恒温水浴 37℃ 放置 5 ~ 10 分钟，再观察结果，将各管褪色先后以及原因解释，完成实验报告。

实验7 小白鼠肝糖原的提取与鉴定

[**实验目的**] 学习肝糖原提取及鉴定的原理，掌握肝糖原提取和鉴定的方法。

[**实验原理**] 正常肝糖原的含量约占肝重 5%。许多因素可影响肝糖原的含量，如饱食后肝糖原增加，饥饿则肝糖原逐渐降低。糖原含量的比较是将新鲜肝组织和净砂及三氯醋酸溶液共同研磨，使组织充分磨碎，其中蛋白质被三氯醋酸沉淀，糖原则溶于水中，过滤除去蛋白质，用酒精将糖原从滤液中沉淀出来，再将糖原溶于水中，取水溶液作碘反应，并用盐酸使水解成葡萄糖，然后用班氏试剂鉴定，可证实糖原的存在。

[**实验用品**] 5% 三氯醋酸溶液，0.3% 碘液，95% 酒精，浓盐酸，20% NaOH 溶液，班氏（Benedict）试剂（制备方法见本章实验3）等。

[**实验方法**]

1. 在研钵中加入少许净砂或玻璃粉及 5% 三氯醋酸溶液 2ml。

2. 将小白鼠（饱食）快速杀死，剖腹取出肝脏，迅速以滤纸吸去附着的血液后，将整块肝放入研钵中研磨。再加 5% 三氯醋酸溶液 4ml 再研磨，到肝组织充分磨碎为止。

3. 将肝匀浆倒入离心管中离心（2000r/min，离心 5 分钟）。

4. 在上清液中加入等体积 95% 酒精，混匀后，再次倒入离心管（离心 3000r/min，5 分钟），观察离心管中糖原沉淀量。

5. 小心倾去上清液，于每管加入蒸馏水 5ml，此即糖原溶液。

6. 取如下试剂滴加于白色瓷板上，观察并记录实验现象。

（1）饱食鼠肝糖原溶液 1 滴，加 0.3% 碘液 1 滴，混匀。

（2）蒸馏水 1 滴，加 0.3% 碘液 1 滴，混匀。

7. 取试管 1 支，加入饱食鼠肝糖原溶液 2ml，再加入浓盐酸 10 滴，置沸水浴中水解约 10 分钟，取出冷却，然后用 NaOH 中和（用石蕊纸作为指示剂），此即肝糖原水解液。

8. 取试管 3 支，编号，按表 6-13 加试剂。

混匀，置沸水浴中 3 分钟，观察记录颜色及沉淀量。

表 6-13 各试管加入试剂量表

试剂	试管 1	试管 2	试管 3
班氏试剂/ml	1	1	1
肝糖原水解液/滴	5	—	—
剩余肝糖原水解液/ml	—	2	—
蒸馏水/滴	—	—	5

实验 8 激素对血糖浓度的影响

[**实验目的**] 了解胰岛素和肾上腺素对动物血糖含量的调节控制作用；学习用邻甲苯胺法测定家兔在注射两种药物前后血糖含量的变化。

[**实验原理**] 人与动物血糖浓度恒定是受多种因素调节的结果，其中尤为重要的是激素调节。胰岛素促进肝脏和肌肉合成糖原，并加强葡萄糖的氧化利用，故能降低血糖；而肾上腺素则能促进肝糖原的分解而升高血糖。本实验观察家兔在分别注射这两种激素后血糖浓度的改变。血糖浓度的测定用邻甲苯胺法。

血清试样中的葡萄糖与冰醋酸、邻甲苯胺共热，首先葡萄糖失水转化为 5-羟甲基-2-呋喃甲醛，再与邻甲苯胺缩合为蓝色的醛亚胺（Schiff 碱），血清中的蛋白质则溶解在冰醋酸、硼酸中不生成混浊。此法测得正常空腹血糖值为 $70 \sim 100$ mg% （1mg% = 0.056mmol/L）。反应结构式如下。

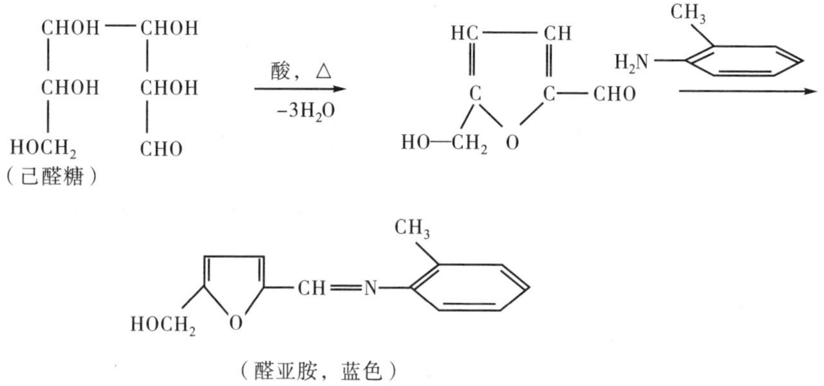

（醛亚胺，蓝色）

[实验用品] 7200 型分光光度计，离心机，吸量管，电炉，注射器，二甲苯，凡士林，邻甲苯胺（O-toluidine）试剂，葡萄糖标准液（1ml≈1mg），胰岛素（市售 40U/ml），0.1% 肾上腺素，抗凝血药（草酸盐、枸橼酸钠均可）等。

[实验对象] 家兔（2.0~2.5kg）。

[实验方法]

1. **动物准备** 取禁食 4 小时以上的家兔 2 只，分别称重、标号。

2. **采血** 取抗凝管 2 只，标号。

（1）兔耳缘静脉采血法：除去耳缘细毛，用二甲苯擦拭，或者用手轻揉兔耳，使血管充血，涂抹凡士林少许，使血液勿致弥散，用刺血针或刀片刺破血管，用抗凝管逐滴收集血液，边接边摇，以防凝固，收集完结后用干棉球压迫血管止血。

（2）心脏穿刺采血法：冬天室温较低时，耳缘静脉采血往往失败，可用注射器直接做心脏穿刺采血。

3. **注射激素** 将两只已取血样的家兔分别注射胰岛素与肾上腺素。①胰岛素：1.5U/kg（取市售胰岛素，用蒸馏水稀释），注射于家兔甲臀部皮下，半小时后取血。②肾上腺素：取 0.1% 肾上腺素，按 0.4ml/kg 注射于家兔乙臀部皮下，20 分钟后取血。

4. **分离血浆** 将取好血的样品 4 支试管于离心机内以 2000r/min 的速度离心 10 分钟，上清液即为血浆，待用。

5. 取干燥试管 6 支，按表 6-14 编号，加试剂。

表 6-14 各试管加入试剂量表

试剂	注射肾上腺素前	注射肾上腺素后	注射胰岛素前	注射胰岛素后	标准管	空白管
血浆/ml	0.1	0.1	0.1	0.1	—	—
葡萄糖标准液/ml	—	—	—	—	0.1	—
蒸馏水/ml	—	—	—	—	—	0.1
邻甲苯胺试剂/ml	5.0	5.0	5.0	5.0	5.0	5.0

6. 混匀各管，沸水浴中加热 15 分钟后取出，用流水冷却。

7. 用 630nm 波长在分光光度计上进行比色，以空白管校正吸光度 0 点，读取各管吸光度数，按下式计算每 100ml 血浆中葡萄糖含量。

葡萄糖含量（mg%） = 测定管光密度/标准管光密度×0.1×100/0.1

正常值：60~100mg%（血浆）

[附注]

1. **邻甲苯胺试剂的配制** 称取硫脲（AR）2.5g，溶于冰醋酸（AR）750ml中，将此溶液移入1000ml容量瓶内，加邻甲苯胺150ml及2.4%硼酸溶液100ml，加冰醋酸至刻度，置棕色瓶中可保存2个月。

2. **葡萄糖标准液的配制** 先配制贮存液10mg/ml，准确称取干燥纯葡萄糖1000mg，用0.25%苯甲酸溶解，倒入100ml容量瓶中，加入0.25%苯甲酸至刻度，此溶液可在冰箱中久藏。

取上液10ml放至100ml容量瓶中，用0.25%苯甲酸稀释至刻度，此即葡萄糖标准液。

实验9　肝的生酮作用及酮体的检出

[实验目的] 了解肝脏的生酮作用；学习酮体的检测方法。

[实验原理] 本实验利用丁酸作为底物，与肝组织匀浆（含有合成酮体的酶系）保温后，即有酮体生成。酮体可与显色粉（亚硝基铁氰化钠）产生紫红色反应，而经同样处理的肌肉匀浆则不产生酮体，故无显色反应。

[实验对象] 小白鼠。

[实验用品]

1. 0.9% NaCl。

2. **罗氏溶液** 配制方法为 NaCl 0.9g、KCl 0.042g、$CaCl_2$ 0.024g、$NaHCO_3$ 0.02g、葡萄糖 0.1g，溶解后加蒸馏水至100ml。

3. 1/15mol/L 磷酸缓冲液（pH=7.6）。

4. **0.5N 丁酸溶液** 配制方法为取44.0g丁酸溶于0.1mol/L NaOH溶液中，并用0.1mol/L NaOH溶液稀释至1000ml。

5. **显色粉** 配制方法为硝普钠1g、无水碳酸钠30g、硫酸铵50g，混合后研碎。

6. 15% 三氯醋酸。

7. 离心机。

8. 研钵。

9. 恒温水浴锅。

10. 白瓷凹板。

[**实验方法**]

1. **肝匀浆和肌匀浆的制备**　取小白鼠 1 只，拉脊椎处死，迅速剖腹，取出肝脏和肌肉组织，剪碎，分别放入研钵中，加入生理盐水（按重量：体积为 1∶3），研磨成匀浆。

2. 取试管 4 支，编号并按表 6-15 加入试剂。

表 6-15　各试管加入试剂量表

试剂	试管 1	试管 2	试管 3	试管 4
罗氏溶液/滴	15	15	15	15
0.5N 丁酸液/滴	30	—	30	30
1/15mol/L 磷酸缓冲液/滴	15	15	15	15
肝匀浆/滴	20	20	—	—
肌匀浆/滴	—	—	—	20
蒸馏水/滴	—	30	20	—

3. 将 4 支试管摇匀后，放置 37℃ 恒温水浴中保温。40～50 分钟后，取出各管，各加入 15% 三氯醋酸 20 滴，摇匀混合，离心 5 分钟（3000r/min）。

4. 取各管上清液 3 滴，分别置于白瓷反应凹孔内，各加入显色粉少许，观察所产生的颜色反应，并说明原因。

实验 10　凝胶层析法分离血红蛋白与溴酚蓝

[**实验目的**]　通过实验学习和掌握凝胶层析法分离混合物的工作原理和基本操作技术。

[**实验原理**]　凝胶层析法又称凝胶过滤法，是选用孔隙大小一定的凝胶，将混合液中的小分子和大分子物质"筛"开的一种分离方法。当混合的蛋白质溶液通过凝胶柱时，分子直径小于凝胶孔隙的蛋白质可以进入胶粒内部，分子直径大于孔隙的蛋白质不能进入。因此，小分子蛋白质在前进路上通过凝胶颗粒时遇到的阻力大，所以流速慢。相反地，大分子蛋白质不会进入凝胶颗粒内部，可以比较顺利地通过凝胶颗粒间的空隙而流出，所以阻力小，流速快。由于流速不同，可以把分子大小不同的蛋白质分开，因为凝胶具有这种性能，所以把它称为"分子筛"。凝胶颗粒是多孔性的网

络结构。凝胶作为一种介质，它是不带电荷的物质。在层析时一般不换洗脱液，只是一种过滤作用，故又称为凝胶过滤。

本实验使用葡聚糖凝胶（Sephadex）G-50 将溴酚蓝（分子量 670.02）和血红蛋白（分子量 67000）从混合液中分开。血红蛋白本身是有色物质，溴酚蓝在碱性环境下是蓝色，所以不需着色，就可直接观察。

［实验用品］ 层析柱（1cm × 20cm），滴定架，烧杯，血红蛋白 – 溴酚蓝混合液，Sephadex G-50等。

［实验方法］

1. **凝胶的准备** 称取 SephadexG-50 固体 1g 置于锥形瓶中，加蒸馏水 30ml，于沸水浴中煮沸 1 小时，取出，待冷却至室温时再装柱。

2. **装柱** 取直径为 1.0 ~ 1.2cm，长度为 15 ~ 20cm 的层析柱一支，在底部填少许玻璃棉或海绵圆垫，关闭出口，自顶部缓缓加入稀薄的 SephadexG-50悬液，待底部凝胶沉积 1 ~ 2cm 时，再打开出口，仍然继续加入上述悬液，至凝胶层积集至约 18cm 高度即可。在操作过程中，应防止气泡与分层现象的发生。如表层凝胶凹陷不平，可用玻璃棒轻轻搅动，让凝胶自然沉降，使表层平整。

3. **样品制备** 将血红蛋白溶液 0.3ml 与溴酚蓝溶液 0.3ml 混匀作为样品。

4. **加样与洗脱** 先将出口打开，使蒸馏水流出，待液面几乎平齐凝胶表层时，关闭出口（不可使凝胶表层干掉）。用滴管将样品（约 0.6ml）缓缓沿柱壁加入（不使凝胶表层扰动）。然后打开出口，使样品进入。用上法将 1 ~ 2ml 蒸馏水加入柱中（蒸馏水不可多，防止样品稀释太大），当此少量蒸馏水将要流干时，反复加入多量蒸馏水进行洗脱，直至两条色带分开为止。

［附注］

1. 血红蛋白最好在临用前配制，否则，区带可能不清。

2. **血红蛋白溶液** 取抗凝血 5ml，离心除去血浆，用 0.9% NaCl 洗涤血细胞 3 次，每次用 5ml，要把血细胞搅起，离心后尽量倒去上清液，加水 5ml，混匀，放冰箱过夜使充分溶血，再离心（2000r/min）10 ~ 15 分钟，使血细胞膜残骸沉淀，取上清透明液放冰箱备用。

3. 0.1% 溴酚蓝溶液。

4. 取血红蛋白溶液和 0.1% 溴酚蓝溶液各 0.3ml，混匀，即得血红蛋白 – 溴酚蓝混合液。

实验 11 血清脂蛋白琼脂糖凝胶电泳

[**实验目的**] 掌握琼脂糖凝胶电泳的原理及使用范围；掌握琼脂糖凝胶电泳的操作技术，包括制板、加样、染色。

[**实验原理**] 琼脂糖是直链多糖，是 D-半乳糖和 3,6-脱水-L-半乳糖的残基主要通过氢键交替排列组成的凝胶。因它含水量大（98%～99%），故电泳速度快，并兼有电渗影响小、区带整齐、分离效果好等优点。

各种血浆脂蛋白所含载脂蛋白种类和数量不同，分子大小相差很大，在一定条件下表面所带的电荷也不同。因此，以琼脂糖凝胶为支持物的电场可使各种脂蛋白颗粒分离出来。将血清脂蛋白用脂类染料（如苏丹黑或油红等）进行预染，再将预染过的血清用滤纸插条法置于凝胶板上进行电泳分离。通电后，可看出脂蛋白向正极移动。按其泳动的快慢顺序，可以分为 α 脂蛋白、前 β 脂蛋白、β 脂蛋白和乳糜微粒四条区带。

[**实验用品**]

1. **苏丹黑染色液** 配制方法为将苏丹黑 B 加到无水乙醇中至饱和，振荡使乙酰化。用前过滤。

2. **巴比妥缓冲液（pH 8.6，离子强度 0.075）** 配制方法为称取巴比妥酸钠 15.458g、巴比妥 2.768g，置于烧杯中，加蒸馏水 400～500ml，加热溶解，冷却后用蒸馏水稀释至 1000ml。

3. **凝胶缓冲液** 配制方法为取三羟甲基氨基甲烷 1.212g、EDTA 0.29g、NaCl 5.85g，用水溶解后加水至 100ml，pH 8.6。

4. **琼脂糖凝胶** 配制方法为称取琼脂糖 0.5g 溶于 50ml 凝胶缓冲液中，再加水 50ml。在水浴中加热至沸，待琼脂糖完全溶解后，立即停止加热。

5. 电泳装置。

6. 载玻片。

7. 电炉。

[**实验方法**]

1. **血清预染** 取新鲜空腹血清 0.2ml，加入苏丹黑染色液 0.02ml，混匀，置 37℃水浴中染色 30 分钟，离心（2000r/min）5 分钟，上清液即为预染血清，分出备用。

2. **制备琼脂糖凝胶板** 先将已配制好的 0.5% 琼脂胶于沸水浴中加热熔

化。再取清洁载玻片一块平放桌上，用吸管吸取已熔化的凝胶液 3ml，均匀浇注在载玻片上，静置待凝（常需 30 分钟凝固，天热时需时间更长，可放入冰箱数分钟以加速凝固）。

3. 加样 采用抽滤纸法。取预染血清约 0.02ml 滴加在两层小细滤纸条上（长约 1.2cm，宽约 0.2cm），将此滤纸条插入已凝固的凝胶板上，距一端约 2cm 处。

4. 电泳 将凝胶板平行放入电泳槽中，样品近阴极端。用已被巴比妥缓冲液浸湿了的四层滤纸为引桥，轻轻盖贴在凝胶板两端。接通电源，电压为 120～130V。经电泳 40～50 分钟，即可见到分离的区带。

如果需要保留电泳图谱，可将电泳后的凝胶板放入清水中，浸泡脱盐 2 小时，然后放入烘箱（80℃）烘干。若将烘干的凝胶板在浓度扫描仪上扫描，还可计算出各部分的百分比。

[**附注**] 加样方法较多，有挖槽点样的，也有用特制刀片切槽后插入滤纸条的；使用滤纸条时有用一片的，也有用两片的；有先将滤纸条放入血清中预先浸湿的或先行点样的，也有先插好滤纸条后再点样的。我们将醋纤薄膜剪成适当大小的两片，浸泡于电泳槽中的缓冲液里，然后取出插入凝胶板，再点样于薄膜片中，同样可分离出整齐的区带，一般前 β 脂蛋白较难显出。

实验 12　血清蛋白醋酸纤维薄膜电泳

[**实验目的**] 学习血清蛋白醋酸纤维薄膜电泳的基本原理和用途；掌握其基本操作方法。

[**实验原理**] 带电颗粒在电场作用下，向与其电性相反的电极移动，称为电泳。在生物化学中，许多生物分子如蛋白质、核酸、氨基酸、核苷酸等在溶液中均带有一定的电荷，因此，电泳技术广泛应用于这些物质的分离与鉴定。

在电泳过程中，带电颗粒的移动速度，既与颗粒所带电荷量、颗粒的大小与形状、介质的黏度有关，又受电场强度、溶液的 pH 和离子强度、电渗等的影响。

血清蛋白质的等电点均低于 pH 7.0，电泳时常用 pH 8.6 的缓冲液。此时，各蛋白质解离成负离子，在电场中向正极移动。因各种血清蛋白的等电点不同，在同一 pH 下带电荷数量不同，各蛋白质的分子大小也有差别，故在电场中的移动速度不同。分子小而带电荷多的蛋白质泳动较快，分子大而带电荷少的泳动较慢，从而可将血清蛋白分离成数条区带。

醋酸纤维薄膜具有均一的泡沫状结构（厚约120μm），渗透性强，对分子移动无阻力，用它作区带电泳的支持物，具有同样量少，分离清晰，无吸附作用，应用范围广和快速简便等优点。目前已广泛用于血清蛋白、脂蛋白、血红蛋白、糖蛋白、酶的分离和免疫电泳等方面。醋酸纤维薄膜电泳可把血清蛋白分离为：白蛋白及 α_1 球蛋白 、α_2 球蛋白 、β 球蛋白、γ 球蛋白 5 条区带。将薄膜置于染色液中使蛋白质固定并染色后，不仅可看到清晰的色带，还可将色带染料分别溶于碱溶液中进行定量测定，从而计算出血清中各种蛋白质的百分含量。

［**实验用品**］

1. 醋酸纤维薄膜，2.5cm×8.0cm。

2. **巴比妥缓冲液（pH 8.6，离子强度 0.075）**　称取巴比妥酸钠 15.458g，巴比妥 2.768g，置于烧杯中，加蒸馏水 400 ~ 500ml，加热溶解，冷却后用蒸馏水稀释至 1000ml。

3. **染色液**　由氨基黑 10B 0.5g，甲醇 50ml，冰醋酸 10ml，蒸馏水 40ml 配制。

4. **漂洗液**　由甲醇或乙醇 45ml，冰醋酸 5ml，蒸馏水 50ml 配制。

5. **洗脱液**　0.4mol/L NaOH。

6. **透明液**　由冰醋酸 25ml，95% 酒精 75ml 配制。

7. 电泳装置一套。

8. 镊子。

9. 烧杯。

10. 载玻片（点样用）。

［**实验方法**］

1. **点样**　取醋酸纤维薄膜一条（2.5cm × 8.0cm），在薄膜距一端 1.5cm 处，预先用铅笔划一直线作为点样线。然后将点样面向下放入缓冲液中浸泡 10 分钟，待薄膜完全浸透后，取出轻轻夹于滤纸中，吸去多余的溶液，用点样器沾上血清后，在点样线上迅速地压一下，使血清通过点样器印吸在薄膜上。点样力求均匀。待血清渗入薄膜后，将点样面向下，两端紧贴在四层的滤纸桥上（加血清的一端贴在电泳槽的阴极端），加盖，平衡 2 ~ 3 分钟，然后通电（连续电泳时，每次注意极相的转换）。

2. 电泳 电压：110～140V；电流：0.4～0.6mA/cm 宽；时间：45～60 分钟。

3. 染色 电泳完毕后，关闭电源，将薄膜取出，直接浸于染色液中3～5 分钟，然后取出用漂洗液浸洗 3～4 次，至背景完全无色为止。观察图谱。

4. 定量 取试管 6 支，编号，将漂洗后的薄膜夹于滤纸中吸干，剪下各蛋白区带及一小段未着色的空白区（作为空白管），分别置于各试管中。向各管中加 0.4mol/L NaOH 4.0ml，反复振摇使之充分洗脱，比色。用600nm波长，以空白管调整吸光度到 0 点，读取各蛋白质的吸光度值。并按下式计算。

吸光度总和 $T = A + \alpha_1 + \alpha_2 + \beta + \gamma$

清蛋白（A）% $= A/T \times 100\%$

α_1 球蛋白% $= \alpha_1/T \times 100\%$

α_2 球蛋白% $= \alpha_2/T \times 100\%$

β 球蛋白% $= \beta/T \times 100\%$

γ 球蛋白% $= \gamma/T \times 100\%$

[**附注**]

1. 血清蛋白正常值 清蛋白57%～72%，α_1球蛋白2%～5%，α_2球蛋白4%～9%，β 球蛋白6.5%～12.0%，γ 球蛋白12%～20%。

2. 如需保存电泳结果，可将染色后的干燥薄膜浸于透明液中 20 分钟，取出平贴于干净玻璃片上，待干燥后即得背景透明的电泳图谱。此透明薄膜可经扫描光密度计绘出电泳曲线，并可根据曲线的面积得出各组分的百分比。

3. 标本不能溶血，溶血标本 β 球蛋白偏高。

实验 13 血清谷丙转氨酶的测定

[**实验目的**] 学习和掌握转氨酶测定的原理及方法，了解其临床意义。

[**实验原理**] 血清谷丙转氨酶（GPT）作用于丙氨酸及 α-酮戊二酸，生成谷氨酸与丙酮酸。丙酮酸与 2,4-二硝基苯肼作用，生成丙酮酸二硝基苯腙，此物在碱性溶液中显红棕色，与经同样处理的标准丙酮酸比色，求得

丙酮酸的生成量以表示酶的活性。反应式如下。

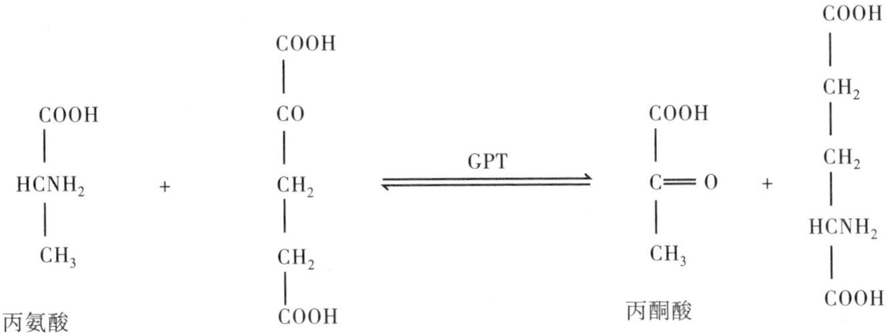

丙氨酸　+　α-酮戊二酸　⇌（GPT）　丙酮酸　+　谷氨酸

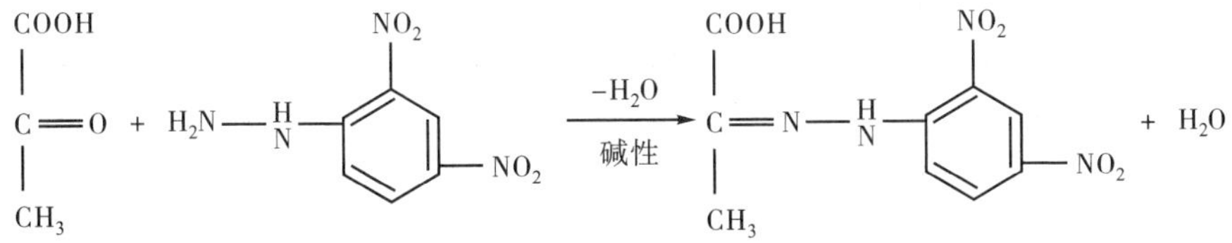

丙酮酸　+　2,4-二硝基苯肼　→（-H₂O，碱性）　丙酮酸二硝基苯腙（红棕色）　+ H₂O

[**实验用品**]　7200 分光光度计，恒温水浴锅，血清（人与家兔的均可），1.0mol/L 磷酸盐缓冲液（pH 7.4），底物液，丙酮酸标准液，2,4-二硝基苯肼液，0.4mol/L NaOH 等。

[**实验方法**]　取试管 4 支，编号，按表 6-16 加试剂。

表6-16　各试管加入试剂量表

试剂	标准管	标准空白管	测定管	测定空白管
丙酮酸标准液（1ml =100μg）/ml	0.1	—	—	—
新鲜血清/ml	—	—	0.1	0.1
底物液（已在37℃保温过）/ml	0.5	0.5	0.5	—
0.1mol/L 磷酸盐缓冲液（pH 7.4）/ml	—	0.1	—	—

混匀各管，置于37℃保温30分钟，再按表6-17加入试剂。

表 6-17　各试管加入试剂量表

试剂	标准管	标准空白管	测定管	测定空白管
2,4-二硝基苯肼/ml	0.5	0.5	0.5	0.5
底物液/ml	—	—	—	0.5

充分混匀，继续在原水浴中保温 20 分钟，取出，每管加入 0.4mol/L NaOH 5ml，混匀，静置 10 分钟后，用 7200 分光光度计比色，波长 520nm，以蒸馏水校正零点，测定各管光密度。

本法所规定的谷丙转氨酶活性单位的定义是：1ml 血清于 37℃ 与底物作用 30 分钟，产生 2.5μg 丙酮酸为 1 个谷丙转氨酶单位。先计算出 0.1ml 血清所产生的丙酮酸的 μg 数：（测定管吸光度 − 测定空白管吸光度）/（标准管吸光度 − 标准空白管吸光度）×10 = μg/0.1ml 再根据单位定义，换算为每毫升血清内谷丙转氨酶活力单位：μg/2.5×1/0.1 = 谷丙转氨酶单位/ml。

正常值：2 ~ 40 U/ml 血清。

[附注]

1. 2,4-二硝基苯肼与丙酮酸的颜色反应并不是特异性的，α-酮戊二酸也能与 2,4-二硝基苯肼作用而显色。此外，2,4-二硝基苯肼本身也有类似的颜色，因此空白管颜色较深，吸光度常在 0.18 左右。

2. 血细胞中转氨酶活力较高，因此血清样品必须不溶血，否则测定结果偏高。

3. **0.1mol/L 磷酸盐缓冲液（pH 7.4）**　配制方法为磷酸氢二钾 13.97g，磷酸二氢钾 2.69g，加水溶解后移至 1000ml 容量瓶中，加蒸馏水至刻度，贮于冰箱中备用。

4. **底物液的配制**　配制方法为 DL-丙氨酸 1.79g，α-酮戊二酸 29.2mg，先溶于约 50ml 磷酸盐缓冲液中，然后以 1mol/L NaOH 校正到 pH 7.4，再以磷酸缓冲液稀释到 100ml。加氯仿数滴防腐，贮于冰箱中，一般可用 1 个月（不生混浊、不生霉即可）。

5. **丙酮酸标准液（1ml ≈ 100μg）**　配制方法为准确称取已干燥至恒重的丙酮酸 12.64mg，置于 100 ml 容量瓶中，以 pH 7.4 磷酸缓冲液稀释至刻度。此液必须临用前配制，不能存放。

6. **2,4-二硝基苯肼液（0.02%）**　配制方法为称取 2,4-二硝基苯肼 20mg，溶于 10mol/L HCl 10ml（或 4mol/L HCl 25ml）中，溶解后再加蒸馏水至 100ml。

实验 14　血清尿素氮的测定

[**实验目的**] 学习血清尿素氮的测定原理、方法及其临床意义。

[**实验原理**] 血清中尿素在氨基硫脲存在下，与二乙酰一肟在强酸溶液中加热，能缩合成红色化合物，其色泽度与尿素含量成正比。与同样处理的尿素标准液比较，即可求得血清尿素氮（BUN）的含量。其反应式如下。

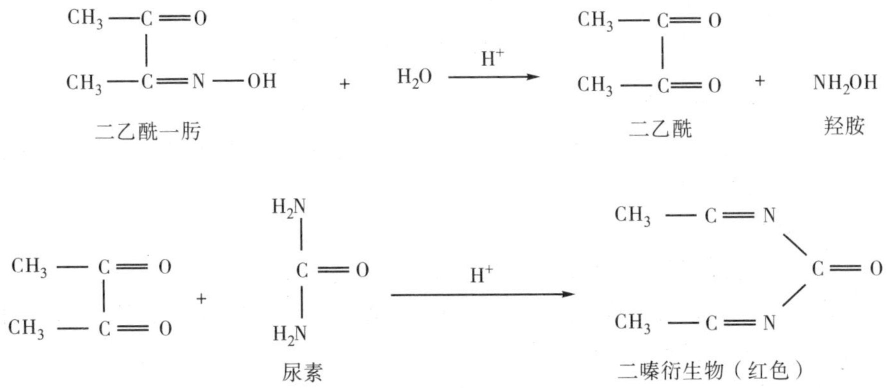

[**实验用品**]

1. **尿素氮标准液（200mg/L）**　配制方法为精确称取尿素（AR）428.7mg，用容量瓶稀释至 1000ml。

2. **二乙酰一肟 – 氨基硫脲溶液**　配制方法为称取二乙酰一肟 0.6g，氨基硫脲 0.03g，溶于少量蒸馏水中，再用蒸馏水稀释至 100ml。此溶液在室温下是稳定的。几天后会出现淡黄色，不干扰反应。

3. **酸混合液**　配制方法为取浓磷酸 35ml、浓硫酸 80ml，缓慢滴加于 800ml 水中，冷后加水至 1000ml。

[**实验方法**] 取试管 3 支，编号，按表 6-18 加入试剂。

表 6-18　各试管加入试剂量表

试剂	空白管	标准管	测定管
蒸馏水/ml	0.05	—	—
尿素标准液/ml	—	0.05	—
血清/ml	—	—	0.05

续表

试剂	空白管	标准管	测定管
二乙酰一肟 – 氨基硫脲混合液/ml	0.5	0.5	0.5
酸混合液/ml	5	5	5

混匀，置沸水浴中 10 分钟，取出置流水中冷却后比色。用 525nm 波长或绿色滤光片，以空白管校零点，读取标准管和测定管的吸光度，并按下式计算血清尿素氮。

血清尿素氮（mg/dl）＝测定管吸光度/标准管吸光度 × 0.01 × 100/0.05
＝测定管吸光度/标准管吸光度 × 20

［参考值］5 ~ 20mg/dl（3.57 ~ 14.28mmol/L）。

［注意事项］本法灵敏、简便、特异性强，正常血清中干扰因素很少，故可不除蛋白直接测定。

［临床意义］

1. 血清尿素氮（BUN）升高 血清尿素氮受多种因素影响，如生理性高蛋白饮食，血清尿素氮可以升高，男性比女性高。随着年龄的增高，血清尿素氮有升高的倾向。

血清尿素氮升高的病理性因素如下。

（1）肾前性：严重失水、血液浓缩，可见于剧烈呕吐、幽门梗阻、肠梗阻和长期腹泻等。

（2）肾性：各种肾炎、肾盂肾炎，使肾功能受损导致血清尿素氮升高。

（3）肾后性：前列腺肿大、尿道狭窄、肿瘤等使尿路阻塞引起血清尿素氮升高。

2. 血清尿素氮减少 较少见。

实验 15　血脂的测定

一、三酰甘油的测定

［实验目的］了解机体脂质代谢的概况，学习三酯酰甘油测定的方法及其临床意义。

［实验原理］用庚烷 – 异丙醇联合抽提血清中三酰甘油，再用氢氧化钾皂化抽提液，生成甘油，用过碘酸氧化生成甲醛，然后甲醛与乙酰丙酮和氨缩合，

生成带黄色荧光的 3,5-二乙酰-1,4-双氢二甲基吡啶（称为 Hantzsch 反应）。

［**实验用品**］吸管，干试管，恒温水浴锅，7200 分光光度计，血清（人与动物的均可），抽提剂［正庚烷：异丙醇 = 2∶3.5（V/V）］，0.04mol/L H_2SO_4，异丙醇，氧化剂，皂化剂，乙酰丙酮试剂，三酰甘油标准液（配制见附注）等。

［**实验方法**］取干试管 3 支，编号，按表 6-19 准确加入试剂：

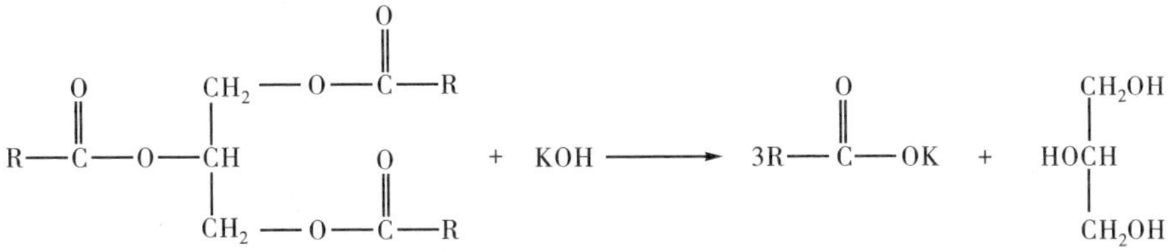

三酰甘油 + KOH → 钾皂 + 甘油

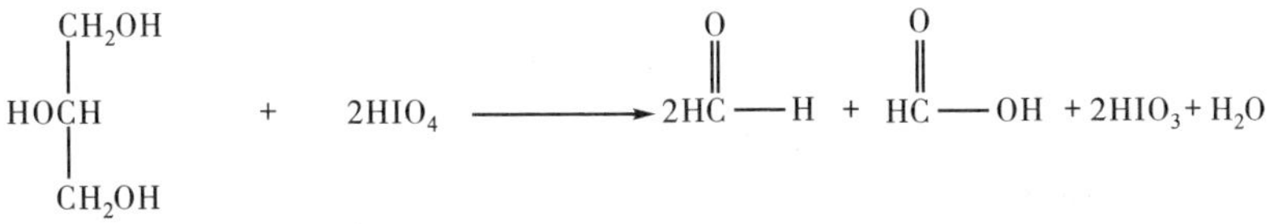

甘油 + 过碘酸 → 甲醛 + $2HIO_3 + H_2O$

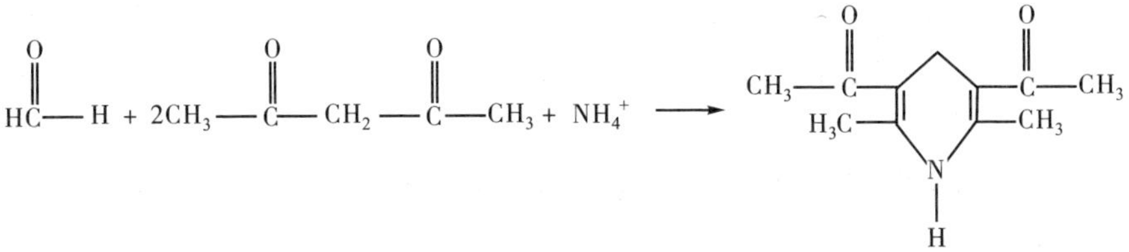

甲醛 + 乙酰丙酮 + 铵离子 → 3,5二乙酰-1,4双氢甲基吡啶

表 6-19 各试管加入试剂量表

试剂	空白管	标准管	测定管
血清/ml	—	—	0.2
标准液/ml	—	0.2	—
蒸馏水/ml	0.2	—	—
抽提剂/ml	2.0	2.0	2.0
0.04mol/L H_2SO_4/ml	0.6	0.6	0.6

边加边摇，加毕剧烈振摇15分钟，然后静置分层，吸等量上层液0.3～0.5ml置另3支同样编号的试管中（3管液量相等），各管均加异丙醇2ml及皂化试剂0.4ml，立即摇匀于65℃保温5分钟。

各管再加入氧化剂2ml及乙酰丙酮试剂2ml，充分混匀，置65℃水浴保温15分钟，用冷水冷却，以420nm波长比色，以空白管校正零点，读取各管吸光度，并按下式计算血清三酰甘油。

血清三酰甘油（mg/dl）=测定管光密度/标准管光密度×0.2×100/0.2

正常值：三酰甘油为20～100mg/dl（0.23～1.13mmol/L）。

[附注]

1. 本法用廉价庚烷作为与异丙醇的混合抽提剂。辛烷或壬烷，凡沸程在98.4～150.7℃的石油醚均可采用，故抽提剂也可采用汽油：异丙醇=2.5：3.5（V/V）。

2. 用乙酰丙酮显色，其吸收峰在415nm左右。

3. 做本试验的受检者一定要空腹12～14小时。

4. **皂化试剂的配制**　6.0g KOH溶于60ml蒸馏水中，再加异丙醇40ml，混合，置棕色瓶中室温保存。

5. **氧化试剂的配制**　取650mg过碘酸钠溶于约100ml蒸馏水中，加入77g醋酸铵，溶解后再加入60ml冰醋酸，加水至1000ml，置棕色瓶中室温保存。

6. **乙酰丙酮试剂的配制**　取0.4ml乙酰丙酮加异丙醇至100ml，置棕色瓶中室温保存。

7. **三酰甘油标准液的配制**　精确称取三酰甘油1.00g于100ml容量瓶中，加抽提液至刻度，配制成10mg/ml的贮备标准液。临用时以抽提液稀释10倍，即得1mg/ml应用液，冰箱保存。

二、血清总胆固醇的测定

[**实验目的**] 了解机体脂质代谢的概况，学习总胆固醇测定的方法及其临床意义。

[**实验原理**] 用无水乙醇提取血清中的胆固醇，再与硫磷铁试剂作用，产生颜色反应，呈色度与胆固醇含量成正比。可用比色法测定血清中胆固醇含量。

[**实验用品**] 离心管，玻璃纸，离心机，7200 型分光光度计，血清（人与动物的均可），无水乙醇，硫磷铁试剂，三氯化铁试剂，胆固醇标准应用液（配制见附注）等。

[**实验方法**]

1. 取离心管或小试管 1 支，准确加入血清 0.1ml，再向管底加入无水乙醇 4.9ml。用玻璃纸堵住管口，用力振摇 16 秒，室温放置 15 分钟后再振摇混匀，2000r/min 离心 5 分钟，取上清液备用。

2. 取干燥大试管 3 支，编号，分别在测定管内加入上述乙醇抽提液 3ml，标准管内加入胆固醇标准应用液 3ml，空白管内加入无水乙醇 3ml。

3. 各管中分别加硫磷铁试剂 3ml，需沿管壁缓缓加入，与乙醇抽提液分成两层，立即迅速振摇 20 次，放置 10 分钟（冷却至室温），于 520nm 进行比色，以空白管调零，读取各管吸光度，并按下式计算胆固醇。

$$胆固醇（mg/dl）= 测定管吸光度/标准管吸光度 \times 90 \times 5/3 \times 1000/1000$$
$$= 测定管吸光度/标准管吸光度 \times 150。$$

胆固醇的单位换算：$1mg/dl = 0.026mmol/L$。

人血清胆固醇正常含量为 110 ~ 320 mg%（$1mg\% = 0.026mmol/L$）。

[**附注**]

1. 颜色反应与加硫磷铁试剂混合时的产热程度有关，因此，所用试管口径及厚度要一致。加硫磷铁试剂时必须与乙醇抽提液分成两层，然后混合，不能边加边摇，否则显色不完全；硫磷铁试剂要加一管混合一管，混合的手法、程度也要一致。

2. 所用试管和比色管杯均须干燥，浓硫酸的质量很重要，放置日久，往往由于吸收水分而使颜色反应降低。

3. 空白管应接近无色，如带橙黄色，表示无水乙醇不纯，应作去醛处理。

4. **三氯化铁贮存液的配制** 称取三氯化铁（$FeCl_3 \cdot 6H_2O$）2g，研碎后溶于 1000ml 浓硫酸内，1 天后即可完全溶解。再放于暗处，至少可用 1 年。

5. **硫磷铁试剂的配制** 取上述 2% $FeCl_3$ 8ml，放入 100ml 容量瓶内，加浓硫酸至刻度，混合，放置暗处，约可使用 2 个月。如出现沉淀，则应重新配制。

6. **胆固醇标准贮存液（1ml = 3mg）的配制** 精确称取重结晶、干燥的胆固醇 300mg，溶于无水乙醇中至 100ml。

7. 胆固醇标准应用液（1ml = 30μg）的配制 取上述贮存液 1ml 放入 100ml 容量瓶内，加无水乙醇至刻度。

实验 16 乳酸脱氢酶同工酶的分离和测定

[**实验目的**] 学习乳酸脱氢酶同工酶的分离、测定方法及临床意义。

[**实验原理**] 同工酶是指来源于同一个体或组织，能催化同一反应，而蛋白结构却不同的酶。同工酶的结构既然有差别，它们的理化性质也就有所差异。根据同工酶所带电荷的差异，可用电泳法将它们分离开来。

乳酸脱氢酶（LDH）同工酶，催化乳酸与丙酮酸的互相转变。电泳法可分离出五个 LDH 同工酶区带：泳动移向阴极速度最快者为 LDH_1，其次是 LDH_2、LDH_3、LDH_4 和 LDH_5。由于同工酶在不同组织、器官中的分布不同，即具有组织器官特点。因此，可利用同工酶谱做临床诊断。

电泳法分离 LDH 同工酶常用的支持物有醋酸纤维薄膜，琼脂糖、聚丙烯酰胺凝胶、淀粉胶等。本实验以琼脂糖为支持物。

电泳后染色：当 LDH 同工酶区带在琼脂糖凝胶板上分开后，给予氧化型辅酶 I（NAD^+）、底物（乳酸）、吩嗪二甲酯硫酸盐（PMS）和四唑硝基蓝（NBT），同工酶区带即呈蓝紫色。

$$乳酸 + NAD^+ \xrightarrow{LDH} 丙酮酸 + NADH + H^+$$

$$NADH + H^+ + PMS \longrightarrow NAD^+ + PMSH_2 （还原型）$$

$$PMSH_2 + NBT \longrightarrow PMS + NBTH_2 （还原型，蓝紫色）$$

[**实验用品**]

1. 巴比妥缓冲溶液（pH 8.6，0.075mol/L） 配制方法为称取巴比妥酸钠 15.458g，巴比妥 2.76g，置于烧杯中，加蒸馏水 400~500ml，加热溶解，冷却后用蒸馏水稀释至 1000ml。

2. 巴比妥-HCl 缓冲液（pH 8.4，0.1mol/L） 配制方法为溶 17.0g 巴比妥钠于 600ml 水，加入 1mol/L HCl 溶液 23.5ml，再加蒸馏水至 1000ml。

3. 0.001mol/L EDTANa$_2$（乙二胺四乙酸钠）溶液 配制方法为称取 EDTA·Na$_2$·H$_2$O 372mg，溶于蒸馏水并稀释至 100ml。

4. 0.5%琼脂糖凝胶 配制方法为溶 50mg 琼脂糖于 5ml 巴比妥-HCl 缓

冲液（pH 8.4，0.1mol/L），加蒸馏水 5ml，待琼脂糖溶化后，再加 0.001mol/L EDTANa$_2$ 0.2ml。冰箱保存备用。

5. **0.8%~0.9%琼脂糖染色胶** 配制方法为溶 80~90mg 琼脂糖于 5ml 巴比妥-HCl 缓冲液（pH 8.4，0.1mol/L），加蒸馏水 5ml，待琼脂糖溶化后，再加 EDTANa$_2$ 溶液 0.2ml，冰箱保存备用。

6. **显色液** 配制方法为溶 50 mg NBT 于 20ml 蒸馏水（25ml 棕色容量瓶），溶解后加入 NAD$^+$ 125mg 及 PMS 12.5mg，再加蒸馏水至 25ml。该溶液应避光、低温保存，一周内有效。如溶液呈绿色，即失效。

7. **2%醋酸** 配制方法为 2ml 醋酸（99.5%）加蒸馏水 98ml。

8. **0.5mol/L 乳酸钠溶液** 配制方法为称取 5.6g 乳酸钠，溶于蒸馏水并稀释至 100ml。

[实验方法]

1. **琼脂糖凝胶板的制备** 将 0.5% 琼脂糖凝胶水溶液，置沸水浴加热溶化。取 2ml 溶化的凝胶液平浇于一洁净载玻片（7.5cm×2.5cm，放在水平台上）。凝胶凝固后，在距凝胶板一端 2cm 处，挖一沟槽（0.5cm × 1.5cm），用滤纸吸去槽内液体。

2. **加样** 用微量注射器向小槽内加新鲜血清 20~30μl。组织匀浆 5μl 置凝胶板于电泳槽内，加样端靠近阴极。凝胶板两端用浸有电泳缓冲液的纱布做搭桥。将巴比妥缓冲液（pH 8.6，0.075mol/L）装入电泳槽内，调好水平面，然后将电泳槽封闭。

3. **电泳** 电压 100~120V，电泳时间 40~60 分钟。电流 8~10mA/片，泳动 3~4cm 即可。

4. **显色** 电泳结束前 10 分钟，将 0.8%~0.9% 琼脂糖染色胶在水浴中溶化，取已溶化的凝胶 0.67ml 与显色液 0.53ml 及 0.5mol/L 乳酸钠溶液 0.2ml 混匀，立即浇在电泳完毕的凝胶板上。把凝胶板置于 37℃水浴中避光保温 1 小时，即显示出五条深浅不等的蓝紫色区带。

5. **固定与干燥** 将显色后的凝胶板浸于 2% 醋酸溶液中，2 小时后取出，用一干净滤纸覆盖凝胶板上 50℃烘干 1.5~2.0 小时，烘干后取去滤纸，背景是透明的。

6. **定量** 用光密度计在波长 570nm 扫描，求各同工酶区带吸光度所占的百分率。

各区带光密度之和 $T = LDH_1 + LDH_2 + LDH_3 + LDH_4 + LDH_5$。

$LDH_1\% = LDH_1/T \times 100\%$

$LDH_2\% = LDH_2/T \times 100\%$

$LDH_3\% = LDH_3/T \times 100\%$

$LDH_4\% = LDH_4/T \times 100\%$

$LDH_5\% = LDH_5/T \times 100\%$

[**参考值**] 健康人 LDH 同工酶琼脂糖电泳结果各实验室报告不同，各实验室应根据自身条件测定其正常值。正常血清 LDH 同工酶如下。LDH_1：21.6% ~ 39.6%；LDH_2：30.4% ~ 45.4%；LDH_3：18.6% ~ 36.6%；LDH_4：0 ~ 5.3%；LDH_5：0 ~ 2.7%。

即 $LDH_2 > LDH_1 > LDH_3 > LDH_4 > LDH_5$。

[**临床意义**] 测定血清中各同工酶的相对活力有助于相应组织病变的诊断。心肌梗死早期 LDH_1、LDH_2 活性均增高，LDH_1/LDH_2 升高。但溶血性疾病、肾坏死时也可增高。肝炎、急性肝细胞损伤及骨骼损伤 LDH_5 增高。恶性病 LDH_3 常增高。急性肺损伤、白血病、胶原病、心包炎和病毒感染 LDH_2、LDH_3 增高。

[**附注**]

1. 用一块形状大小和小槽一样的有机玻璃片或 $0.2cm \times 1.5cm$ 圆柱形铁，在琼脂糖凝固前固定于距载玻片一端 2cm 处，凝固后取出有机玻璃片或小铁棒，凝胶板留下的小槽可直接加样，不需挖槽。

2. 如无光密度计，可用分光光度计定量，可将小刀切开各同工酶区带，分别放入加 400g/L 的尿素 4ml 溶液中，沸水浴加温 5 ~ 10 分钟，以空白区带 570nm 波长调零，比色，求 T 值。

3. 红细胞内 LDH_1、LDH_2 活力高，溶血标本禁用。

4. LDH_4、LDH_5，尤其是 LDH_5 遇热易变性，底物显色液如超过 50℃，很易使 LDH_5 失活。血清标本在 25℃的条件下，2 ~ 3 天内必须测定完毕。

5. 各 LDH 同工酶对冷的敏感性不同。组织提取液中的 LDH_4、LDH_5 在 −20℃过夜，活性就丧失。血清中蛋白质内的巯基可阻止富含 M 亚基的同工酶（LDH_4、LDH_5）失活。血清标本在 25℃的条件下，2 ~ 3 天内必须测定完毕。

6. PMS 对光敏感，底物显色液须避光，否则显色后的凝胶板背景色深。本实验可作示教。

实验17 蛋白质十二烷基硫酸钠-聚丙烯酰胺凝胶电泳

[**实验目的**] 了解并掌握十二烷基硫酸钠-聚丙烯酰胺凝胶电泳（SDS-PAGE）对蛋白质分子量大小的半定量分析原理及操作方法。

[**实验原理**] 在SDS-PAGE电泳过程中有三种物理效应。

1. 分子筛效应 聚丙烯酰胺凝胶是一种具有网状立体结构的微孔凝胶。当样品通过该凝胶时，大分子量的蛋白质跑得慢，而小分子量的蛋白质由于受阻较小则跑得快。

2. 电荷效应 十二烷基硫酸钠（SDS）是一种阴离子去污剂，能按一定比例与蛋白质分子结合成带负电荷的SDS-多肽复合物，其负电荷远远超过了蛋白质原有的电荷，也就消除或降低了不同蛋白质之间原有的电荷差别，这样就使电泳迁移率主要取决于蛋白质的分子量大小。当蛋白质的分子量为 $15\,000 \sim 200\,000 Da$ 时，电泳迁移率与分子量的对数呈线性关系，符合下列方程式：

$$lgMW = K - bX$$

式中MW为蛋白质的分子量；K为截距；b为斜率；X为相对迁移率。

3. 样品的浓缩效应 SDS-PAGE使用一种不连续的缓冲体系，即分为低浓度的浓缩胶和较高浓度的分离胶。当样品中的SDS-多肽复合物在凝胶中迁移时，在分离胶表面形成了一个薄层，极大地浓缩了样品的体积。

[**实验用品**]

1. 去离子水。

2. **30%凝胶贮备液** 配制方法为称取30g丙烯酰胺和0.8g N,N-亚甲双丙烯酰胺，用去离子水配制成100ml的溶液，0.45μm针头过滤器过滤后，贮存于棕色瓶中，4℃冰箱避光保存。

3. **10%凝胶贮备液** 配制方法为称取10g丙烯酰胺和0.5g N,N-亚甲双丙烯酰胺，用去离子水配制成100ml的溶液，0.45μm针头过滤器过滤后，贮存于棕色瓶中，4℃冰箱避光保存。

4. **10%SDS** 去离子水配制，贮存于室温。

5. **N,N,N′,N′-四甲基乙二胺（TEMED）。**

6. **10%过硫酸铵（AP）** 去离子水配制，现配现用。

7. **1.5mol/L Tris-HCl（pH 8.8）** 配制方法为称取三羟甲基氨基甲烷（Tris）181.5g，加适量去离子水溶解，用浓盐酸调 pH 至 8.8，加去离子水定容至 1000ml。

8. **0.5mol/L Tris-HCl（pH 6.8）** 配制方法为称取 Tris 60.6g，加适量去离子水溶解，用浓盐酸调 pH 至 6.8，加去离子水定容至 1000ml。

9. **0.05mol/L Tris-HCl（pH 8.0）** 配制方法为称取 Tris 6.1g，加适量去离子水溶解，用浓盐酸调 pH 至 8.0，加去离子水定容至 1000ml。

10. **Tris-甘氨酸电泳缓冲液（pH 8.3）** 配制方法为称取 Tris 6.0g、甘氨酸28.8g，加适量去离子水溶解，加入 10% SDS 10ml 后，用浓盐酸调 pH 至 8.3，加去离子水定容至1000ml。

11. **0.25%考马斯亮蓝 R250** 配制方法为将 2.5g 考马斯亮蓝 R250 溶解于450ml 甲醇中，再加入 450ml 蒸馏水和100ml 冰乙酸，混匀，0.45μm 针头过滤器过滤后，贮存于棕色瓶中。

12. **样品缓冲液** 配制方法为称取蔗糖4g、溴酚蓝2mg，加适量去离子水溶解，依次加入 10% SDS 2ml、5% β-巯基乙醇 0.5ml、0.05mol/L Tris-HCl（pH 8.0）2ml，用去离子水定容至 10ml，0.45μm 针头过滤器过滤后，−20℃冰箱保存。

13. **洗脱液** 配制方法为将 50ml 甲醇和 75ml 冰乙酸加入 875ml 去离子水中混匀。

14. **预染蛋白分子标记（Marker）** 分装后，−20℃冰箱保存。

15. **其他** 电泳仪，电泳槽，脱色摇床，蛋白加样器，水浴锅，染色缸，针头过滤器，注射器等。

[实验方法]

1. **安装夹心式垂直版电泳槽** 将长、短玻璃板分别插到硅胶框的凹形槽中。注意勿用手接触灌胶面，以保持玻璃清洁。按照电泳槽使用说明装好后，按表6-20配制分离胶和浓缩胶溶液。

表 6-20 各浓度 SDS-PAGE 胶的配制

胶浓度	分离胶（10ml）			5%浓缩胶（5ml）
	10%	12%	15%	
30% 凝胶贮备液/ml	3.3	4.0	5.0	—
10% 凝胶贮备液/ml	—	—	—	2.5
1.5mol/L Tris-HCl（pH 8.8）/ml	1.9	1.9	1.9	—

续表

胶浓度	分离胶（10ml）			5% 浓缩胶（5ml）
	10%	12%	15%	
0.5mol/L Tris-HCl（pH 6.8）/ml	—	—	—	1.25
10% SDS/ml	0.12	0.12	0.12	0.05
蒸馏水/ml	4.62	3.92	2.92	0.75
TEMED/ml	0.01	0.01	0.01	0.4
10% AP/ml	0.05	0.05	0.05	0.05

2. 分离胶的制备　按表6-20配制12%的分离胶溶液20ml，混匀后用细长头滴管将凝胶液加至长、短玻璃板之间的缝隙内，约8cm高，用1ml注射器取少许蒸馏水，沿长玻璃板壁缓慢注入，3~4mm高，以进行水封。30分钟后，凝胶与水封层间出现折射率不同的界线，则表示凝胶完全聚合。倒去水封层的蒸馏水，再用滤纸条吸去多余水分。

3. 浓缩胶的制备　按表6-20配制10ml 5%的浓缩胶溶液，混匀后用细长头滴管将浓缩胶加到已聚合的分离胶上方，直至距离玻璃板上缘约0.5cm处轻轻将样品槽模板插入浓缩胶内，约30分钟后凝胶聚合，再放置20~30分钟，使凝胶"老化"。小心拔去样品槽模板，将pH为8.3的Tris-甘氨酸电泳缓冲液倒入上、下储槽中，应没过短玻璃板0.5cm以上，即可准备加样。

4. 待测蛋白样品的制备　若样品蛋白质含量大于100mg/ml，可将待测样品与样品缓冲液等体积混匀，100℃加热3分钟取出冷却后取样电泳（如处理好的样品暂时不用，可放在-20℃冰箱内保存，使用前在100℃沸水中加热3分钟，以除去亚稳态聚合物）。预染蛋白Marker可直接上样。

5. 电泳　浓缩胶中电泳电压为8V/cm，染料进入分离胶后，将电压调至15V/cm，继续电泳至溴酚蓝到达分离胶底部，关闭电源。

6. 染色　取下凝胶，浸泡于考马斯亮蓝染色液中，放于摇床上，室温缓慢摇动30分钟。

7. 脱色　用洗脱液脱色，放于摇床上，室温缓慢摇动1小时，其间换2次洗脱液。

8. 半定量分析　根据已知蛋白分子量的预染蛋白Marker对待测样品蛋白分子量进行半定量分析。

实验 18　血清碱性磷酸酶测定

［**实验目的**］学习用磷酸麝香草酚酞法测定血清碱性磷酸酶（ACP）的原理及操作方法；了解碱性磷酸酶的临床意义。

［**实验原理**］碱性磷酸酶是一组水解磷酸单脂的酶类，在碱性条件下活力较高。根据测定碱性磷酸酶使用的基质而称为某种方法，如本实验所用的基质为磷酸麝香草酚酞和乙醇胺组成，所以称为磷酸麝香草酚酞法。其原理是：碱性磷酸酶作用于基质液，使磷酸麝香草酚酞分解成为游离的麝香草酚酞和磷酸，乙醇胺和游离的磷酸结合，使酶反应顺利进行。反应终了时，加入 $NaOH$、Na_2CO_3 显色剂，改变反应系统的 pH，终止酶反应，并使游离的麝香草酚酞显出蓝色。用比色法测定酶反应中麝香草酚酞的生成量，即可求出碱性磷酸酶活力。

［**实验用品**］恒温水浴锅，7200 分光光度计，吸量管，血清标本（人与动物的均可），1mol/L 乙醇胺缓冲液（pH 10.1），基质液，显色剂，麝香草酚酞标准应用液（配制见附注）等。

［**实验方法**］取试管 3 支，标号，按表 6-21 加入试剂。

表 6-21　各试管加入试剂量表

试剂	对照管	测定管	空白管
血清/ml	0.1	—	—
麝香草酚酞标准应用液/ml	—	0.1	—
蒸馏水/ml	—	—	0.1
基质液/ml	0.5	0.5	0.5

混匀，同时放入 37℃ 水浴中保温 15 分钟，取出，各管加入显色剂 5ml，立即用 590nm 波长比色，以空白管调节零点，读取各管光密度读数。

1L 血清在 37℃ 与基质作用 1 分钟产生 1μmol 麝香草酚酞为 1 单位。按下式计算碱性磷酸酶活力单位。

测定管光密度/标准管光密度×标准管含量×1/反应时间×1000/0.1（ml 血清）

　　=测定管光密度/标准管光密度×0.15×0.1×1/15×1000/0.1

　　=测定管光密度/标准管光密度×10

　　=碱性磷酸酶活力单位

正常值：2.4 ~ 17.8 单位/升。

[附注]

1. **1mol/L 乙醇胺缓冲液（pH 10.1）的配制**　称取乙醇胺（NH_2CH_2 CH_2OH）61.1g，加入蒸馏水约 800ml，加 0.3mol/L 氯化镁 1ml，20ml 5% 聚山梨醇-80（tween-80），混匀后，用浓盐酸校正 pH 至 10.1 ± 0.05，再用蒸馏水稀释至 1L。置棕色瓶保存。

2. **基质液的配制**　称取磷酸麝香草酚酞铵盐 400mg，用 1mol/L 乙醇胺缓冲液溶解并转移入 100ml 容量瓶中，再以缓冲液稀释至 100ml 刻度。置棕色瓶冰箱保存。

3. **显色剂的配制**　溶解氢氧化钠 2g、碳酸钠 5.3g 于蒸馏水中，加入 37% 甲醛 10ml，用蒸馏水稀释至 1L。

4. **麝香草酚酞贮存液（10μmol/ml）的配制**　准确称取干燥的麝香草酚酞（经 100℃ 烘 2 小时，置干燥器内保存）430.5mg，用少量无水乙醇溶解后，移入 100ml 容量瓶内，并用无水乙醇稀释至 100ml 刻度，混匀，置一具密封塞的瓶子内保存。

5. **麝香草酚酞标准应用液（0.15μmol/ml）的配制**　准确吸取麝香草酚酞贮存液 1.5ml，加入 100ml 容量瓶内，用无水乙醇稀释至 100ml 刻度，置冰箱保存。

实验 19　酵母蔗糖酶 K_m 值的测定

[**实验目的**]　学习蔗糖酶 K_m 的测定原理与方法，并了解底物浓度与酶促反应速度的关系。

[**实验原理**]　当环境温度，pH 和酶浓度等条件相对恒定时，酶促反应的初速度 v 随底物浓度 [S] 增大而增大，直到酶全部被底物所饱和时达到最大速度 V_{max}。反应初速度与底物浓度间的关系可用下列米氏方程式表示：

$$v = V_{max} [S]/(K_m + [S])$$

式中 K_m 称为米氏常数。Lineweaver-Burk 二氏将上式两边取倒数得：

$$1/v = K_m/V_{max} \cdot 1/[S] + 1/V_{max}$$

以 $1/V_{max}$ 为纵坐标，$1/[S]$ 为横坐标作图，即得一直线，即可求得 K_{max} 值。

本实验以酵母蔗糖酶为例，学习 K_m 值的测定法。反应产物葡萄糖及果糖的生成量用3,5-二硝基水杨酸法测定。

[实验用品]

1. 0.1mol/L 蔗糖液　由 pH 4.6 的 0.1mol/L 醋酸缓冲液配制。

2. 0.1mol/L 醋酸缓冲液（pH 4.6）　配置方法为取醋酸钠 27.22g，溶于 1000ml 蒸馏水，可得 0.2mol/L 醋酸钠（$CH_3COONa \cdot 3H_2O$ 分子量 136.09）。取 0.2mol/L 醋酸钠 49ml，加 0.2mol/L 醋酸 51ml，混匀即得 0.1mol/L pH 4.6 醋酸缓冲液。

3. 1mol/L NaOH。

4. 葡萄糖标准液（1ml≈0.2mg）。

5. 3,5-二硝基水杨酸试剂

（1）溶液 I ：配制方法为 4.5% NaOH 溶液 300ml，1% 3,5-二硝基水杨酸溶液 880 ml 及酒石酸钾钠（$KNaC_4O_6 \cdot 4H_2O$）255g，三者一起混合均匀。

（2）溶液 II ：配制方法为取结晶酚 10g 及 10% NaOH 溶液 22ml。加蒸馏水稀释成 100ml。混匀。

（3）溶液 III ：配制方法为取 6.9g $NaHSO_4$ 溶于 64ml 溶液 II 中。将溶液 III 和溶液 I 混合。激烈振摇混匀，放置一周后备用。

6. 酵母蔗糖酶溶液　称取鲜酵母 10g 于研钵中，加少量细砂以及 10～15ml 蒸馏水研磨。磨细后置冰箱中过滤。滤液加 2～3 倍体积冷丙酮，搅拌均匀后离心，沉淀用丙酮洗两次，真空干燥得固体粉末状酶，再溶于 100ml 蒸馏水溶解，即得酶溶液。若有不溶物可用离心法除去，该酶液活力以 6～12 单位为佳（可做适当稀释）。

蔗糖酶活力单位的定义为：在一定条件下，反应 5 分钟，每产生 1mg 葡萄糖所需要的酶量。

[实验方法]

1. 取干净小试管 5 支，编号，按表 6-22 加入试剂。

表6-22　各试管加入试剂量表

试剂	空白试管	试管 1	试管 2	试管 3	试管 4
0.1mol/L 蔗糖液/ml	—	0.2	0.3	0.5	0.8
pH 4.6 醋酸缓冲液/ml	2.0	1.8	1.7	1.5	1.2
酶液/ml	2.0	2.0	2.0	2.0	2.0

混匀上述各管，37℃水浴中保温 15 分钟。取出后，立即于上述各管中加入 1mol/L NaOH 0.5ml，摇匀以终止酶促反应。

2. 取血糖管 6 支，编号，按表 6-23 加入试剂。

表 6-23　各试管加入试剂量表

	0	1	2	3	4	5
上述对应管	（空白管）	1 号管	2 号管	3 号管	4 号管	—
酶促反应液/ml	0.5	0.5	0.5	0.5	0.5	—
标准葡萄糖（0.2mg/ml）/ml	—	—	—	—	—	2.0
水/ml	1.5	1.5	1.5	1.5	1.5	—
3,5-二硝基水杨酸试剂/ml	1.5	1.5	1.5	1.5	1.5	1.5

混匀上述各管，沸水浴中加热 5 分钟，取出后，立即流水冷却，按溶液颜色深浅的情况稀释到 12.5ml 或 25ml 刻度处。

选用 540nm 波长滤光片，以空白管调整零点比色，求出 1~4 管生成的还原糖量。以求出 1~4 管实际蔗糖浓度的倒数为横坐标，相应管生成还原糖的毫克数的倒数为纵坐标作酵母蔗糖酶的 K_m 值。

第七章 病原生物学与免疫学实验

实验1 细菌的形态结构与检查方法

一、显微镜油镜的使用

[**实验目的**] 学会显微镜油镜的使用和保护。

[**实验原理**] 微生物形态学实验中，最常用的是显微镜油镜，油镜能使放大倍数达到一千倍左右。由于油镜头透镜很小，而且玻璃折射率与空气不同，以致进入镜筒内的光线少，物像不清楚。若在油镜与载玻片之间滴加香柏油，则通过的光线不致因折射而损失，这样进入透镜的光量多，能够满足观察物像的需要。

[**实验用品**] 显微镜（油镜），香柏油，二甲苯，擦镜纸，细菌染色标本片等。

[**实验方法**]

1. 使用油镜时，姿势必须端坐。镜体取垂直位置，不要使载物台倾斜，以免香柏油流掉影响观察。

2. 认清油镜头，一般油镜头上多刻有一道黑圈或两圈红线，或刻有"100×""Oil"字样，油镜头透镜直径最小，而且接物镜中油镜头较长。

3. 用油镜时，光线宜强，先用低倍镜对光，将光圈开足，聚光器上升至与载物台相平，应用凹面反光镜。

4. 将标本片放置载物台上，用弹簧夹或标本推进器固定。先用低倍镜找出标本的视野，然后提高镜筒，在标本片上的待检部位加一滴香柏油，油切勿过多。换用油镜头，眼睛从镜筒侧面观察，转动调节器，使油镜头下降，浸入油滴中（有的显微镜是以提高载物台而进行调节的），直至几乎接触到标本片的表面，但切勿相碰。然后眼睛从接目镜观察，一面观察，一面缓缓向上转动粗螺旋，至视野中出现模糊物像时，改用细螺旋调节至物像清晰为止。

5. 显微镜的保护

（1）显微镜是贵重的精密光学仪器，要特别注意保护，操作要细心、认真，调节时千万不可用力将镜头任意下压，以免压碎标本片甚至将油镜头损坏。

（2）接物镜和接目镜必须保持清洁。油镜每次使用完毕，应立即用擦镜纸（不能用布或其他纸）拭去香柏油。如油已干，可蘸取少许二甲苯擦净，但必须再用另一干净擦镜纸拭去二甲苯，以免镜头上的胶质溶解脱落。

（3）将物镜转成八字形，下降聚光器，右手握镜臂，左手托镜座，对号放入镜箱。避免日光直射，并防受潮。

二、细菌基本形态与特殊构造的观察

［**实验目的**］认识细菌的基本形态和特殊构造。

［**实验用品**］标本片（葡萄球菌、链球菌、大肠埃希菌、枯草杆菌、水弧菌等革兰染色标本片）、荚膜染色标本片、伤寒杆菌鞭毛染色标本片、破伤风杆菌芽孢染色标本片。

［**实验方法**］

1. 用油镜观察球菌、杆菌、弧菌的染色片，注意观察细菌的形状、大小比例、排列及染色反应。

2. 用油镜观察细菌的荚膜、鞭毛、芽孢，观察时应注意以下几点。

（1）荚膜：菌体与荚膜的颜色及二者的关系。

（2）鞭毛：鞭毛的形状、位置、数目、排列及与菌体的关系。

（3）芽孢：芽孢的颜色、位置、形状、大小。

三、革兰染色法

［**实验目的**］基本掌握革兰染色的操作方法。

［**实验用品**］菌液或细菌斜面培养物，生理盐水，载玻片，蜡笔，接种环，酒精灯，火柴，吸水纸，革兰染色液，显微镜等。

[实验方法]

1. 制备细菌涂片标本（制片）

（1）涂片：取干净载玻片一张，用蜡笔在背面划出有一定间隔的两个涂抹范围，用数字或符号标记好。在涂抹范围内加一小滴生理盐水，用接种环以无菌操作取菌苔少许与载玻片上的生理盐水混匀，涂成直径约 1cm 的涂片（若采用液体培养物，可不加生理盐水，直接取 1~2 环菌液即可），涂片应薄而均匀。接种环取菌后，必须再行火焰灭菌后，才能放回原处。

（2）干燥：涂片最好是在室温中自然干燥，必要时也可放置离火焰约半尺高处缓慢烘干，切勿过热将细菌涂片烤焦，影响染色效果。

（3）固定：将干燥后的标本片细菌涂片向上，手持载玻片的一端，在酒精灯火焰上缓慢来回通过三次，然后使其自然冷却。固定的目的在于通过高温杀死细菌，并使细菌固着于载玻片上，以免染色时脱落；固定又可使细菌蛋白凝固，而易于着色。

2. 染色

（1）结晶紫初染：在已经固定好并已冷却了的涂片上滴加结晶紫，染液量以能覆盖住涂抹面即可，染 1 分钟后，用细水流从载玻片的一端把游离的染液洗去。

（2）卢戈碘液媒染：滴加卢戈碘液覆盖，约 1 分钟后，轻轻用水冲洗。碘液是媒染剂，能使染料和革兰阳性菌结合得更牢固，但对革兰阴性菌则无此作用。

（3）酒精脱色：滴加 95% 酒精数滴覆盖标本，并前后摇动载玻片，在此过程中可见有紫色随酒精脱下。如脱色未完全而酒精已流失，可再加数滴，直到涂抹面无紫色脱下为止（约需 30 秒至 1 分钟，视涂抹面的厚薄而不同），立即水洗。

（4）复红复染：滴加苯酚稀释液复红复染 30 秒至 1 分钟后，水洗，用吸水纸吸去载玻片上残留的水分。

3. 镜检 用油镜观察染好的标本片。菌体呈紫色者称为革兰阳性菌；菌体呈红色者称为革兰阴性菌。

[思考题]

1. 使用油镜时要注意哪些事项？

2. 从形态上看，细菌的荚膜、鞭毛、芽孢与菌体的关系如何？

3. 通过革兰染色实验，你认为有哪些原因可能造成染色结果不正确？

实验2　细菌的人工培养

一、基础培养基的制备及主要用途

(一) 肉汤培养基

[**实验目的**] 掌握肉汤培养基的配制方法；了解肉汤培养基的成分。

[**实验用品**] 牛肉浸出液，蛋白胨，NaCl，1mol/L NaOH 溶液等。

[**实验方法**]

1. 取新鲜牛肉，除去脂肪、筋膜，切成小块，然后用绞肉机绞碎。称取 500g 碎牛肉，置烧杯（或铝锅）内，加蒸馏水 1000ml 混合，放 4℃冰箱过夜，次日取出，将牛肉浸液煮沸 30 分钟，煮沸时不断用玻璃棒搅拌，以免沉底。

2. 用 3~4 层脱脂纱布过滤（肉渣中的液体应尽量挤出）。滤后补足失去的水分，即为牛肉浸出液。

3. 在牛肉浸出液中加入蛋白胨 10g（1%），NaCl 5g（0.5%），加热溶解。

4. 用 1mol/L NaOH 溶液校正 pH 至 7.4~7.6，加热 20 分钟。

5. 用滤纸过滤后分装于三角瓶中，瓶口塞以棉塞，然后用纸包扎好，置高压蒸汽灭菌器内经 102.97kPa（15 磅）灭菌 20 分钟，冷却后置 4℃冰箱中备用。

[**用途**] 用于一般细菌培养或作为其他多种培养基基础。

(二) 营养琼脂 (或普通琼脂培养基)

[**实验目的**] 掌握营养琼脂的配制方法；了解营养琼脂的成分。

[**实验用品**] 牛肉浸出液，蛋白胨，NaCl，琼脂等。

[**实验方法**]

1. 将蛋白胨 10g，NaCl 5g 加入 1000ml 牛肉浸出液中，再加入琼脂 20g，溶化后校正 pH 至 7.6，过滤、分装，置高压蒸汽灭菌器内经 102.97kPa 灭菌 15~20 分钟。

2. 根据需要可制成平板、斜面等。

[**用途**] 平板可用于分离细菌，斜面可用于纯培养及保存菌种等。

（三）半固体培养基

［**实验目的**］掌握半固体培养基的配制方法；了解半固体培养基的成分。

［**实验用品**］牛肉浸出液，蛋白胨，NaCl，琼脂等。

［**实验方法**］量取牛肉浸出液 1000ml，加入蛋白胨 10g，NaCl 5g，琼脂 3~5g（0.3%~0.5%），熔化后校正 pH 至 7.6。再分装于小试管中，置高压蒸汽灭菌器中经 102.97kPa 灭菌 15~20 分钟。冷却后置冰箱中备用。

［**用途**］保存菌种及观察细菌动力（观察动力时，琼脂量以 0.3% 为宜）。

除上述基础培养基外，还可根据各种细菌的特殊要求及实验目的不同，分别选用适当材料，制成各种特殊培养基。

二、细菌接种法

（一）平板划线法

平板划线的方式有多种，借助划线可将标本中混杂的细菌在平板面分离开来，使得细菌能在培养基表面生长、繁殖，形成单个菌落，以达到分离获得纯菌种的目的。

［**实验目的**］掌握固体平板培养基接种技术。

［**实验用品**］菌种（含菌标本或细菌斜面培养物），培养基（普通琼脂平板），接种环，酒精灯等。

［**实验方法**］

1. 平行划线法

（1）用无菌接种环，在无菌操作条件下蘸取少量标本。

（2）左手托住琼脂平板底部，用手指将盖略开，并使平板倾斜，以免空气中的细菌落入培养基中，并靠近火焰。

（3）右手持沾菌的接种环涂抹在琼脂平板上端，然后连续平行划线于平板的上半部，再将平板转 180°，自平板另一端开始再划线至中央止。划线时使接种环与平板表面呈 30°~40°，轻轻接触，以腕力在平板表面做轻快的滑移动作。所划线条应均匀而致密，不得重叠，不要划破琼脂。

（4）划线完毕，接种环灭菌后放回原处，将平板培养基盖盖上，并在培养皿底部玻璃上（或贴标签）写明标本名称、日期、姓名。置 37℃温箱内，培养 18~24 小时。

2. 分区划线法

（1）取菌方法同平行划线法。

（2）左手斜执平板，用手指将平板盖略开，右手将沾有标本的接种环伸入盖内，在平板 1/5 处用腕力轻轻快速划线，划满平板 1/5 处后，将平板旋转 70°左右，烧灼接种环灭菌，冷却后通过第一次划线区 2～3 次，划另一 1/5 处，再烧灼接种环，旋转平板 70°左右，待接种环冷却后按原法划线，直到划满平板为止（后一次划线不得与第一次划线接触，所划线条不得重叠，不得划破琼脂表面）。

（3）划线完毕将接种环灭菌后放回原处，然后盖上平板盖，并在平板底部（或贴标签）注明接种日期，材料名称等。置 37℃温箱培养 18～24 小时。

（二）固体斜面接种法

[**实验目的**] 掌握固体斜面培养基接种技术。

[**实验用品**] 菌种（大肠埃希菌培养物），培养基（琼脂斜面），接种环，酒精灯等。

[**实验方法**]

1. 左手握住菌种管及待接种斜面下端，斜面朝上。

2. 右手握住接种环烧灼接种环灭菌。

3. 以右手小指、手掌及环指顺次夹住并拔出两管棉塞（棉塞下端不得与任何物体接触），将试管口通过火焰 2～3 次灭菌。

4. 用接种环从菌种管中蘸取少量细菌，伸入待接种管中，先在培养基表面从下而上划一条线，然后自下而上做蛇形划线（不要划破琼脂表面，沾菌接种环出入试管时不得与试管口碰触）。

5. 将试管口通过火焰 2～3 次灭菌，塞上棉塞，烧灼接种环灭菌。37℃培养 18～24 小时后观察结果。

（三）半固体接种法

[**实验目的**] 掌握半固体培养基接种技术。

[**实验用品**] 菌种（大肠埃希菌斜面培养物），培养基（半固体），接种针，酒精灯等。

[**实验方法**] 左手握住菌种管及待接种半固体，右手持接种针，烧灼灭菌接种针，冷却后蘸取少量细菌，垂直插入半固体中心（针头到距管底

0.5cm 处即可），然后顺原路退回接种针，烧灼接种针灭菌后放回原处。置 37℃培养18～24小时后观察结果。

（四）液体培养基接种法

[**实验目的**] 掌握液体培养基接种技术。

[**实验用品**] 菌种（大肠埃希菌斜面培养物），培养基（肉汤管培养基），接种环，酒精灯等。

[**实验方法**] 用灭菌过的接种环蘸取少量细菌，伸入肉汤管中，将接种环在接近液面的管壁上轻轻研磨数次。将接种环小心取出，灭菌后放回原处，肉汤管塞回棉塞，稍稍倾斜晃动试管，将管壁上细菌溶入肉汤中。置 37℃培养18～24小时后观察结果。

三、细菌在培养基上的生长情况

[**实验目的**] 认识细菌在液体培养基、固体培养基、半固体培养基中的生长现象及其实践意义。

[**实验方法**]

1. 在液体培养基中的生长情况　未接种细菌的肉汤培养基清亮、透明、没有沉淀物，接种细菌后经一定时间恒温培养，细菌在肉汤中生长、繁殖后出现下列生长现象。

（1）混浊生长：液体均匀混浊，如大肠埃希菌培养物。

（2）表面生长：液体较澄清，表面有一薄层菌膜，如枯草杆菌培养物（培养48～72小时）。

（3）沉淀生长：液体先经一个短时间混浊生长后，逐渐变清，底部有沉淀物出现，如链球菌24小时培养物。

2. 在固体培养基上的生长情况

（1）在斜面培养基上一般形成菌苔。

（2）在平板培养基上，可通过分离培养形成单个菌落获得纯培养。不同细菌菌落的大小、表面特征、透明度、颜色、湿度及边缘是否整齐等方面都有差异，有助于细菌的鉴别。

3. 在半固体培养基上的生长情况　有动力的细菌呈扩散性生长，无动力的细菌仅能沿穿刺线生长。

[**思考题**]

1. 基础培养基的主要成分有哪些？按物理状态不同，它可分为哪几种？

各有何主要用途？

2. 为什么在接种细菌的过程中都要求无菌操作？无菌操作的要领是什么？

3. 如何识别琼脂平板培养基上长出的菌落，是从标本接种上去的，还是操作中污染的杂菌？

4. 细菌接种过程中要注意哪些事项？

实验3　细菌代谢产物的检查

有些细菌的菌落形态特点基本相似，因此，只观察形态和菌落难于区别。但是不同种类的细菌，它们的酶系统不可能完全相同，而细菌的新陈代谢受到一系列酶的控制，在代谢过程中所产生的分解和合成代谢产物也就不同。所以，各种代谢产物的测定，有助于区别和鉴定细菌种类。

一、糖分解实验（糖发酵实验）

（一）单糖发酵实验

[**实验目的**] 掌握单糖发酵实验的实验原理及接种技术。

[**实验用品**] 菌种（大肠埃希菌、伤寒杆菌、志贺菌斜面18～24小时培养物），培养基[乳糖发酵管（内含酚红指示剂）]。

[**实验方法**]

1. 将大肠埃希菌、伤寒杆菌、志贺菌分别接种于乳糖发酵管中。

2. 置37℃孵育18～24小时，观察结果。如培养基未变色，管中无气泡产生，表示糖未分解，不产酸也不产气，以"－"表示；如果培养基变黄，管中无气泡产生，表示产酸不产气，以"＋"表示；如果培养基变黄，管中有气泡产生，表示产酸又产气，以"○"表示。

（二）甲基红实验

甲基红实验是测定细菌分解葡萄糖后，培养基中的最后酸碱度。甲基红是一种指示剂，其变色范围为pH 4.4（红色）～pH 6.2（黄色）。许多细菌如大肠埃希菌等，分解葡萄糖产生丙酮酸，丙酮酸再被分解，产生甲酸、乙酸、乳酸等，使培养基中pH降至4.5以下，这时加入甲基红指示剂呈红色（阳性）。产气杆菌分解葡萄糖所产生的 2 分子酸性丙酮酸转变为 1 分子中性的乙酰甲基醇，故生成的酸类较少，培养基最终 pH 在 5.4 以上，加入甲基红指示剂呈橘黄色（阴性）。

[实验目的] 掌握甲基红实验的实验原理及接种技术。

[实验用品] 菌种（大肠埃希菌、产气杆菌斜面 18～24 小时培养物），培养基（葡萄糖蛋白胨水培养基），甲基红试剂，毛细吸管等。

[实验方法]

1. 分别接种大肠埃希菌、产气杆菌于葡萄糖蛋白胨水培养基中。

2. 置 37℃孵育 48～72 小时后取出，分别滴加甲基红试剂 2～3 滴，立即观察结果。呈红色反应为阳性，呈橘黄色反应为阴性。

（三）VP 实验

某些细菌能分解葡萄糖，产生丙酮酸，并将丙酮酸脱羧变为中性的乙酰甲基甲醇。乙酰甲基甲醇在碱性环境中被空气中的氧气氧化为二乙酰，二乙酰与葡萄糖蛋白胨水培养基中的精氨酸所含的胍基发生反应，可生成红色化合物，为 VP 实验阳性。实验时加入 α-萘酚可加速反应进行，若培养基中胍基少，可加入少量肌酸或肌酸酐等胍基化合物，可易于观察。

[实验目的] 掌握 VP 实验的实验原理及接种技术。

[实验用品] 菌种（大肠埃希菌、产气杆菌斜面 18～24 小时培养物），培养基（葡萄糖蛋白胨水培养基），40% KOH 溶液，6% α-萘酚乙醇溶液，毛细吸管等。

[实验方法]

1. 分别将大肠埃希菌和产气杆菌接种于葡萄糖蛋白胨水培养基中。

2. 置 37℃孵育 48～96 小时取出后，分别加入 40% KOH 1ml 和 α-萘酚乙醇溶液 0.4ml，摇匀，静置 5～15 分钟，呈红色者为阳性反应。若未出现红色应将试管置 37℃中 4 小时后再进行观察。

二、氨基酸分解实验

（一）硫化氢实验

某些细菌能分解培养基中胱氨酸等含硫氨基酸，生成硫化氢。硫化氢遇铅或铁（如硫酸亚铁）离子，则形成黑褐色的硫化铅（或硫化铁）沉淀物，黑褐色沉淀物越多，表示生成的硫化氢量亦越多。硫化氢实验用的培养基中含有硫代硫酸钠，是一种还原剂，能保持还原环境使形成的硫化氢不再被氧化。

[**实验目的**] 掌握硫化氢实验的实验原理及接种技术。

[**实验用品**] 菌种（大肠埃希菌、变形杆菌斜面 18～24 小时培养物），培养基（醋酸铅培养基）等。

[**实验方法**]

1. 将大肠埃希菌、变形杆菌分别接种（穿刺）于醋酸铅培养基中。

2. 置 37℃ 孵育 24 小时后观察，穿刺部位呈黑褐色者为阳性，颜色不变者为阴性。

（二）靛基质实验

有些细菌具有色氨酸酶，能分解蛋白胨水培养基中的色氨酸而生成靛基质（吲哚）。靛基质本身无色，不能直接观察，加入几滴靛基质试剂（对二甲基氨基苯甲醛），则可与吲哚结合成红色的玫瑰吲哚，易为肉眼识别。

[**实验目的**] 掌握靛基质实验的实验原理及接种技术。

[**实验用品**] 菌种（大肠埃希菌、产气杆菌斜面 18～24 小时培养物），培养基（蛋白胨水培养基），靛基质试剂等。

[**实验方法**]

1. 将大肠埃希菌、产气杆菌分别接种于蛋白胨水培养基中。

2. 置 37℃ 孵育 48 小时后取出。每管滴加 2～3 滴靛基质试剂于液面上，在接触面呈玫瑰红色（环状）者为阳性，无红色而仍保持原来淡黄色为阴性。

三、枸橼酸盐利用实验

某些细菌能利用枸橼酸盐作为碳源，可在除枸橼酸盐外不含其他碳源的培养基上生长繁殖，形成菌苔。而且在生长过程中产生碳酸盐，使培养基酸碱度（原在 pH 7.0 以下）转为碱性，则指示剂溴麝香草酚蓝由绿色变为深蓝色。不能利用枸橼酸盐的细菌则不能在此种培养基上生长，指示剂也不变色。

[**实验目的**] 掌握枸橼酸盐利用实验的实验原理及接种技术。

[**实验用品**] 菌种（大肠埃希菌、产气杆菌斜面 18～24 小时培养物），培养基（枸橼酸盐培养基）等。

[实验方法]

1. 将大肠埃希菌，产气杆菌分别接种于枸橼酸盐培养基上。

2. 置37℃孵育24小时后观察结果。

四、细菌色素的观察

有些细菌在一定条件下（如氧气充足、温度适宜），能产生色素，如金黄、橘黄、红、白、绿等色素，可借此帮助鉴别菌种。

[实验目的] 了解细菌色素的类别，并借助其鉴别细菌。

[实验用品] 菌种（白色葡萄球菌，金黄色葡萄球菌，铜绿假单胞菌18~24小时培养物），培养基（普通琼脂培养基）等。

[实验方法]

1. 分别将细菌划线接种于普通琼脂平板上。

2. 置37℃孵育24小时观察，只见培养基表面菌落（或菌苔）有色，培养基保持原来的颜色，这种色素不溶于水，称为脂溶性色素（如白色葡萄球菌和金黄色葡萄球菌色素）。而铜绿假单胞菌的培养物除菌落（或菌苔）着色外，培养基也着染成绿色，这种色素是水溶性的。

[思考题]

1. 什么是细菌的生化反应检查法？了解这一点有什么意义？举例说明。

2. 细菌色素产生实验有什么实际意义？

实验4　细菌致病物质的检查

细菌的致病物质，包括细菌的侵袭性物质与毒素，如金黄色葡萄球菌产生的血浆凝固酶，破伤风梭菌产生的破伤风外毒素。主要由革兰阴性菌产生的热原质，若存在于注射药液中注入人体，能使人体体温异常升高，甚至可危及生命。

一、血浆凝固酶实验

本实验在于证实致病性葡萄球菌能产生血浆凝固酶及其对兔血浆的凝固作用，而非致病性葡萄球菌一般不产生此酶，对血浆无凝固作用。

［**实验目的**］ 掌握血浆凝固酶实验的原理及实验方法。

［**实验用品**］ 菌种（金黄色及白色葡萄球菌斜面培养物），兔血浆，载玻片，小试管，生理盐水等。

［**实验方法**］

1. **玻片法**

（1）取清洁载玻片一张，于两端各加兔血浆一滴。

（2）用无菌接种环取金黄色葡萄球菌一环，在载玻片一端的兔血浆中研磨混匀。接种环经火焰烧灼灭菌后，另取白色葡萄球菌一环，在另一端兔血浆中研磨均匀。

（3）观察有无凝固现象，若有凝固现象，则为血浆凝固酶实验阳性，否则定为阴性。

2. **试管法**

（1）取小试管 2 支，各加 1：4 稀释的新鲜兔血浆 0.5ml。

（2）用无菌接种环挑取金黄色葡萄球菌一环，研磨于其中一支试管的兔血浆中；同法将白色葡萄球菌研磨于另一支试管的兔血浆中。

（3）将两支试管置 37℃ 水浴，每隔 30 分钟取出观察一次，微微倾斜，凡血浆呈现冻胶样凝块者，为阳性。一般观察 6 小时，若至 24 小时仍呈液态，定为阴性。

二、破伤风外毒素对机体的毒性作用

本实验证实破伤风梭菌能产生外毒素，并观察外霉素对机体的毒性作用。

［**实验目的**］ 了解破伤风外毒素对机体的毒性作用及实验方法。

［**实验用品**］ 菌种（破伤风梭菌），培养基（疱肉培养基），小白鼠，灭菌注射器，针头等。

［**实验方法**］

1. 将破伤风梭菌接种在疱肉培养基内，并覆盖一层无菌石蜡，置 37℃ 孵育 3～5 天。

2. 取上述培养物的上清液（或作适当稀释）培养物 0.2～1.0ml，用注射器注入小白鼠尾根部皮下，另取同样上清液 0.2～1.0ml，加破伤风抗毒素 1000 单位，混合后，注入另一只小白鼠的同样部位，作为对照。

3. 将两只小白鼠分罐喂养，逐日观察有无发病，如有发病可见尾部强直，甚至全身出现强直性痉挛，最后死亡。

三、内毒素的测定——鲎实验

鲎是一种海洋节肢动物，其血液中有一种变形细胞，该细胞的裂解产物可与细菌的内毒素发生凝胶反应。这是由于该细胞裂解物中的一种酶被细菌内毒素中的脂多糖激活，使其蛋白形成凝胶。因此，可利用这种反应检测微量的内毒素。

［**实验目的**］ 掌握鲎实验的原理及实验方法。

［**实验用品**］

1. **鲎试剂** 临用前按说明书用不含热原质的水配制。

2. 不含热原质的无菌蒸馏水。

3. 标准内毒素。

4. **被检样品** 注射制剂或血液，若药品为粉末状，应溶于注射水中，液体药物可直接测试或稀释一定浓度，测定前应用不含热原质的酸或碱溶液调正 pH 为 7.0 ± 0.2。

5. 小试管等。

［**实验方法**］

1. **实验管** 取上述经处理的被检样品 0.1ml，加鲎试剂 0.1ml。

2. **阳性对照管** 标准内毒素 0.1ml 加鲎试剂 0.1ml（内毒素一般 1 ~ 5ng/ml）。

3. **阴性对照管** 无热原质的无菌蒸馏水 0.1ml 加鲎试剂 0.1ml。

4. **结果** 各管轻轻摇匀后，置 37℃ 水浴中 1 小时后观察结果。

［**思考题**］

1. 血浆凝固酶实验的目的是什么？

2. 疑为热原质污染的葡萄糖注射液，可否用鲎实验方法来检测其热原质？如何进行？

实验5　放线菌实验

放线菌由于菌落呈放射状而得名。由于菌丝体长入培养基内或紧贴在培养基表面，并纠缠在一起形成密集的菌落，所以可用接种针将整个菌落自培养基挑起而不易分离。放线菌菌丝可呈现各种颜色，它产生的色素可分为水溶性或脂溶性色素。

放线菌在医药工业上主要用于生产抗生素和酶类，少数可引起人类疾病。

一、放线菌的形态观察

[**实验目的**] 了解放线菌的形态观察。

[**实验用品**] 菌种（链霉菌10天培养物），培养基（察氏半固体培养基），亚甲蓝染色液，载玻片，盖玻片，显微镜，滴管，空平皿，接种针，小刀等。

[**实验方法**]

1. 孢子丝形态的观察　从试管中切取生有气生菌丝体的培养基小块于载玻片上（切勿触动培养基表面的气生菌丝体）进行镜检。

2. 孢子观察　用盖玻片在菌落表面轻轻一按，即印取孢子，在载玻片上放一滴亚甲蓝染液，将印有孢子的盖玻片直接放在有染液的载玻片上，孢子着色，用油镜注意观察孢子形态。

3. 小培养法　取一载玻片，在载玻片中央滴上察氏半固体培养基，待凝后用小刀修切成较盖玻片小的培养基，然后将载有培养基的载玻片放在紫外光下消毒，用接种针接种放线菌，后盖上消毒的盖玻片，放于一空平皿中，平皿中放一湿棉花球，于30℃培养。第三天起可在显微镜下观察其生长状态，可见其菌丝、孢子丝及孢子等。

诺卡菌属、小单胞菌属、游动放线菌属等也可用以上方法观察。

二、放线菌及其菌落特征观察

[**实验目的**] 了解放线菌及其菌落特征。

[**实验用品**] 链霉菌，诺卡菌，小单胞菌，游动放线菌的菌落培养物等。

[**实验方法**] 主要观察下列特征。

1. 大小、形态、表面（崎岖、褶皱或平滑）。

2. 菌丝颜色及形状（皱状、粉状、茸毛状）。

3. 孢子丝与孢子（孢子堆）的颜色。

4. 培养基内菌丝的颜色。

5. 可溶性色素。

三、代谢产物的抗菌现象——固体（琼脂块）测定法

［**实验目的**］了解代谢产物的抗菌现象及固体（琼脂块）测定法的实验方法。

［**实验用品**］菌种（链霉菌培养物、志贺菌斜面培养物），高氏一号琼脂平板，普通琼脂平板，28℃和37℃温箱各一台，接种环等。

［**实验方法**］

1. 将产链霉素的链霉菌接种于高氏一号琼脂平板（或察氏培养基）上，将孢子涂匀，28℃培养4～7天后，用接种环切成块备用。

2. 将测定菌（如志贺菌）接种于普通琼脂平板上，然后将切成的链霉菌块放在平板上，置于37℃温箱内培养18～24小时，观察链霉菌块周围是否出现抑菌圈。

［**思考题**］

1. 放线菌的形态和菌落有什么特征？

2. 放线菌与药学的关系如何？举例说明。

实验6 真菌实验

真菌菌体除藻菌纲中某些种类和酵母菌为单细胞外，其他种类菌体的基本构造都是分枝或不分枝的菌丝，因而菌丝的结构是真菌形态的一个重要特征。不同的真菌，其菌丝或长成疏松网状，或成絮状，或成绒毛状。菌丝的内部构造，在显微镜下观察时皆呈管状，菌丝有横隔或无横隔之分。

真菌的繁殖能力一般很强，而且方式也多种多样。在自然界，它往往通过各种无性或有性的孢子来达到繁殖的目的。真菌的菌落也与一般细菌不同。了解真菌的形态、结构（菌丝、孢子）和菌落，对于菌种的分类鉴定有重要意义。

一、常见真菌的形态

［**实验目的**］初步掌握真菌的形态结构。

[**实验用品**] 菌种（酵母菌、新型隐球菌、白念珠菌、青霉菌、曲霉菌、毛霉菌、根霉菌的普通培养物，以及青霉菌、曲霉菌、毛霉菌、根霉菌的小培养物），以上各真菌的标本片等。

[**实验方法**]

1. 观察酵母菌、新型隐球菌、白念珠菌的形态。观察要点如下。

（1）酵母菌细胞的形态、芽生情况。

（2）新型隐球菌（墨汁染色片）的形态、荚膜、芽生等情况。

（3）白念珠菌形态、芽生情况、假菌丝、厚膜孢子。

（4）酵母菌菌落与白念珠菌菌落的不同点。

2. 观察青霉菌、曲霉菌、毛霉菌、根霉菌的形态。用小培养进行观察，小培养制法与放线菌小培养相同。观察青霉菌、曲霉菌、毛霉菌、根霉菌的菌落，并注意它们之间的区别（大小、形态、表面、颜色等）。观察要点如下。

（1）青霉菌：有隔菌丝、帚状枝（分生孢生梗、副枝、梗茎、小梗），分生孢子形态，颜色大部分呈蓝绿色。

（2）曲霉菌：有隔菌丝、足细胞、分生孢子梗、顶囊、放射状初生和次生小梗、分生孢子形态。

（3）毛霉菌：有发达的菌丝、孢子囊形状、孢囊孢子。

（4）根霉菌：有匍匐菌丝、假根，与假根相对向上长出的孢囊梗、孢子囊、孢囊孢子。

二、真菌代谢产物的检查

（一）真菌代谢产物的抗菌检查

[**实验目的**] 了解真菌代谢产物的检查方法。

[**实验用品**] 菌种（产黄青霉菌培养物、金黄色葡萄球菌斜面培养物），培养基（沙氏培养基斜面），普通琼脂平板，接种环等。

[**实验方法**]

1. 将产黄青霉菌接种于沙氏培养基中，置于 25～30℃培养 4～7 天后，用接种环切成块备用。

2. 将金黄色葡萄球菌接种于普通琼脂平板上，然后将切成的产黄青霉菌块放在平板中央，置 37℃培养 18～24 小时，观察青霉菌块周围出现的抑菌圈。

（二）六曲淀粉酶的测定

六曲是利用霉菌发酵制备成的有助于消化的中成药。六曲内含有很多淀粉酶，能使淀粉水解，这一水解过程是：淀粉糊精→红色糊精→无色糊精→麦芽糖等。淀粉遇碘呈蓝色，当水解后，淀粉糊精遇碘呈紫色，红色糊精遇碘呈红色，无色糊精、麦芽糖等遇碘无色。

［实验目的］了解六曲淀粉酶的测定原理及实验方法。

［实验用品］六曲，0.1% 可溶性淀粉溶液，卢戈碘液，水浴箱，试管等。

［实验方法］

1. 称取六曲5g，加水25ml，放入37℃浸1小时，取出过滤。

2. 将滤液用水稀释成1：5、1：10、1：20、1：40、1：80 直到第9管，使每管的量均为1ml，于各管中分别加入0.1% 可溶性淀粉溶液1ml，混匀。

3. 放入52℃水浴中1小时。

4. 加热完毕，取出试管，并立即向各管加入卢戈碘液1滴，摇晃观察颜色变化情况，并记录结果。以不显蓝紫色的最高稀释度管为六曲的淀粉酶含量（单位）。

［思考题］

1. 真菌与药学的关系如何？

2. 真菌与放线菌在形态学上有何异同？

3. 比较根霉菌、曲霉菌、毛霉菌、青霉菌形态和菌落的特征。

4. 比较酵母菌，白念珠菌形态和菌落特征。

实验7　常见病原菌

一、病原菌的形态观察

［实验目的］掌握常见病原菌的形态特征。

［实验用品］显微镜（油镜），香柏油，二甲苯，擦镜纸，病原菌标本片等。

［实验方法］

1. 比较、观察葡萄球菌、链球菌、肺炎球菌、脑膜炎球菌、淋球菌的形态与革兰染色结果。

2. 比较大肠埃希菌、志贺菌、伤寒杆菌、变形杆菌、铜绿假单胞菌的形态与革兰染色结果。

3. 观察破伤风梭菌、产气荚膜杆菌，注意细菌的形态、染色及芽孢的大小和位置。

4. 观察白喉杆菌、结核分枝杆菌的形态及染色结果。

二、抗酸染色法

[**实验目的**] 掌握抗酸染色法的操作技术及结果。

[**实验用品**] 抗酸染色液一套，卡介苗菌液或结核患者痰液，载玻片，玻片夹等。

[**实验方法**]

1. 用灭菌的接种环挑取标本涂于洁净的载玻片上（略厚），自然干燥后通过火焰固定。

2. 用玻片夹夹住涂片，滴加苯酚复红染液，以微火加热，保持染液冒蒸气，切勿煮沸、烧干，染液将要干时随即添加，如此维持 5 分钟。

3. 待标本片冷却，水洗。

4. 滴加 3% 盐酸酒精脱色，脱色时轻轻摇晃载玻片，直至涂片上几乎没有红色为止。

5. 水洗后以碱性亚甲蓝液复染 1 分钟，水洗。

6. 用吸水纸印干，油镜检查。

[**实验结果**] 抗酸染色染成红色的细菌称抗酸菌，染成蓝色的细菌称非抗酸菌。

三、培养特征

[**实验目的**] 掌握常见病原菌的菌落特征。

[**实验方法**]

1. 比较金黄色葡萄球菌，白色葡萄球菌，铜绿假单胞菌在普通琼脂平板培养基上的菌落特征。

2. 观察大肠埃希菌、志贺菌、伤寒杆菌在 SS 琼脂（沙门－志贺氏琼脂）平板上的菌落特征。

3. 观察金黄色葡萄球菌，白色葡萄球菌，甲、乙、丙三种链球菌，肺炎球菌，白喉棒状杆菌在血琼脂平板上的菌落特征。

4. 观察结核分枝杆菌（或卡介苗）在固体培养基上菌落的特征。

5. 观察破伤风梭菌、产气荚膜杆菌在疱肉培养基中的生长现象。

6. 产气荚膜杆菌的动物实验 用无菌注射器自疱肉培养基中吸取产气荚膜杆菌培养液 0.2 ~ 1.0ml，注入小白鼠腹腔（或静脉内），10 分钟后将动物处死，放 37℃ 培养 5 ~ 8 小时，观察动物有无膨胀现象，剖检，并取内脏组织印片，革兰染色。

［**思考题**］

1. 常见病原性球菌有哪些？它们的形态及培养有何特点？

2. 在血琼脂平板上，甲、乙、丙三种链球菌的菌落有何特点？

3. 志贺菌、伤寒杆菌、大肠埃希菌在 SS 平板上生长有何特征？

4. 厌氧芽孢杆菌、白喉棒状杆菌、结核分枝杆菌的形态、培养各有哪些特点？

实验 8 病毒学实验

病毒的形态学研究方法主要有两种：一种是利用电子显微镜技术，观察病毒的形态及排列特征，以帮助诊断；另一种是利用光学显微镜，观察某些病毒感染的组织、细胞的病变情况。病毒具有严格的细胞内寄生性，必须在活的组织细胞内生长繁殖，因此，病毒的培养必须在活细胞中进行。常用方法有组织培养、鸡胚培养及动物接种三种方法。

一、组织培养法

组织培养法是目前培养病毒应用最广泛的一种培养方法。该培养方法的种类很多，目前最常采用的是单层细胞培养（原代细胞培养及传代细胞培养），通常用人胚肾细胞、人胚羊膜细胞、鸡胚细胞及各种传代细胞。

［**实验目的**］初步了解组织培养法的实验方法。

［**实验用品**］9 ~ 10 日龄鸡胚，Hank's 溶液，营养液，0.25% 胰酶溶液，无菌眼科剪，镊子，无菌培养皿，毛细吸管及组织培养瓶等。

［**实验方法**］

1. 用碘酊消毒鸡胚蛋气室端外壳，无菌操作取出鸡胚，放入无菌平皿，去头爪及内脏。

2. 用 Hank's 溶液洗 2 次，每次约 10ml。

3. 将鸡胚移入小三角烧瓶内，用无菌眼科剪将鸡胚剪成小块，加 Hank's 溶液约 10ml 冲洗，静置 1~2 分钟，使组织块下沉，用毛细吸管吸去液体，依同法再洗涤两次，将血细胞充分洗去。

4. 将组织块移入另一无菌小三角烧瓶内，加入 0.25% 胰蛋白酶溶液盖过组织块约 1cm，37℃水浴消化 20 分钟。每 10 分钟振荡一次，由于胰酶的作用可使大量细胞游离，液体渐变浑浊，取出三角烧瓶后再以毛细吸管反复吸吹，以助细胞分散，经四层纱布过滤得到细胞悬液，低速离心沉淀（1000r/min）5 分钟，吸去上清液，再加营养液悬浮沉淀的细胞，用白细胞计数的方法进行计数。

5. 按所需浓度分装于培养瓶内，置 37℃温箱孵育，待细胞附着于瓶壁，逐日观察，待长成单层，此时可接种病毒，并换以维持液继续培养。每天观察并记录瓶内细胞变化（细胞变圆或破坏、脱落等）。

二、鸡胚培养法

鸡胚培养法最常用的有四种，即绒毛尿囊膜接种法、羊膜腔接种法、尿囊腔接种法及卵黄囊接种法，根据不同的病毒以及不同的培养目的采用适当的接种途径。

[**实验目的**] 初步了解鸡胚培养法的实验方法。

[**实验用品**] 9~11 日龄鸡胚，含流感病毒（10-3 稀释度）的鸡胚尿囊液，无菌 1ml 注射器及 7 号针头，检卵灯，小锥子，无菌眼科镊，中号镊，平皿及玻璃蜡笔等。

[**实验方法**]

1. 检查 9~11 日龄鸡胚，并用蜡笔标明气室及鸡胚位置。

2. 用碘酊消毒气室端的蛋壳，用小锥在离气室边缘 0.5cm 处锥一小孔。

3. 无菌 1ml 注射器装上 7 号针头，用其吸取已稀释的含流感病毒的鸡胚尿囊液 0.2ml 由小孔穿入，方向应垂直稍偏于鸡胚位置（注意不能伤及鸡胚），注入尿囊腔。

4. 注入后用已溶化的固体石蜡封住小孔。

5. 将鸡胚置于蛋架上，气室向上，放入 37℃温箱培养，在温箱内放置装少量水的盘子以保持一定湿度，每天观察鸡胚活动情况，共培养 48 小时。

6. 48 小时后，将鸡胚移至 4℃ 冰箱内，至少半天或过夜，可避免收获时出血，以影响效价（注意鸡胚必须直立，气室端向上）。

7. 取出，用碘酊消毒气室端卵壳，用无菌镊子剥去气室处蛋壳及壳膜后，用无菌毛细管取尿囊液，可用红细胞凝集实验测定流感病毒的存在及其凝血效价。

三、动物接种法

常用的实验动物有猴、家兔、豚鼠及小白鼠等，接种途径应根据病毒的嗜性决定。

（一）小白鼠脑内接种

[**实验目的**] 初步了解小白鼠脑内接种的实验方法。

[**实验用品**] 乙型脑炎病毒悬液，小白鼠（3 周龄，体重 6 ~ 8 克），0.25ml 注射器，针头（4 号）等。

[**实验方法**]

1. 以无菌 0.25ml 注射器抽取乙型脑炎病毒悬液 0.1ml，去除注射器内气泡。

2. 取出小白鼠，左手将小白鼠固定，固定时用拇指和示指握住小白鼠头部，左手余下三指轻按住小白鼠体部。

3. 用碘酊消毒小白鼠的右侧颞部皮毛（不碰眼）。

4. 右手取预先抽取了乙型脑炎病毒悬液的注射器，在小白鼠颞部眼与耳根连线的中点略偏耳朵的方向注入，进入颅腔，给药量为 0.02 ~ 0.03ml。

5. 注射完毕，将小白鼠标记后放入缸内喂养，每日观察，注意其变化，记录。

（二）小白鼠滴鼻感染法

[**实验目的**] 初步了解小白鼠滴鼻感染法的实验方法。

[**实验材料**] 小白鼠，流感病毒鼠肺适应株悬液，乙醚，无菌毛细吸管，棉球及动物罐等。

[**实验方法**]

1. 将小白鼠 1 只投入带盖小容器内，该罐内放有蘸有乙醚的棉球，将小白鼠行全身麻醉，注意麻醉的深度，一般不宜太深或太浅。

2. 用无菌毛细吸管吸病毒悬液少许，插入无菌小试管内备用。

3. 用左手取出小白鼠握在掌中，拇指抓住其耳部使头部朝前并呈仰卧位置。另一手将吸取病毒悬液的滴管，慢慢滴出一滴于滴管口而不使其自然掉落呈悬滴状，将悬滴靠至小白鼠鼻尖，小白鼠在呼吸时带入，一般滴入 0.030～0.065ml，不宜过多。

4. 小白鼠慢慢苏醒，放入罐中逐日观察，通常在数日后开始发病，发病的症状常为毛耸、咳嗽、拒食，甚至死亡，解剖可观察到肺部有肺炎或出血性病灶。

本法适用于一些嗜肺性病毒的培养。

四、病毒包涵体的观察

[实验目的] 学习观察病毒包涵体。

[实验方法]

1. **狂犬病毒的包涵体（HE 染色）**　可见到神经细胞呈三角形，细胞核为紫蓝色，包涵体在细胞质内呈红色，为圆形或椭圆形。

2. **麻疹病毒包涵体**　用人胚肾或羊膜细胞培养麻疹病毒后，在细胞中能产生嗜酸性包涵体（HE 染色呈红色），浆内包涵体产生较快，一般在接种病毒后 3 天即可产生。核内包涵体产生较慢，需经 7～10 天后才产生包涵体，多数为圆形或椭圆形，也可有各种不规则形态，并注意观察形成多核巨细胞。

五、噬菌体的噬菌现象

[实验目的] 初步掌握噬菌体的检查方法。

[实验用品] 金黄色葡萄球菌，5～6 小时肉汤培养物，金黄色葡萄球菌噬菌体，普通琼脂培养基，无菌平皿及吸管（1ml）等。

[实验方法]

1. 将金黄色葡萄球菌菌液与已经适当稀释的少量噬菌体混合。

2. 将上述混合液取一定量加入已熔化并冷却至 50℃左右的普通琼脂培养基中，混匀后倾注入无菌平皿内。

3. 37℃培养 24 小时可见均匀生长的菌苔中有无菌生长的空斑，这种空斑称为噬菌斑，存在大量噬菌体。

[思考题]

1. 病毒培养的方法有哪些？

2. 为什么病毒只能在活细胞中生长？

3. 在制药工业发酵中，为什么要防止噬菌体的污染？

实验9 微生物在自然界的分布

微生物在自然界分布广泛，在土壤、空气、水、人（或动植物）的体表及外界相通的腔道，均有大量细菌及其他微生物存在。因此在药物的制备过程中，药物易被这些微生物所污染。在适宜条件下，污染的微生物可大量繁殖而引起药物变质。故在微生物学实验操作及药物的制备过程中，应严防微生物污染。

一、空气中微生物的检查——平板降落法

[实验目的] 初步掌握平板降落法的实验方法。

[实验用品] 普通琼脂平板等。

[实验方法]

1. 将平板培养基的盖打开，使培养基面向上暴露在空气中，10分钟后盖好盖。

2. 37℃孵育24小时后，计算菌落数，可借此估计空气污染情况。

二、土壤中微生物的检查

[实验目的] 初步掌握土壤中微生物的检查方法。

[实验用品] 高层琼脂培养基，泥土（地面下10cm深的泥土），生理盐水及无菌吸管，空平皿等。

[实验方法]

1. 将地面下10cm深挖取的泥土称取1g，加生理盐水10ml稀释混匀。

2. 取泥土混悬液0.1ml至空平皿内，再将熔化且冷至50℃左右的高层琼脂培养基倾注于平皿内与其充分混匀后，静置，待冷却并凝固。

3. 37℃孵育24～48小时，取出观察结果。

三、水中微生物的检查

[**实验目的**] 初步掌握水中微生物的检查方法。

[**实验用品**] 高层琼脂培养基，待检水，无菌空平皿及吸管等。

[**实验方法**]

1. 用无菌吸管吸取 1ml 待检水，放入无菌空平皿内。

2. 取已熔化且冷至 50℃ 左右的高层琼脂培养基倾注于平皿内，与待检水充分混匀后静置待凝。

3. 37℃ 孵育 24 小时取出观察结果。

四、人体皮肤及咽喉中的微生物检查

[**实验目的**] 初步掌握人体皮肤及咽喉部微生物的检查方法。

[**实验用品**] 琼脂平板，血琼脂平板，生理盐水，无菌棉拭子等。

[**实验方法**]

1. 以无菌棉拭子蘸取生理盐水少许，揩擦手指皮肤后（或直接用手指）涂于琼脂平板表面。

2. 左手取一血琼脂平板，右手揭开培养皿盖，放在距离口 10cm 外处，面对培养基用力咳嗽 3～5 次，盖好皿盖。

3. 将上述两块平板置于 37℃ 孵育 24 小时，观察生长情况。

五、中药材表面的微生物检查

[**实验目的**] 初步掌握中药材表面微生物的检查方法。

[**实验用品**] 普通琼脂平板，中药材，生理盐水及无菌棉签等。

[**实验方法**]

1. 用无菌棉签蘸取生理盐水后，在中药材表面涂抹后，涂于琼脂平板表面一端，划线分离。

2. 37℃ 培养 24 小时，取出观察结果。

[**思考题**]

1. 在制药及微生物学实验过程中，怎样才能避免杂菌污染？

2. 药材发生霉变的原因主要是什么？如何预防？

实验 10　外界因素对细菌的影响

微生物繁殖迅速，易受外界环境各种因素的影响而发生变异或生长停顿甚至死亡。医学上常用人工方法以控制或杀灭细菌及其他微生物。这些方法有物理、化学和生物学方法三大类，各有特点，应用范围也有区别，应在实践中根据需要进行选择。

一、物理因素对细菌的影响

（一）常用灭菌器

[实验目的] 掌握常用灭菌器的构造和使用方法。

1. 干热灭菌器（干烤箱）

（1）构造：干热灭菌器是由双层金属板制成的方形或长方形箱，外壁内层装有隔热的石棉板，箱底或箱壁的夹层中装有供热源的电热线圈，箱顶有安插温度计及供流通空气的孔，箱侧装有温度调节器，箱的正前方设有铁门及玻璃门，箱内有金属板架数层。

（2）用法：干热灭菌器适用于培养皿、试管、烧瓶、吸管等玻璃器材的灭菌。先将上述器材用容器或纸包装好放入箱内，将门关上，通电加热。当温度上升到 150～160℃保持 2 小时。停止加热待温度自然下降到 40℃以下，方可开门取物。否则，冷空气突然进入箱内，易引起玻璃器材炸裂。

2. 高压蒸汽灭菌器

（1）构造：高压蒸汽灭菌器的主体是一个双层金属圆筒，底部盛水。外层坚硬，上有金属厚盖，旁附有紧固螺旋，用以使盖与主体密合，使蒸气不能外溢。盖上装有安全活塞、排气活塞，以调节器内蒸气，还装有压力表，以显示器内压力，有的底部装有电源供热装置。在此密闭容器内，蒸气压力和温度成正比。内层圆筒较薄，底部装有带孔筛板，用来盛放灭菌物品。

（2）用法：先在外层底部加水，然后在内层放入待灭菌物品，加盖并拧紧紧固螺旋使灭菌器密闭。接通电源或者放在煤气炉或电炉上加热，同时开放排气活塞，使高压蒸汽灭菌器内冷空气完全被热蒸气驱出后关闭排气阀，待压力表逐渐上升到所需压力（一般是 102.97kPa，相应温度为

121.3℃)后,减弱热源,维持压力 15~20 分钟。停止加热后,待压力自然降至零时,逐渐开放排气阀放气,然后开盖取物。注意:切不可在压力尚未下降到零以前,突然开排气阀放气减压,以免容器内液体等物冲出外溢。

(3)用途:高压蒸汽灭菌法是最可靠的灭菌方法。凡能耐高热和潮湿的物品,如培养基、生理盐水、液体制剂、手术衣、敷料、玻璃器材及细菌培养物等,都可应用本法消毒、灭菌。

(4)注意事项:操作人员必须按"高压容器操作规程"操作,切不可超压运行。高压蒸汽灭菌器应按规定定期检查,不能"带病"工作。

3. 除菌滤器 简称滤菌器,种类很多,孔径非常小,能阻挡细菌通过,从而将液体中的细菌除去,达到除菌的目的。常用的有微孔滤膜、石棉滤板、玻璃滤板等制备的滤器。

(1)蔡氏(Seitz)滤器:由三部分组成。上部的金属圆筒,用以盛装将要滤过的液体;下部的金属托盘及漏斗,用以接收滤出的液体;上下两部分中间放石棉制的滤板。滤板按孔径大小可分 3 种:K 滤孔最大,供澄清液用;EK 滤孔较小,供滤过除菌;EK-S 滤孔更小,可阻止一部分较大病毒通过。滤板依靠侧面附带的紧固螺旋拧紧固定。

(2)玻璃滤菌器:由玻璃制成。滤板采用细玻璃砂在一定温度下加压制成。孔径有 0.15~250.00μm 不等,分为 G1、G2、G3、G4、G5、G6 六种规格,前四种用于液体的澄清,后两种用于液体除菌。用法:①将清洁的滤器、滤瓶等分别用纸包装。②在 102.97kPa 的蒸气压下灭菌 20 分钟。③以无菌操作法将已灭菌的滤器与滤瓶装妥,并使滤瓶的侧管与缓冲瓶相连,再使缓冲瓶与抽气机相连。④将待滤液倒入滤菌器内,开动抽气机使滤瓶中压力减低,滤液则迅速流入滤瓶中(量少时可事先在滤瓶中放试管接受滤液),滤毕,关闭抽气机,先将抽气橡皮管从滤瓶侧管处拔下,再启开滤瓶的橡皮塞,以无菌操作取出瓶中滤液移入无菌玻璃容器内。

此法用以除去某些药物、血清、腹水等不耐热液体中的细菌,也可用来分离病毒、细菌和其毒素。

(二)煮沸(100℃湿热)消毒或杀菌实验

[**实验目的**]通过实验掌握消毒或杀菌实验的原理,熟悉其适用范围和杀菌效果。

[**实验用品**]大肠埃希菌18~24 小时肉汤培养物及枯草杆菌24~48 小时肉汤培养物,肉汤培养基(简称肉汤管),100℃水浴锅,无菌吸管

（1ml）等。

[**实验方法**]

1. 以吸管分别取大肠埃希菌菌液至 2 支肉汤管中，每管 0.1ml；在另 2 支肉汤管中，以相同方法分别加入枯草杆菌菌液各 0.1ml。菌液应直接加至肉汤中，不要沾管壁上，将接种菌液的肉汤管分为两组，每组有大肠埃希菌和枯草杆菌管各 1 支。

2. 将一组肉汤管放入煮沸的水浴内加热 10 分钟取出。水浴锅内的水面应超过管内的液面。另一组肉汤管不加热，作为对照。

3. 将以上两组肉汤管置于 37℃ 孵育，24 小时后观察有无细菌生长，并比较繁殖体和芽孢对热的抵抗力。

（三）紫外线杀菌实验

[**实验目的**] 通过实验掌握紫外线杀菌实验的原理，熟悉其适用范围和杀菌效果。

[**实验用品**] 大肠埃希菌肉汤 18～24 小时培养物，枯草杆菌肉汤 24～48 小时培养物，普通琼脂平板，紫外线灯，无菌黑纸片，无菌镊子等。

[**实验方法**]

1. 用灭菌接种环蘸取大肠埃希菌或枯草杆菌菌液数环，分别在 2 个琼脂平板培养基表面均匀涂布。

2. 用无菌镊子取无菌黑纸片，分别放在 2 个已接种细菌的培养基表面。

3. 打开两平皿盖，平放在距紫外线灯 60～100cm 处照射 30 分钟后，用无菌镊子移去无菌黑纸片放消毒缸内。盖好平皿盖，37℃ 孵育 24 小时后观察结果。

4. 经培养后，如在放纸片处无细菌生长，而在未放纸片处有细菌生长，证明紫外线对接种的细菌有杀菌作用。

二、化学因素对细菌的影响——比较不同消毒剂在相同时间内对不同细菌的作用

[**实验目的**] 通过实验比较不同消毒剂在相同时间内对不同细菌的抗菌效果。

[**实验用品**] 大肠埃希菌 18～24 小时肉汤培养物，枯草杆菌 24～48 小

时肉汤培养物，普通琼脂平板，2.5% 碘酊，3% 来苏尔，1% 苯扎溴铵（新洁尔灭）。

[**实验方法**]

1. 于 2.5% 碘酊、3% 来苏尔、1% 苯扎溴铵中分别加入大肠埃希菌肉汤培养物、枯草杆菌肉汤培养物 0.25ml 混匀。

2. 10 分钟后将每管含菌的消毒剂分别挑取一接种环接种于普通琼脂平板。

3. 37℃孵育 24 小时观察结果，并记录之。

[**思考题**]

1. 为什么芽孢对理化因素的抵抗力通常比繁殖体强？

2. 为什么干热灭菌法比高压蒸汽灭菌法需要更高的温度和更长的时间？上述两种灭菌有何不同？

实验 11 细菌的变异性实验

一、鞭毛的变异

[**实验目的**] 了解细菌鞭毛的变异现象。

[**实验用品**] 普通变形杆菌的琼脂斜面 18 ~ 24 小时培养物，普通琼脂平板，含 0.1% 苯酚琼脂平板。

[**实验方法**]

1. 用灭菌接种环取普通变形杆菌，分别点种在普通琼脂平板及含 0.1% 苯酚琼脂平板的四周，注意勿将接种物划开。

2. 37℃培养 24 小时后，观察菌落有无迁徙现象。普通变形杆菌（有鞭毛）在普通琼脂平板上呈弥漫生长，有迁徙现象；而在含 0.1% 苯酚琼脂平板上，可见单个菌落，不出现迁徙现象。

二、菌落的变异（S→R）

[**实验目的**] 了解细菌菌落的变异现象。

[**实验用品**] 光滑型（S 型）大肠埃希菌 18 ~ 24 小时斜面培养物，含 0.1% 苯酚琼脂平板，普通琼脂平板。

[**实验方法**]

1. 将光滑型的大肠埃希菌划线接种于 0.1% 苯酚琼脂平板上。

2. 37℃培养24小时，挑取单个菌落，再接种到含0.1%苯酚琼脂平板。如此连续经过5~6代后，一般可获得粗糙（R）型大肠埃希菌菌落。

3. 将光滑型与粗糙型大肠埃希菌，分别接种在普通琼脂平板上，置37℃培养24小时，观察比较两种菌落的形态学特点，并加以描述。

三、耐药性变异

[实验目的] 了解细菌耐药性变异现象。

[实验用品] 金黄色葡萄球菌或大肠埃希菌（对链霉素敏感株）6小时肉汤培养液，胰胨大豆琼脂（TSA）培养基，胰胨大豆肉汤（TSB）培养基。

[实验方法]

1. 制备链霉素梯度琼脂平板

（1）在灭菌平皿底部的一侧垫放一定厚度的木块，使之倾斜。然后倾注已加热熔化的 TSA 培养基，使培养基恰好覆盖整个平皿底部。

（2）待 TSA 培养基凝固后，将平皿重新放平。

（3）将含链霉素的溶液加入另一经加热熔化并冷至60℃左右的 TSA 培养基中，使浓度为62.5U/ml，充分混匀后，倾注于上述加有 TSA 培养基的皿内，待凝固后即成梯度琼脂平板。

2. 滴加0.3ml金黄色葡萄球菌（链霉素敏感株）肉汤培养液至梯度琼脂平板表面，使覆盖整个培养基表面，吸去多余菌液（或用棉签蘸菌液后涂布），37℃培养24小时。

3. 挑取链霉素高浓度区的菌落制成细菌悬液，从此菌液中各取一接种环，分别接种至 TSB 培养基和另一含有50U/ml链霉素的 TSB 培养基中，同时取原来对链霉素敏感的金黄色葡萄球菌菌液，分别接种上述两种培养基中作为对照。

4. 均置于37℃培养24小时后，观察各管生长情况。

一般在梯度琼脂平板上链霉素高浓度区出现的菌落，即为耐药菌株。或将链霉素高浓度区的金黄色葡萄球菌和原对链霉素敏感的金黄色葡萄球菌制成菌液，用棉签涂布于两个普通琼脂平板上，然后分别放置同样的含不同浓度的链霉素滤纸片，37℃培养24小时，观察并比较两块平板上含滤纸片的抑菌圈的大小。

四、细菌质粒接合传递实验

[**实验目的**] 通过实验了解细菌质粒接合传递实验的实验方法。

[**实验用品**] 耐链霉素的大肠埃希菌，对链霉素敏感的福氏志贺菌和大肠埃希菌，普通肉汤管，含链霉素的伊红亚甲蓝（EMB）琼脂平板，不含链霉素的 EMB 琼脂平板，无菌试管，吸管，无菌棉拭子等。

[**实验方法**]

1. 将耐链霉素大肠埃希菌肉汤培养液与链霉素敏感的福氏志贺菌肉汤培养液 1∶4 比例混合 1 支无菌试管内，37℃水浴保温 1 小时，然后用无菌棉拭子取该混合菌液涂布接种含链霉素 EMB 琼脂平板，37℃培养 18～24 小时。

2. 将链霉素敏感大肠埃希菌肉汤培养液与链霉素敏感福氏志贺菌肉汤培养液按上述方法混合保温后，分别涂布接种 1 块普通 EMB 琼脂平板和 1 块含链霉素 EMB 琼脂平板，作为对照。

在 EMB 琼脂平板上，大肠埃希菌为紫黑色的菌落，而福氏志贺菌则为无色或淡粉色半透明菌落。在含链霉素 EMB 琼脂平板上，只有带链霉素 R 质粒的细菌才能生长。因此，若在含链霉素 EMB 琼脂平板上长有无色或粉红色菌落，说明链霉素敏感的福氏志贺菌已从耐链霉素的大肠埃希菌获得了链霉素 R 质粒发生了耐药性变异（可挑取含链霉素 EMB 平板上的无色或淡粉红色菌落转种普通琼脂斜面，37℃培养 18 小时后，用福氏志贺菌多价血清做玻片凝集实验，验证所挑菌是否为福氏志贺菌）。

[**思考题**]

1. 报告鞭毛变异、菌落变异、耐药性变异实验的结果，说明其在医学上的意义。

2. 为什么细菌通过 R 质粒接合后会产生耐药性变异？若无抗生素存在，细菌是否会发生耐药性变异？

实验 12　药物的体外抗菌实验

药物的体外抗菌实验，在医学上应用广泛，常用的方法有连续稀释法和琼脂扩散法等。连续稀释法有液体培养基法和固体培养基法。

一、液体培养基两倍连续稀释法

(一) 青霉素最低抑菌浓度的测定

[**实验目的**] 通过青霉素最低抑菌浓度的测定，掌握液体培养基两倍连续稀释法实验。

[**实验用品**] 注射用青霉素钠盐，葡萄球菌 6~8 小时培养物或 16~18 小时培养液，肉汤培养基（又称普通肉汤），pH 6.5 的磷酸盐缓冲液（PBS），无菌试管，刻度吸管等。

[**实验方法**]

1. 葡萄球菌菌液准备 将葡萄球菌接种于肉汤培养基内，37℃培养 6~8 小时，适当稀释使其浓度为每毫升约含 100 万个细菌（或取一接种环葡萄球菌培养物接种于 2ml 肉汤培养基，37℃培养 16~18 小时后，用肉汤液稀释 1000 倍的菌数）。

2. 青霉素应用液的准备 用无菌的 pH 6.5 的 PBS，无菌操作下，将注射用青霉素钠盐稀释成每毫升含 100U 青霉素。

3. 取无菌小号试管（带塞）10 支，排列在试管架上，标明顺序，用普通肉汤稀释，按表 7-1 所示无菌操作，先吸取青霉素 0.1ml 放入第 1 管中，混匀后吸取 1ml 放入第 2 管中，混匀后再从第 2 管吸取 1ml 放入第 3 管中，如此作逐管倍量稀释至第 9 管，混匀后吸取 1ml 弃去，第 10 管不加青霉素，只加普通肉汤，作菌液对照。

表 7-1　普通肉汤两倍连续稀释法

试管序号	试管 1	试管 2	试管 3	试管 4	试管 5	试管 6	试管 7	试管 8	试管 9	试管 10
普通肉汤/ml	1.9	1.0	1.0	1.0	1.0	1.0	1.0	1.0	1.0	2.0
青霉素/100U · ml⁻¹	0.1 →	1.0 →	1.0 →	1.0 →	1.0 →	1.0 →	1.0 →	1.0 →	1.0 →	

注：→的含义为从前管中吸取 1ml 放入后管中，以此类推操作至第 9 管，最后第 9 管吸取 1ml 弃去。

稀释后，每支试管青霉素最终浓度（U/ml）分别为 5、2.5、1.25、0.63、0.31、0.16、0.08、0.04、0.02、0。

4. 每管各加入葡萄球菌菌液 0.05ml，然后置 37℃培养 18 小时，取出用肉眼观察结果。

［**实验结果**］先观察对照管（第10管），应出现明显混浊生长，再观察各含药试管的细菌生长情况，以能抑制实验菌生长的药物最高稀释倍数作为该药（青霉素）的最小抑菌浓度（MIC）。若要证明药物的最小杀菌浓度（MBC），可将未生长细菌的各培养物依次取出，分别转种到琼脂平板上，37℃培养48小时，以无菌生长的最高稀释度的药物浓度定为最小杀菌浓度。MIC可评价药物抑菌作用的程度，常以 μg/ml 表示，其值越小，抑菌作用越强。

本法若作为细菌对药物如青霉素的敏感性实验报告，仍然是以无细菌生长的药物最高稀释倍的那管的药物浓度作为该菌对该药的敏感度。

［**注意事项**］

1. 如果某些药物加入肉汤后出现混浊，影响结果判断，可采用葡萄糖酚红肉汤代替普通肉汤，这样细菌生长后因发酵糖产酸，使酚红变成黄色而易读取结果。

2. 接种细菌时，也可用接种环（内径3mm）取 1：5 稀释度的实验菌6～8小时普通肉汤培养物，每管接种一环。

3. 对于营养要求较高的细菌，可在普通肉汤中加入 0.25%～1.00% 的无菌血清或加入 0.25%～1.00% 葡萄糖等。

4. 在测定中草药煎剂时，由于药物颜色较深，影响观察结果，需将每管中取出数环移种于相同培养基中培养后，再观察有无细菌生长，或者采用固体培养基连续稀释法进行。中草药的水浸液一般配成 100g/100ml 或 100μg/ml 的溶液。

5. 药物配制后应保存在冰箱中，尤其是抗生素，最好分装后低温冰箱保存，避免反复冻融，以致失效。

6. 在整个操作过程中，要求严格遵守无菌操作。

（二）黄连煎剂 MIC 的测定

［**实验目的**］通过黄连煎剂 MIC 的测定，掌握液体培养基两倍连续稀释法实验。

［**实验方法**］

1. 黄连煎剂的制备　①称取干黄连100g。②加蒸馏水200ml，微火煎熬，获煎液100ml 即为浓度为100%的黄连煎剂。

2. 按表7-2进行稀释。

表 7-2　黄连煎剂的稀释法

试管号	试管1	试管2	试管3	试管4	试管5	试管6	试管7	试管8	试管9	试管10	试管11
肉汤/ml	—	0.5	1.0	1.5	2.0	2.5	3.0	3.5	4.0	4.5	5.0
黄连煎剂/ml	5.0	4.5	4.0	3.5	3.0	2.5	2.0	1.5	1.0	0.5	—
稀释度/%	100	90	80	70	60	50	40	30	20	10	对照

3. 黄连煎剂 MIC 的测定　①在上述各管中，分别加入经稀释的金黄色葡萄球菌菌液 0.1ml（菌液准备，用环径 4mm 的接种环，取一环金黄色葡萄球菌菌液接种于 2ml 肉汤管中，37℃培养 6～8 小时，再用肉汤 1∶1000 稀释备用），充分混匀。②置 37℃培养 24 小时后观察结果。

［实验结果］能抑制细菌生长，而药物稀释度最大的一管，该稀释度即为黄连煎剂对金黄色葡萄球菌的 MIC。

［注意事项］

1. 如果实验菌为溶血性链球菌，应先在培养基中加入一定量的血清。
2. 根据药物抗菌作用强弱，可选用不同的稀释方法，使 MIC 更精确。

［思考题］测定药物的 MIC 有何实际意义？

二、琼脂扩散法

本法利用药物能在琼脂培养基中扩散并形成一定浓度的含药范围，具有抗菌作用的药物在一定浓度时对某些微生物具有抑杀作用，因而在一定范围内出现相应的抑菌圈或抑菌距离。微生物对已知抗菌药物的敏感性，也可用本法测定，称为抗菌药物敏感性实验（简称药敏实验）。

琼脂扩散法的方法较简单，易操作，条件要求不高，但精确度较差，影响因素较多，一般用于药物抗菌作用的定性或初筛。若用于定量抗生素的抗细菌效价测定，则要求严格控制各项条件。琼脂扩散法常有滤纸片法（又称纸碟法）、平板打孔法、牛津杯法、平板挖沟法等，对于测定挥发性药物可用熏蒸法。

（一）滤纸片法

［实验目的］通过实验掌握滤纸片法的实验方法。

［实验用品］

1. 含药滤纸片（6mm）　青霉素滤纸片每片含青霉素 10U，链霉素滤纸片每片含链霉素 10μg，庆大霉素滤纸片每片含庆大霉素 10μg 或其他含定量药物的滤纸片。

2. 实验菌种 金黄色葡萄球菌、大肠埃希菌 8～10 小时培养物或按两倍稀释法实验菌液制备法制备。

3. 培养基 普通琼脂平板。

4. 其他 无菌镊子、无菌棉签等。

[实验方法]

1. 用无菌棉签取金黄色葡萄球菌和大肠埃希菌 6～8 小时培养物，分别均匀涂布于普通琼脂平板表面。

2. 待稍干后，用无菌镊子以无菌操作夹取含药滤纸片，分别等距离地贴于上述已涂布细菌的平板培养基表面，每平板（直径 9cm）贴上 4～5 片含药纸片，盖上盖。

3. 置 37℃ 培养 12～18 小时后取出，观察含药纸片周围有无抑菌圈（无菌生长圈），并量其直径（包括纸片）。

4. 根据抑菌圈大小对照判断标准（表 7-3）报告结果。

表 7-3 常见抗生素的抗菌作用或药物敏感性判断（参考）

抗菌药物	含药量/片	抑菌圈（直径）/mm		
		抗药	中度敏感	高度敏感
青霉素	10U	≤20	21～28	≥29
链霉素	10μg	≤11	12～14	≥15
庆大霉素	10μg	≤12	13～14	≥15

（二）平板打孔法

[实验目的] 通过实验掌握平板打孔法的实验方法。

[实验用品] 待测药物（如中草药煎剂或注射制剂），实验菌种（如大肠埃希菌，金黄色葡萄球菌 6～8 小时培养物），普通琼脂平板（厚层），打孔器（外径 6mm 的无菌金属管或玻璃管），0.5% 的琼脂等。

[实验方法]

1. 用无菌棉签蘸取适量实验菌，均匀涂布于琼脂平板表面。

2. 用打孔器在已涂布实验菌的平板上相距适当位置分别打 4～5 个孔，并除去孔内容物。

3. 加少量已熔化的冷却至50℃左右的0.5%的琼脂垫孔底。

4. 分别在孔内加入欲测的不同种或不同浓度的药物，至不外溢为度，盖上瓦盖，置37℃培养18～24小时，取出。

5. 观察结果，有无抑菌圈，如有，量其直径，记录与报告之。

（三）牛津杯法

［**实验目的**］通过实验掌握牛津杯法的实验方法。

［**实验方法**］此法用于药物的抗菌实验和细菌敏感实验，方法与打孔法类似。先用接种环或无菌棉签将实验菌均匀涂布于平板培养基表面，再以无菌操作将牛津杯（不锈钢小管）放在平板上轻轻加压，使其与平板培养基接触面无空隙。然后以无菌管加入不同种或不同浓度的药物，至满为度，勿外溢。盖上瓦盖，37℃培养8～12小时，观察与记录结果。

本法也用于抗生素抗菌效价的测定，但应按药典规定进行，如菌层的制备，采用菌种与琼脂混合倾注法制备。

（四）平板挖沟法

对于某些中草药抗菌作用的粗筛或欲测某一药物不同浓度对数种细菌的抗菌作用，可采用本法。

［**实验目的**］通过实验掌握平板挖沟法的实验方法。

［**实验用品**］待检药物（如黄芩的水煎剂），实验菌（如大肠埃希菌，金黄色葡萄球菌6～8小时培养物）等。

［**实验方法**］

1. 以无菌小刀在琼脂平板培养基的中部切弃宽约5mm的培养基，使成一条小沟，然后加入适量已熔化并冷却至50℃左右的0.5%琼脂垫沟底。

2. 将待测的药物加入沟中，以不外溢为度。

3. 用灭菌棉签或接种环，取培养6～8小时的实验菌菌液一种或数种，分别自沟的边缘与其垂直方向呈条状接种。

4. 换瓦盖后，置37℃培养18～24小时，观察与量取沟边缘抑菌距离，并记录。

［**思考题**］

1. 抗菌实验的影响因素有哪些？

2. 请以图表示，在同一平板上用一滤纸条作一种药物对多种细菌的抗菌实验，并叙述其操作过程。

3. 药敏实验的临床意义是什么？

实验 13　溶菌酶实验

[**实验目的**] 了解溶菌酶实验的原理；初步掌握溶菌酶实验的常用方法；加深理解其非特异性免疫功能。

[**实验用品**] 溶壁微球菌菌液，唾液，鸡蛋清，1% 琼脂，无菌平皿，打孔器（直径为 2mm），毛细滴管，生理盐水等。

[**实验方法**]

1. 加热熔化 1% 琼脂，冷却至 60～70℃ 时，将溶壁微球菌菌液混入，使之含菌 0.5～1.0mg/ml，立即分装倾注于直径 9cm 无菌平皿内，每个平皿 25ml，琼脂厚度为 4mm 左右。

2. 待琼脂凝固后，用打孔器在琼脂上打 4 个孔，孔距相等。

3. 用毛细滴管将标本如唾液分别加入孔内，以满为度，同时设标准溶菌酶，新鲜鸡蛋清作阳性对照，生理盐水作阴性对照。

4. 然后将平皿置 24～26℃ 内 15～18 小时，观察小孔周围溶菌环的直径。根据环的大小，比较唾液等各孔溶菌酶的含量。

实验 14　线虫形态学观察

[**实验目的**] 掌握蛔虫、鞭虫、钩虫、蛲虫虫卵和丝虫微丝蚴的形态特征。

[**实验用品**] 蛔虫、鞭虫、钩虫、蛲虫虫卵玻片标本，丝虫微丝蚴血片标本，显微镜，香柏油，二甲苯，擦镜纸等。

[**实验方法**]

1. **似蚓蛔线虫（蛔虫）**　受精卵与未受精卵的形态观察要点如下。

（1）受精蛔虫卵：注意观察虫卵的形状、大小、卵壳及蛋白膜的情况。主要特征为：椭圆形，大小为（45～75）μm×（35～50）μm（平均 60μm×45μm），棕黄色。卵壳厚，外包一层被胆汁染成黄棕色、凹凸不平的蛋白膜。新鲜虫卵内含一大而圆的卵细胞。在卵细胞两端与卵壳之间形成新月形空隙，称半月隙。

（2）未受精蛔虫卵：注意其与受精卵的差异。主要特征为：较受精蛔虫卵稍长，为长椭圆形，大小为（88～94）μm×（39～44）μm（平均为 90μm×42μm），黄褐色。蛋白膜与卵壳均较受精卵薄。卵内含大小不等的屈光颗粒。

2. 毛首鞭形线虫（鞭虫） 虫卵的主要特点为：大小为（50～54）μm×（22～23）μm，黄褐色。外形似腰鼓状。卵壳较厚，两端各有透明的塞状突，为本虫卵的特征。卵由一个卵细胞所充满。

3. 十二指肠钩口线虫和美洲板口线虫（钩虫） 两种钩虫卵相似，不易区别，虫卵的主要特征为：比蛔虫卵稍小，为（56～76）μm×（36～40）μm，椭圆形。卵壳极薄，像一条描绘的细线。卵内细胞数随虫卵排出体外的时间不同而异，刚排出体外时为 2～8 个，经过一定时间可发育至桑椹期。卵细胞本身为暗黄色。卵细胞与卵壳之间有透明间隙。

4. 蠕形住肠线虫（蛲虫） 虫卵的主要特点为：大小为（50～60）μm×（20～30）μm，无色透明。外形为不对称的长椭圆形，一侧较平，另一侧隆起。卵壳较厚，无色透明。卵内含一卷曲成熟的幼虫。

5. 班氏吴策线虫和马来布鲁线虫（丝虫） 班氏微丝蚴主要特点为：大小（244～296）μm×（3.5～7.0）μm；体态柔和，弯曲自然，无小弯；头间隙长宽相等；体核圆形、疏松、排列整齐；无尾核。马来微丝蚴主要特点为：大小（177～230）μm×（5～6）μm；体态弯曲僵硬，大弯上有小弯；头间隙长＞宽（2∶1）；体核椭圆形、大小不均、排列紧密、互相重叠；有 2 个尾核前后排列。

［**实验报告**］

1. 绘出蛔虫、鞭虫、钩虫、蛲虫虫卵的结构图。

2. 绘出两种丝虫微丝蚴的结构图，并标出各结构名称。

实验 15 吸虫形态学观察

［**实验目的**］掌握华支睾吸虫、布氏姜片吸虫、卫氏并殖吸虫、日本血吸虫虫卵的形态特征。

［**实验用品**］华支睾吸虫、布氏姜片吸虫、卫氏并殖吸虫、日本血吸虫虫卵玻片标本，显微镜，擦镜纸等。

［**实验方法**］

1. 华支睾吸虫 虫卵的主要特征为：大小为 29μm×17μm，是寄生于人体的蠕虫卵中最小者。卵壳为淡黄色，在卵较窄的一端有一向上突出的卵小盖。微动小螺旋可见与卵小盖相接处的卵壳向两侧稍突出，呈肩峰状，小盖嵌入其中。虫卵下端宽且钝圆，有的虫卵在其末端可见豆点状的小突起（或称小棘）。卵内含一成熟毛蚴，仅见其轮廓。

2. **布氏姜片吸虫**　布氏姜片虫卵是人体寄生的蠕虫卵中最大者，大小为（130～140）μm×（80～85）μm。卵呈椭圆形，两端钝圆，卵壳薄。淡黄色，卵小盖小而略倾斜，有时看不清楚。卵内含有一个卵细胞及数十个卵黄细胞。

3. **卫氏并殖吸虫**　虫卵主要有以下特点：虫卵一般呈椭圆形，最大宽度在虫卵中横线之前，外形为前端较宽，后端较窄。在虫卵的前端有一较大的卵小盖。卵盖与卵壳相接处，卵壳增厚且向外方突出。卵壳较厚，呈金黄色，特别是卵盖的对侧卵的末端，卵壳增厚。卵内含一卵细胞和十余个卵黄细胞，卵细胞一般位于卵中部，较大、发亮、呈圆形，常被卵黄细胞遮盖，看不清。卵黄细胞较暗，形态不整，含有许多颗粒，位于卵细胞周围。

4. **日本血吸虫虫卵**　虫卵主要有以下特点：虫卵为椭圆形，大小为（74～106）μm×（55～80）μm，淡黄色。卵壳较薄，无卵小盖，有一侧棘，在卵壳外常黏附坏死组织。卵内有一成熟的毛蚴，形似球拍状，在毛蚴的周围可见一薄层的卵黄膜。

［**实验报告**］绘出华支睾吸虫、布氏姜片吸虫、卫氏并殖吸虫、日本血吸虫虫卵的结构图，并标出各结构名称。

实验 16　绦虫形态学观察

［**实验目的**］掌握带绦虫虫卵的形态特征。

［**实验用品**］带绦虫虫卵玻片标本，显微镜，擦镜纸等。

［**实验方法**］带绦虫卵的形态观察：链状带绦虫、肥胖带绦虫虫卵的结构相似，难以区分。注意虫卵的形态及结构，重点观察胚膜的放射状条纹和六钩蚴的特征。卵呈圆球形，直径为 31～43μm，棕黄色。胚膜内含 1 个六钩蚴，具有 6 个成对排列的小钩，小钩呈棒状或钩针状，因光线强弱不同而呈黑色或白色发亮的小体。

[**实验报告**] 绘出带绦虫虫卵的结构图，并标出各结构名称。

实验 17　原虫形态学观察

[**实验目的**] 掌握溶组织内阿米巴滋养体、包囊及阴道毛滴虫滋养体的形态特征；了解间日疟原虫的各时期的形态特征。

[**实验用品**] 溶组织内阿米巴滋养体、包囊玻片标本，阴道毛滴虫滋养体玻片标本，间日疟原虫血片标本，显微镜，香柏油，二甲苯，擦镜纸等。

[**实验方法**]

1. 溶组织内阿米巴（痢疾阿米巴）

（1）滋养体的形态观察：观察粪便涂片铁苏木素染色玻片标本时，先于低倍镜下找到清晰均匀的界面，换高倍镜找到蓝黑色的边界分明的圆形或椭圆形虫体，其核为泡状，并见内质含食物泡，食物泡中常见被吞噬的被染成黑色点状的红细胞，可证明为其滋养体，此时可换油镜观察。

（2）包囊（铁苏木素染色）的形态观察：包囊呈圆球形，直径为 5～20μm，囊壁明显。核 1～4 个，构造同滋养体。注意转动小螺旋，观察计数位于不同平面上的核总数。拟染色体呈棒状，两端钝圆，被染成蓝黑色。糖原泡在制片过程中被酒精溶解，故在内质中呈空泡状。应注意与结肠内阿米巴包囊相区别。结肠内阿米巴包囊较大，10～30μm，囊壁较厚，不着色，内有 1～8 个核，核仁大、核膜薄。未成熟包囊有较大的糖原泡，但也被溶解成空泡，拟染色体呈刷状且不易见到。成熟包囊胞质均匀，可见 8 个核。

2. 阴道毛滴虫（铁苏木素或姬氏染色玻片标本）

滋养体的形态观察：低倍镜下可见虫体呈梨形或椭圆形，油镜下可见其内有一长椭圆形的细胞核，核前缘有 5 颗基体，从基体发出四根前鞭毛及一根后鞭毛，后鞭毛和波动膜外缘相连。波动膜较短，在体侧，一般不超出虫体一半。

3. 间日疟原虫

在油镜下观察间日疟原虫薄血膜染色玻片标本时，须注意以下要点。

（1）在红细胞内寻找寄生的各阶段疟原虫（红内期）。被寄生的红细胞胀大、色淡，常呈长圆形或多边形。

（2）早期滋养体（环状体）：环约为红细胞直径的 1/3，多为 1 个核，细胞质淡蓝色，1 个红细胞含 1 个原虫。

（3）大滋养体：虫体由小渐大，有伪足伸出，虫体形状不规则，有疟色素出现。

（4）未成熟裂殖体：核开始分裂成数个，随着核数增多，虫体呈圆形，空泡消失，有疟色素并开始集中。

（5）成熟裂殖体：裂殖子 12 ~ 24 个，排列不规则，疟色素集中成堆，虫体占满胀大的红细胞。

（6）配子体：圆形，略大于红细胞，细胞质蓝色略带红，核 1 个，疟色素分散。

[**实验报告**] 绘出溶组织内阿米巴滋养体、包囊，阴道毛滴虫滋养体和所见间日疟原虫的结构图，并标出各结构名称。

实验 18　粪便蠕虫卵检查实验

[**实验目的**] 熟悉粪便直接涂片蠕虫卵检查方法。

[**实验用品**] 待检粪便，生理盐水，载玻片，盖玻片，显微镜，擦镜纸等。

[**实验方法**] 粪便检查是诊断寄生虫病常用的检测方法。为取得准确结果，粪便必须新鲜，送检时间一般不超过一天。如检查肠内原虫滋养体，最好立即检查，或者暂时保存在 35 ~ 37℃ 条件下待查。盛粪便的容器须洁净、干燥，并防止污染；粪便不可混入尿液及其他体液，以免影响检查结果。主要有直接涂片法、厚涂片透明法、浓聚法等。下面以常用的直接涂片法为例，介绍其具体操作方法及应用。

直接涂片法用以检查蠕虫卵、原虫滋养体和包囊。此方法简便、迅速，但当粪便中蠕虫卵或原虫数量较少时则不易查到，可连续做 3 次涂片，以提高检出率。蠕虫卵检查方法：在洁净的载玻片中央滴一滴生理盐水，用棉签棍或竹签挑取绿豆大小的粪便块，在生理盐水中涂抹均匀；涂片的厚度以透过载玻片隐约可辨认书上的字迹为宜。一般在低倍镜下检查，如用高倍镜观察，需加盖玻片。应注意虫卵与粪便中的异物相鉴别。虫卵都具有一定的形状和大小；卵壳表面光滑整齐，具固有的色泽；卵内含卵细胞或幼虫。

[**实验报告**] 绘出镜下所见虫卵的结构图，并加以辨识。

实验19 蠕形螨检查实验

[**实验目的**] 熟悉皮下组织蠕形螨检查方法。

[**实验材料**] 显微镜，长柄药勺，液体石蜡，甘油，擦镜纸，载玻片，盖玻片，透明胶带等。

[**实验方法**] 皮下组织蠕形螨检查方法如下。

1. 挤压涂片法 通常采用手挤压，或者用药勺等刮取受检部位皮肤，将刮出物置于载玻片上，加1滴液体石蜡，涂开，加盖玻片镜检。

2. 透明胶纸粘贴法 用透明胶纸于晚上睡前粘贴于额、鼻、鼻沟等处，至次晨取下贴于载玻片上，加1滴液体石蜡镜检。或者检查时直接把透明胶纸粘贴在面部，用手挤压，然后取下，贴于载玻片上，加1滴液体石蜡镜检。

[**实验报告**] 绘出镜下所见蠕形螨的结构图，并加以辨识。

实验20 补体的溶血实验

[**实验目的**] 初步掌握补体溶血实验的原理及方法；加深理解补体的非特异性免疫活性。

[**实验用品**] 溶血素（SRBC抗体），2%绵羊红细胞（SRBC），新鲜豚鼠血清（内含补体），小试管，生理盐水，刻度吸管，37℃水浴箱等。

[**实验方法**]

1. 取小试管3支，按表7-4依次加入各种试剂。

表7-4 补体溶血实验

	试管1	试管2	试管3
2%羊红细胞/ml	0.5	0.5	0.5
溶血素（2U）/ml	0.5	0.5	—
豚鼠血清（2U）/ml	0.5	—	0.5
生理盐水/ml	0.5	1.0	1.0
结果			

2. 将上述三支试管放置在 37℃ 水浴箱内 15 ~ 30 分钟，取出观察各管有无溶血现象。如红细胞溶解，则混悬液变为红色透明的液体，并解释原因。

实验 21 吞噬细胞的吞噬实验

吞噬细胞的吞噬作用是机体防御功能的重要组成部分。吞噬细胞有大、小两类。中性粒细胞属小吞噬细胞；另一类大吞噬细胞又称单核吞噬细胞系统。

[**实验目的**] 通过吞噬细胞的吞噬实验，证明吞噬细胞在免疫机制中的作用，加深理解机体的免疫机制。

[**实验用品**] 白色葡萄球菌，人或兔抗凝血液，小白鼠，肝素抗凝剂，瑞氏染液，2% 碘酊，75% 酒精，6% 可溶性淀粉，肉汤，1% 鸡红细胞悬液，蒸馏水，生理盐水，酵母菌，动物腹腔灌洗液，1% 的戊二醛，1% 的亚甲蓝液，显微镜，小号试管，毛细吸管，载玻片，1ml 注射器及针头，棉球等。

[**实验方法**]

1. 小吞噬实验

（1）将实验菌种（白色葡萄球菌）接种在适宜的培养基中培养，然后用生理盐水将菌苔洗下，以比浊法调整菌液浓度约至每毫升含 5×10^8 个细菌，100℃ 加热 15 分钟杀死细菌。保存于冰箱中，待用。

（2）加 1 滴肝素抗凝剂于小试管中，然后取新鲜血液（人或动物血）2 ~ 3 滴加入其中，再加上述菌液 2 ~ 3 滴，混匀后置 37℃ 保温 20 ~ 30 分钟，每 10 分钟摇动 1 次。

（3）保温后立即取悬液 1 滴在载玻片上推成薄膜晾干，加瑞氏染液至薄膜上 1 分钟后加等量蒸馏水吹匀，5 分钟后水洗，吸干，油镜检查。用吞噬百分率及吞噬指数来表示吞噬功能的大小。

1）吞噬指数：随机观察 100 个中性粒细胞，计算被吞噬的细菌总数，算出每个中性粒细胞吞噬的细菌平均数（正常 >1）。吞噬指数 = 被吞噬的细胞总数/观察到的吞噬细胞总数。

2）吞噬百分率：指 100 个中性粒细胞中有多少白细胞吞噬了细菌（正常≥40%）。吞噬百分率 =（吞噬了细菌的吞噬细胞数/观察到的吞噬细胞总数）×100%。

2. 大吞噬实验

（1）方法 1

1）注射 6% 可溶性淀粉肉汤 1ml 至小白鼠腹腔，以刺激小白鼠腹腔中吞噬细胞增加（实验前一天注射）。

2）实验时注入 1% 鸡红细胞悬液 3ml 至小白鼠腹腔，稍揉腹部，1～2 小时后解剖小白鼠，取腹腔液涂片（或印片），自然干燥。

3）瑞氏染液染色，干后，油镜检查，可见吞噬细胞吞噬鸡红细胞现象。用吞噬百分率及吞噬指数表示吞噬功能的大小。

（2）方法 2

1）小白鼠腹腔注射 2ml 腹腔灌洗液，轻揉腹部，3～5 分钟后，用注射器抽取腹腔液少许，再滴于载玻片上，每片 2～3 滴。

2）将载玻片放于平皿中，盖好皿盖，置 37℃ 保温 1 小时使吞噬细胞贴片。

3）取出载玻片，用生理盐水轻轻洗去未（非）贴片细胞。

4）每载玻片加酵母菌液 2 滴，将载玻片置平皿内，于 37℃ 培养 30～40 分钟。

5）取出载玻片，用生理盐水轻轻洗去未被吞噬的酵母菌，用固定液固定 2～3 分钟，生理盐水冲洗、干燥，用染色液染色 1～2 分钟，冲洗，待干。

6）油镜观察吞噬细胞吞噬酵母菌现象，计算吞噬百分率及吞噬指数。如果在实验前 2～3 天给小白鼠腹腔注射 6% 淀粉肉汤 1ml，则吞噬百分率和吞噬指数可大大提高，因为淀粉可吸引吞噬细胞移动并集中于腹腔。糖原、蛋白胨等物质可激活吞噬细胞，而使其吞噬异物的能力加强。

[注意事项]

1. 6% 可溶性淀粉肉汤　取肉汤培养基 50ml，加入可溶性淀粉 3g，混匀后煮沸灭菌，冷却后使用。

2. 1% 鸡红细胞悬液　取肝素抗凝鸡红细胞 1ml 加入生理盐水 99ml 混合即成。

3. 酵母菌液　于实验前一天将酵母菌接种于沙氏培养基，实验时用生理盐水洗下酵母菌并洗涤 3 次，每次 1500r/min，5 分钟，最后用生理盐水配成，每毫升含（8×10^6）～（4×10^7）个酵母菌。

4. 动物腹腔灌洗液　即每毫升含 5～10 单位肝素 Hank's 溶液（或生理盐水）。

[思考题]

1. 在观察吞噬细胞吞噬现象时，如何判断是被吞噬细胞吞噬还是机械地黏附在吞噬细胞上？

2. 简述机体非特异性免疫的概念及特点。

实验 22　直接凝集反应——ABO 血型鉴定

[**实验目的**] 学习辨别血型的方法；观察红细胞凝集现象，掌握 ABO 血型鉴定的原理。

[**实验用品**] 抗 A 血型定型试剂（蓝色），抗 B 血型定型试剂（黄色），显微镜，载玻片，试管，采血针，消毒棉球。

[**实验方法**]

1. 取一块清洁载玻片，用蜡笔画上记号，左上角写 A 字，右上角写 B 字。

2. 滴加抗 A 血型定型试剂（蓝色）一滴于左侧，抗 B 血型定型试剂（黄色）一滴于右侧。

3. 穿刺手指取血，在载玻片的每侧血型定型试剂中各放入一滴血，轻轻摇动载玻片，使血型定型试剂和血液混合，按照有无凝集判定结果。

[**实验结果**] 将已知的抗 A、抗 B 血型定型试剂与受检者的红细胞混合时，与抗 A 血型定型试剂发生凝集者即为 A 型血型，与抗 B 血型定型试剂发生凝集者即为 B 型血型，与抗 A、抗 B 血型定型试剂均发生凝集者即为 AB 型血型，与抗 A、抗 B 血型定型试剂均不发生凝集者即为 O 型血型（表 7-5）。

表 7-5　ABO 血型检测结果判定

血型	抗 A 血型定型试剂	抗 B 血型定型试剂
A	+	−
B	−	+
O	−	−
AB	+	+

注："＋"有凝集反应；"－"无凝集反应。

[**注意事项**]

1. 对受试者的采血处要严格消毒，采血针应一人一针。

2. 采血针刺后的第 1、第 2 滴血，要用消毒棉球擦去，弃之不用，采用随后流出的血液。

3. 对含有较多自身冷凝集的受检者，在鉴定血型时往往被误认为是 AB 血型，遇到此种情况，需用 37℃ 生理盐水溶液洗涤受检者细胞 2～3 次，以去除吸附在红细胞上的凝集素，然后再鉴定血型。

4. 在做配型试验时，如发现有不配合现象，则取受检者血清，用已知 A 血型或 B 血型细胞进行反定型试验，以核实原鉴定的血型是否正确。

[思考题]

1. 凝集反应类型、原理及其用途。

2. 根据自己的血型，说明你能接受何种血型的血液和输血给何种血型的人，为什么？

3. 输血前为什么要做交叉配血试验？

实验 23 沉淀反应

可溶性抗原与相应抗体结合，在有适量电解质存在的条件下，形成肉眼可见的沉淀物，称为沉淀反应。根据抗原与抗体反应的环境条件及附加因素，沉淀反应可以分为环状沉淀、絮状沉淀和凝胶中的沉淀反应三种基本类型。

凝胶中的沉淀反应，可根据抗原与抗体反应的方式和特性，分为琼脂扩散、免疫电泳、对流免疫电泳（也称反向免疫电泳或免疫电渗电泳）和火箭免疫电泳等。现介绍双向琼脂扩散实验。

[实验目的] 初步掌握双向琼脂扩散实验的基本原理、方法、结果、分析及临床用途。

[实验用品] 生理盐水，甲胎蛋白阳性血清（或脐带血），甲胎蛋白免疫血清，优质琼脂粉，1% 叠氮钠，吸管，载玻片，打孔器（外径 3mm），微量滴管。

[实验方法]

1. **制备琼脂凝胶** 用生理盐水，制成 2% 琼脂凝胶（加 1% 叠氮钠至最后浓度为 0.1%，防腐）。

2. **制备琼脂板** 取洁净载玻片置平台上，用吸管缓慢加熔化、冷却至 50～60℃ 琼脂于载玻片上，每片约 3.5ml，滴加时勿溢出载玻片边缘，并避免产生气泡，冷却即成。

3. **打孔** 用打孔器打呈三角形排列的三个孔，孔间距离为 3mm。孔底补以少量琼脂。

4. **加样**　在其中一孔滴加甲胎蛋白免疫血清，另两孔分别滴加不稀释及 1:2 稀释的甲胎蛋白阳性血清。

5. **温育**　加好样品的琼脂板置湿盒内，于 37℃ 温箱中静置 24 小时，观察抗原抗体产生的白色沉淀线。

［**实验结果**］如与待检标本产生沉淀线，该线与阳性对照所产生的沉淀线吻接成一线则表示阳性。如无沉淀线，或与阳性对照沉淀交叉，则表示阴性。

实验 24　固相酶联免疫吸附实验

一、用已知抗体（双抗体夹心法）测定血清中的乙肝病毒表面抗原

［**实验目的**］通过测定血清中乙肝病毒表面抗原实验，熟悉固相酶联免疫吸附实验（ELISA）的实验过程及应用。

［**实验原理**］采用双抗体夹心法检测乙肝病毒表面抗原（HBsAg），采用乙肝病毒表面抗体（HBsAb）包被反应板，用辣根过氧化物酶（HRP）标记的 HBsAb 为酶标记物，以四甲基联苯氨（TMB）和过氧化物为底物。当标本中存在 HBsAg 时，该 HBsAg 与包被 HBsAb 结合并与 HBsAb-HRP 结合形成 HBsAb-HBsAg-HBsAb-HRP 复合物，加入 TMB 底物产生显色反应，反之则无显色反应。在实验结束时，有颜色变化的，提示有 HBsAg 存在，无颜色或颜色变化微弱的，则提示不存在 HBsAg；或用酶标仪测定结果。

［**实验用品**］96 孔 HBsAb 包被反应板、酶结合物、显色剂 A、显色剂 B、终止液（2mol/L H_2SO_4）、阳性对照液、阴性对照液、浓缩洗涤液、封板胶纸、自封袋、待检血清、微量移液器、吸头、37℃ 恒温箱或水浴锅、洗板机、振荡器、酶标仪等。

［**实验方法**］

1. **实验准备**　从冷藏的环境中取出试剂盒，在室温下平衡 30 分钟，同时将浓缩洗涤液做 1:20 稀释。

2. **加待测样本**　每次试验设阴性、阳性对照各 2 孔，分别加入阴性、阳性对照液 0.1ml，空白对照 1 孔，加入蒸馏水，其余各孔加入待测样本 0.1ml，置 37℃ 孵育 60 分钟。

3. **加酶结合物**　每孔 0.05ml，空白对照孔不加，充分混匀，置 37℃ 孵育 30 分钟。

4. 洗板

（1）手工洗板：弃去反应板条孔内液体，在吸水纸上拍干；用洗涤液注满每孔，静置 5～10 秒，弃去孔内洗涤液，在吸水纸上拍干，如此反复 5 次，拍干。

（2）洗板机洗板：选择洗涤 5 次的程序洗板，洗液应注满每孔，并确保每次洗净无残留，最后在吸水纸上拍干。

5. 加显色剂　先加显色剂 A，每孔 0.05ml；再加显色剂 B，每孔 0.05ml；充分混匀，放置 37℃避光孵育 30 分钟。

6. 终止反应　每孔加入终止液 0.05ml，混匀。

7. 测定　用酶标仪读数，可选择单波长 450nm（以空白孔校零）或双波长 450/630nm，读取各孔光密度（OD）值。读数须在终止反应后 10 分钟内完成。

[实验结果]

1. 肉眼判读　待测孔颜色与阴性对照一样或更浅，判为阴性；若明显加深，呈黄棕色，判为阳性。

2. 用酶标仪测定

（1）参考值：阴性对照平均值小于 0.1，阳性对照平均值大于 1.2，实验结果有效。阴性对照 OD 值低于 0.05 按 0.05 计算，高于 0.05 按试剂 OD 值计算。Cutoff 值计算：COV = 阴性对照平均 OD 值 × 2.1。（其中"Cutoff 值"即临界值，是判断检测结果的标准；"COV"为 Cutoff value，即 Cutoff 值的英文缩写）

（2）结果解释：标本 OD 值 ≥ COV 为阳性，标本 OD 值 < COV 为阴性。阴性结果表明样本不含 HBsAg，或样本中的 HBsAg 含量低于试剂盒的检测范围。阳性结果表明样本中含有 HBsAg，或非特异反应因素。

[注意事项]

1. 洗板的质量至关重要，既要避免洗液过量溢出，又能充满反应微孔中，洗板次数不应低于 5 次，并经常注意检查加液头是否堵塞。

2. 手工洗板时，请勿使用带纸屑的吸水材料拍板，以防外源性过氧化物酶类似物或氧化还原物质与显色剂发生反应，影响检测结果的准确性。

3. 洗板时所用的吸水纸请勿反复使用。

4. 洗板机最好在每次使用前、后，用蒸馏水或去离子水冲洗干净，以防止管路堵塞或腐蚀。

5. 如果有任何试剂接触皮肤和眼睛，必须用大量清水对该部位进行扩大清洗和消毒；终止液为 H_2SO_4，具有腐蚀性。

6. 试剂盒内有关组分及临床样本均应视为有潜在传染性，请按相关的实验室工作规范来执行和处理。

7. 如使用全自动酶免分析系统，可能会存在系统误差，应对系统相关参数设定做适当调整，以满足国家相关质控品要求。

二、用已知抗原测定结核分枝杆菌抗体

[实验目的] 通过测定结核分枝杆菌抗体实验，熟悉固相酶联免疫吸附实验（ELISA）的实验过程及应用。

[实验用品]

1. **包被液** 配制方法为 Na_2CO_3 0.18g，$NaHCO_3$ 0.28g，加蒸馏水至 100ml。

2. **洗涤液（Tris-T）** 配制方法为三羟甲基氨基甲烷（Tris）2.4g，聚梨山醇加蒸馏水至 100ml。

3. **稀释液（PBS）** 配制方法为 Na_2HPO_4 3.7g 加蒸馏水至 1000ml（临用时每 9ml PBS 液加入 1ml 小牛血清，即为 10% 小牛血清-PBS），加入 KH_2PO_4 0.43g，NaCl 6.8g。

4. **底物液** 配制方法如下。①A 液：$Na_2HPO_4 \cdot 12H_2O$ 3.58g 加蒸馏水至 100ml（4℃保存）。②B 液：柠檬酸 2.1g 加蒸馏水至 100ml，再称 0.12 克邻苯二胺（OPD）溶入，立即将 B 液分装入洁净青霉素小瓶，每瓶 1.5ml，放入低温（0℃以下）避光冻存备用。临用前，每次拿一瓶 B 液，直接向瓶内加 A 液 3ml（总量 4.5ml，足够一块 40 孔板使用），再加 30% 过氧化氢 5μl 即可使用（优点：各次重复性好，可比较，每配一次可使用半年至一年）。

5. **终止液（2mol/L H_2SO_4）** 配制方法为取浓 H_2SO_4 22.2ml 缓慢、分步加入 177.8ml 水中（共计 200ml）。

[实验方法]

1. **包被抗原** 取抗原包被液（碳酸盐缓冲液，见附录 G 常用缓冲溶液的组成和配制）按抗原管上标签指示做一定倍数稀释，（冻干管抗原均为每瓶 0.1ml，先用 0.1ml 包被液溶解，再按稀释倍数做一定稀释）混匀后加入 ELISA 塑板孔内，每孔 100μl，放至 4℃，15 小时以上。

2. **加待测血清或待测胸腔积液、脑脊液** 将上述 ELISA 塑板孔洗一遍（用 Tris-T 洗涤液），加入 1/50 及 1/100 两个稀释度的待测血清（或 1/50 稀释的胸腔积液、1/2 稀释的脑脊液），每孔 100μl（用含 10% 小牛血清的

PBS 稀释），于湿盒中 40℃ 孵育 1 小时（注：也可用末梢血，即于 0.5ml 的稀释液中滴入手指或耳垂全血 10μl，相当于血清 1/100 稀释度）。

3. **加酶联-SPA** 将上述板孔用洗涤液洗三遍，加入按标签指示进行数十倍稀释的酶联-SPA，每孔 100μl（用含 10% 的小牛血清 PBS 稀释），40℃ 孵育 45 分钟（注：酶联-SPA 为冻干品，可先用 1∶1 的甘油与水混合液溶解，一般是每支 1ml，然后用多少抽取多少，剩余部分可放入 0℃ 以下保存 2 周左右，否则 2 天即失效）。

4. **加底物显色** 将上述板孔洗三遍，加入底物液，每孔 100μl，终止反应。目测结果：以出现橘红色孔为阳性；无色或极浅黄色为阴性。

［**注意事项**］ 每块板需设标准阳性血清、标准阴性（健康人）血清和空白各 1~2 孔，作为对照，以掌握底物显色时间。

实验 25　T 淋巴细胞转化实验

一、PHA 淋巴细胞转化实验——形态法

［**实验目的**］ 了解淋巴细胞转化实验的原理及其意义；初步掌握淋巴细胞转化实验的方法及转化淋巴细胞的形态学、特征。

［**实验原理**］ 体外培养的 T 细胞，在受植物凝集素（PHA）、伴刀豆凝集素 A（Con A）等非特异性促有丝分裂原的刺激下，可转化为淋巴母细胞；在特异性抗原作用下，亦可发生类似的变化，据此转化程度可测定 T 细胞的免疫应答功能。

目前临床上大多数使用 PHA 作为刺激原刺激淋巴细胞转化，称为 PHA 淋巴细胞转化实验。其方法有形态法和放射性核素法，前者测定转化的淋巴细胞百分率，后者测定应用放射性核素标记的 DNA 前身参入细胞内新合成 DNA 的量。

［**实验用品**］

1. **肝素** 每管装肝素 10~20U，可供 1.1~1.5ml 全血抗凝用，或按实验需要血量的多少，调节每管肝素的量。

2. **PHA** 粗制品（PHA-M），含多糖的蛋白质成分，精制品（PHA-P）为纯蛋白质成分。国内多数实验室用 PHA-M，一般浓度为 50~200μg/ml。

3. **培养液** RPMI 1640 培养液，也可用 Tc199、EagleMem 液。在培养液中加入 20% 小牛灭活血清，青霉素 100U/ml，链霉素 100U/ml（或 μg/ml），必要时加入水解乳蛋白，配好后用 3.5% NaHCO₃ 调 pH 至 7.2，用

G5 或 G6 号玻璃漏斗过滤除菌，无菌操作分装备用。

[实验方法]

1. 分离淋巴细胞 可用自然沉淀法，或用明胶、右旋糖酐，使细胞沉淀，分离淋巴细胞，并配成含（2~3）×10^6/ml 培养物（细胞存活率应在 95%~98%）。

2. 培养 取清洁无菌青霉素瓶 2 个，每个放培养物 1ml，其中实验瓶加 PHA 0.1ml，另一瓶做对照，补加培养液 0.1ml，盖好瓶塞，置于 37℃ 培养 72 小时，每天旋转摇匀 2 次。

3. 取出后观察是否有凝聚，如无凝聚则直接离心（1000r/min）5 分钟，去上清液后涂片。如有凝聚，则用滴管吹打使细胞散开，如若吹打不散，可用 2.7% EDTA（pH 7.4），每毫升培养物加 0.09ml，置 37℃ 水浴 1~2 小时，离心（1500r/min）10 分钟，弃上清液取表层细胞推片。

4. 推片干后，用甲醇固定 5~10 分钟，用 0.5% 瑞氏染色（1% 瑞氏染液 1 份加 pH 6.4 PBS 1 份混合），或瑞氏–姬姆萨染液（1 份姬姆萨染液加 3 份瑞氏染液）。

5. 镜下观察转化的淋巴细胞形态见表 7-6。

表 7-6　淋巴细胞转化前后形态特征

形态特征	未转化的淋巴细胞	转化的淋巴细胞	
		成熟型	过渡型
细胞直径/μm	6~8	12~20	12~16
胞核大小	不增大	增大	增大
染色质	致密	疏松	较疏松
核仁	无	可见 1~3 个	有或无
有丝分裂	无	有时可见	无
位置	多位于中央	多数偏一侧	稍偏
胞质量	较少	丰富	较丰富
着色	天青色	嗜碱	嗜碱
空泡	无	有	少见
伪足	无	有	少见

[注意事项]

1. 要求严格进行无菌操作。

2. PHA 的加入量要适当，应根据厂家、批号及时间定量。

3. 培养液的最适 pH 为 7.2 ~ 7.4。

4. 每批培养时间要固定，培养时间延长可使转化率增高，用 PHA 做刺激原时通常培养 72 小时，如用特异性抗原，则要连续培养 5 ~ 7 天。

二、PHA 淋巴细胞转化实验——微量全血法

[实验目的]、[实验原理] 及 [实验用品] 参见实验 25 "一、PHA 淋巴细胞转化实验——形态法"。

[实验方法]

1. 取两个灭菌的青霉素瓶，每个加 10U 肝素抗凝剂。

2. 自耳垂或手指取血，分别于上两个小瓶各加 0.2ml 血液，并在各瓶中加入含 20% 小牛血清的 RPMI 1640 培养液 1ml。

3. 一瓶加 50U PHA 0.1ml，作为实验管，另一瓶不加 PHA 作为对照管。

4. 同时放 37℃ 培养 72 小时，每天轻轻摇动 1 次。

5. 培养后移入华氏管，2000r/min 离心 10 分钟。

6. 吸去上清液，将沉淀移入细胞压积管内，再 1500r/min 离心 10 分钟。

7. 取白细胞层推片，染色、镜检、计数均同前法。

[思考题]

1. 淋巴细胞转化实验的理论基础和实际意义是什么？

2. 影响淋巴细胞转化的因素有哪些？

3. 淋巴细胞转化前后的形态特征是什么？

实验 26　超敏反应实验

一、豚鼠 I 型超敏反应实验

[实验目的] 通过豚鼠 I 型超敏反应实验进一步理解 I 型超敏反应的发生条件、机制及其表现。

[实验用品] 马血清，鸡蛋清，无菌注射器，针头，镊子，剪刀，2.5% 聚维酮碘等。

[实验对象] 豚鼠 200g 左右。

[实验方法]

1. 取豚鼠 2 只，以甲、乙编号，分别在腹腔或皮下注射 1∶10 稀释的马血清 0.1ml。

2. **发敏**　14 ~ 21 天后，甲豚鼠耳缘静脉或心脏注射 1∶2 马血清 1ml，乙豚鼠耳缘静脉或心脏注射 1∶2 鸡蛋清。

3. 注射后，密切观察动物状态，如出现兴奋不安、抓鼻、耸毛、咳嗽、喷嚏等，继而出现呼吸急促，呼吸困难、痉挛性跳跃、尿便失禁，甚至倒向一侧，休克死亡。但由于个体差异，反应程度有轻有重。

4. 若豚鼠死亡，进行解剖，可见肺气肿甚至胀满整个胸腔。

[思考题]　对照豚鼠是否出现症状，并解释其原因。

二、旧结核菌素皮肤实验

[**实验目的**]　通过旧结核菌素皮肤实验初步掌握检测人体细胞免疫状态的方法。

[**实验用品**]

1. 旧结核菌素（OT）成品每支 2ml，已稀释成 1∶2000，其 0.1ml 相当于 5U（国际结核菌素单位）、纯蛋白衍生物（PPD）0.1ml 溶液含 0.1μg 蛋白。

2. 结核菌素注射器、针头、两脚规、75% 酒精等。

[**实验方法**]

1. 在受试者前臂掌侧，用 75% 酒精棉球消毒受试部位。

2. 用结核菌素注射器抽取适量药液，排出空气后于受试部位皮下注射 0.1ml，此时可见注射部位表皮隆起一白色小疱。

3. 在注射后 72 小时，用两脚规测量硬结的纵横直径（周围红晕不计在内），即纵横直径平均值按表 7-7 标准判断结果。

表 7-7　OT 实验判断结果

表现	结果
无反应	阴性（-）
5mm 以下	可疑阳性（±）
5 ~ 9mm	一般阳性（+）
10 ~ 19mm	中等阳性（++）
≥20mm 水疱或溃烂	强阳性（+++）

［临床意义］

1. 实际应用 ①为接种卡介苗及测定其免疫效果提供依据。②作为可疑结核病患者的辅助诊断。③用于结核分枝杆菌感染的流行病学调查。④测定机体的细胞免疫功能。

2. 判断结果时注意

（1）阳性：皮试局部反应越大，表明机体细胞免疫功能越强，正常人反应为阳性（＋~＋＋），强阳性提示活动性结核。

（2）阴性：①未接触过结核分枝杆菌，一般见于婴幼儿或边远农村青少年，可给予卡介苗接种，3~4周后复查，往往转为阳性。②因病情严重，细胞免疫功能低下，如全身结核、麻疹、淋巴肉瘤、传染性单核细胞增多症等。③医源性：如放射治疗、大剂量化疗、激素类药物等对细胞免疫均有明显抑制作用。

［注意事项］

1. OT浓度不能太高，以免引起全身反应或加重病灶反应。对疑有细胞免疫功能降低和免疫缺陷者，可用1∶2000浓度试剂测试。若诊断有结核感染时，宜用较低浓度如1∶10 000或1∶100 000，但确有活动性结核病者，不宜做此试验。

2. 判断皮试以硬结为准，周围红晕不能算，只有红晕而无硬结，可能是注射部位较深所致，必要时重试。

三、PHA 皮肤实验

PHA是一种非特异性刺激物，不仅在体外可引起人的T细胞进行有丝分裂，而且注入人体内也可使T细胞发生母化，并释放淋巴因子，24小时左右引起红晕和硬结，病理表现是以单核细胞浸润为主的炎症反应。本法可用来估价非特异性细胞免疫功能。

［**实验目的**］通过PHA皮肤实验初步掌握检测人体细胞免疫状态的方法。

［**实验用品**］PHA（尽量用较纯的制品），其他同OT实验。

［**实验方法**］

1. 用75%酒精棉球消毒前臂掌侧受试部位皮肤。

2. 取市售含PHA 10mg的安瓿一支，用生理盐水稀释，使0.1ml溶液含PHA 10μg。

3. 用1ml注射器抽取药液，于受试部位皮下注射0.1ml。

4. 注射 18 ～ 24 小时后，测量局部红肿、硬结的直径，以 mm 表示。一般以大于 5mm 为阳性，正常人用 5μg PHA 皮试，阳性率为 100%，红肿直径为 8.5mm ± 0.1mm；用 10μg PHA 皮试阳性率也为 100%，直径为 11.2mm ± 0.4mm，女性显著高于男性，9 岁以下反应较弱，随年龄增长而逐渐增强，30 岁以上常为较一致的强阳性反应。也有报告，皮下注射 PHA 0.1ml（含 10μg），注射后 24 小时记录结果：红肿硬结 >1.5cm 为阳性，表示免疫功能正常，红肿硬结直径在 0.5 ～ 1.5cm 为弱阳性，无明显变化为阴性。

[临床意义]

1. 肿瘤患者随病情发展而逐步抑制，与病情预后有关。

2. 非肿瘤患者细胞免疫不全时，反应阴性，如麻疹、风疹感染。

[注意事项]

1. PHA 皮试后数分钟注射局部常出现红肿发痒，数小时可自行消散，5 ～ 6 小时后又逐渐出现红肿硬结，多数到 24 小时达高峰，24 小时又开始消退，一般在 18 ～ 24 小时内测量结果。

2. 正常人对 PHA 皮试反应有个体差异，应与其他细胞免疫测定方法同时进行，以便综合分析。

3. PHA 皮试可出现不良反应　①局部感染：个别人注射 PHA 后，体温稍有升高，偶尔出现局部血性硬结并伴剧痛。②出血性坏死：大剂量（100μg）注射时，局部反应中心区显示出血性坏死。

实验27　抗毒素对机体的保护实验

[实验目的] 熟悉抗毒素对机体保护作用的原理；了解抗毒素与外毒素中和作用的特点、基本实验方法及其意义。

[实验用品] 小白鼠，破伤风外毒素（或破伤风梭菌培养物滤液），破伤风抗毒素，注射器，聚维酮碘，鼠罐，鼠饲料，生理盐水等。

[实验方法]

1. 取小白鼠按表 7-8 注射并编号：破伤风抗毒素腹腔注射 0.2ml（100U），经 30 分钟后于前肢或后肢肌内注射 1：100 稀释的破伤风外毒素 0.2ml。

2. 逐日观察有无发病情况，如有发病可见尾部强直，注射毒素侧的下肢麻痹，有强直性痉挛，以后疾病逐渐蔓延到另一侧下肢或全身，动物于

2~3日内死亡。

3. 填写表 7-8 并对结果作出解释。

表 7-8　抗毒素对机体的保护实验

	1 号	2 号	3 号	4 号	5 号
先注射抗毒素后注射外毒素	–	+	–	–	–
只注射外毒素	+	–	–	–	–
先注射外毒素后注射抗毒素	–	–	+	–	–
外毒素 + 抗毒素混合注射	–	–	–	+	–
注射生理盐水	–	–	–	–	+
结果					

第八章　药理学实验

实验 1　不同给药途径对药物作用的影响

[**实验目的**] 观察同一药物不同给药途径对机体作用的影响。

[**实验原理**] 药物以不同给药途径给药时，因吸收部位血液循环速度，吸收过程需透过生物膜的通透性，以及吸收途径中药物代谢酶等因素的影响，可导致药物吸收的速度和程度不同。

[**实验对象**] 小白鼠。

[**实验用品**] 小白鼠笼，电子天平，注射器（1ml），烧杯，小白鼠灌胃器，5% 尼可刹米溶液等。

[**实验方法**]

1. 取体重相近的小白鼠 3 只，编号并称重。

2. 观察小白鼠正常活动的情况，分别采用灌胃、皮下注射、腹腔注射 3 种给药途径，按 0.2ml/10g 剂量，给予小白鼠 5% 尼可刹米溶液。

3. 给药后立即记下当时时间，密切观察小白鼠的反应。小白鼠首次出现惊厥时，立即记下时间。从给药到首次出现惊厥的时间为药物作用的潜伏期。观察一段时间，比较 3 只小白鼠给药后出现的反应及最后结果的差别。

[**实验结果**] 按表 8-1 记录实验结果。

表 8-1　尼可刹米不同给药途径对药物作用的影响

编号	给药途径	体重/g	剂量/ml	作用潜伏期/min	最后结果
1 号					
2 号					
3 号					

注："最后结果"栏记载是否发生死亡及从给药到死亡相隔的时间等。

[思考题]

1. 尼可刹米在上述实验中体现出的药理作用是什么？

2. 同一药物、同等剂量以不同途径给药，将会出现哪些不同反应？为什么？

实验2 肝药酶诱导剂和抑制剂对戊巴比妥钠催眠作用的影响

[实验目的] 观察苯巴比妥及氯霉素对戊巴比妥钠催眠时间的影响。

[实验原理] 苯巴比妥可诱导肝药酶活性，使戊巴比妥钠在肝微粒体的氧化代谢加速，药物浓度降低，表现为戊巴比妥钠药理作用减弱，即催眠潜伏期延长，催眠时间缩短。而氯霉素则相反，能抑制肝药酶的活性，导致戊巴比妥钠药理作用增强，即催眠潜伏期缩短，催眠时间延长。

[实验对象] 小白鼠。

[实验用品] 电子天平，秒表，注射器（1ml），生理盐水，0.75%苯巴比妥钠溶液，0.5%氯霉素溶液，0.4%戊巴比妥钠溶液等。

[实验方法]

1. 取小白鼠3只，随机分为肝药酶诱导组（1号）、肝药酶抑制组（2号）和对照组（3号）。

2. 1号鼠腹腔注射0.75%苯巴比妥钠溶液10ml/kg，2号鼠及3号鼠均按10ml/kg腹腔注射生理盐水，每天一次，共两天。

3. 第三天，2号鼠腹腔注射0.5%氯霉素溶液10ml/kg，1号鼠及3号鼠腹腔注射等体积的生理盐水。

4. 半小时后，1、2、3号鼠分别腹腔注射0.4%戊巴比妥钠溶液10ml/kg。

5. 观察各小白鼠反应，记录各组小白鼠腹腔注射戊巴比妥钠的时间，翻正反射消失及恢复的时间，计算戊巴比妥钠催眠潜伏期（从腹腔注射该药到翻正反射消失的间隔时间）及催眠时间（从翻正反射消失到翻正反射恢复的间隔时间）。

[实验结果] 按表8-2记录实验结果。

表8-2　肝药酶诱导剂和抑制剂对戊巴妥钠催眠作用的影响

编号	体重/g	组别	催眠潜伏期/min	催眠时间/min
1 号				
2 号				
3 号				

［注意事项］

1. **0.5%氯霉素溶液配制**　干燥注射器吸取市售氯霉素注射液（0.25g/2ml）1ml，加入24ml蒸馏水中，边加边振荡，充分混匀后即成。若稀释液有结晶析出，可在水浴中混匀溶解后使用，吸取氯霉素注射液的注射器应预先干燥，否则，氯霉素可能在注射器中析出结晶，并堵塞注射器针头。

该溶液亦可采用氯霉素琥珀酸钠粉针剂配制，其每支0.69g（相当于纯氯霉素0.5g），加蒸馏水100ml溶解即成。

2. 本实验过程中，室温不宜低于20℃，否则，由于温度较低，戊巴妥钠代谢减慢，使动物不易苏醒。

［思考题］

1. 苯巴比妥钠及氯霉素对戊巴比妥钠催眠作用为何会产生上述影响？

2. 肝药酶诱导剂及抑制剂与其他药物合用时，将会对其他药物的作用产生什么影响？临床应用时该如何处理？

实验3　传出神经系统药物对小白鼠胃肠蠕动的影响

［实验目的］　观察新斯的明、阿托品对小白鼠胃肠平滑肌的作用。

［实验原理］　新斯的明为易逆性的抗胆碱酯酶药，和胆碱酯酶结合，使乙酰胆碱（ACh）水解减少，神经末梢ACh堆积，产生M样作用、N样作用，可兴奋胃肠道平滑肌促进胃肠蠕动。阿托品为M受体阻断药，可解除胃肠道平滑肌痉挛，减慢胃肠蠕动。

［实验对象］　小白鼠，体重18~24g，雌雄兼用。

［实验用品］　电子天平，注射器（1ml），灌胃针头，手术剪，量尺，生理盐水，0.002%甲基硫酸新斯的明溶液，0.25%硫酸阿托品溶液，碳素墨水（1%卡红或红墨水）等。

[**实验方法**]

1. 取实验前禁食 12 小时的小白鼠 9 只，称重，随机分为 3 组。

2. 第 1 组每只腹腔注射 0.25% 硫酸阿托品溶液 0.1ml，第 2 组每只腹腔注射 0.002% 甲基硫酸新斯的明溶液 0.1ml，第 3 组每只腹腔注射生理盐水 0.1ml。

3. 给药 10 分钟后，每只小白鼠用碳素墨水 0.2ml 灌胃。

4. 15 分钟后将动物处死，打开腹腔，轻轻剥离肠系膜并分离出小肠。从幽门和回盲部剪断小肠，测量小肠全长和炭末运行距离，计算炭末在小肠中的运行率。

[**实验结果**] 将实验结果记入表 8-3。

表 8-3　新斯的明、阿托品对小白鼠肠蠕动的影响

组别	编号	小肠长度/cm	炭末运行距离/cm	炭末运行率/%
第 1 组 （0.25% 硫酸阿托品）	1 号			
	2 号			
	3 号			
	平均值			
第 2 组 （0.002% 甲基硫酸新斯的明溶液）	1 号			
	2 号			
	3 号			
	平均值			
第 3 组 （生理盐水）	1 号			
	2 号			
	3 号			
	平均值			

[**思考题**] 比较三组炭末运行率并讨论新斯的明、阿托品对肠蠕动的作用有何不同，为什么？

实验4　家兔有机磷中毒与解救

[**实验目的**] 观察有机磷农药中毒的症状及血胆碱酯酶（ChE）活性的抑制情况；通过比较阿托品、解磷定的解救作用，掌握两药的作用原理。

[**实验原理**] 有机磷酸酯类中毒后，ChE 活性受到抑制，失去水解乙酰胆碱（ACh）的能力，ACh 在体内蓄积，引起一系列中毒症状（M 样、N 样和中枢神经系列症状）。抗胆碱药阿托品能拮抗 ACh 的作用，解除有机磷酸酯类中毒的 M 样症状。胆碱酯酶复活药解磷定能使被有机磷酸酯类抑制的 ChE 活性恢复，对 M 及 N 样症状有效。两药合用可提高解救效果。

[**实验对象**] 家兔，2.5～3.0kg。

[**实验用品**] 婴儿台秤，注射器（1ml、10ml），白炽灯泡，兔盒，刀片，5% 敌百虫溶液，0.2% 硫酸阿托品溶液，2.5% 解磷定溶液，草酸钾结晶等。

[**实验方法**]

1. 取家兔 2 只，称重、编号，观察并记录活动情况（呼吸频率，有无呼吸困难等）、瞳孔大小、唾液分泌情况、大小便情况、肌张力及有无震颤等。

2. 将两兔分别固定于兔盒内，以白炽灯泡烤热耳郭，使血管充血扩张。用刀片切割耳缘静脉（切口不要过大，过深），让血液自然滴出，滴入预先置有少量草酸钾结晶的试管内，立即轻轻摇匀，供测定血液 ChE 活力用。取血后切口用干棉球按压止血。

3. 两兔分别经另一侧耳缘静脉注入 5% 敌百虫溶液 2ml/kg。注毕，立即记录时间并密切观察上述各项指标的变化，加以记录（如 20 分钟尚未出现中毒症状，可追补 1/3 剂量）。中毒症状明显后，再按上法取血，供 ChE 活力测定。

4. 立即给甲兔静脉注射 0.2% 硫酸阿托品溶液 1ml/kg，给乙兔静脉注射 2.5% 解磷定溶液 2ml/kg，然后每隔 5 分钟再检查上述各项指标一次，观察、比较两兔中毒症状消失的情况及两药解毒作用的特点。

5. 实验结束时，给甲、乙两兔分别补充注射解磷定与阿托品，以防兔死亡。

[**实验结果**] 在表 8-4 中记录甲、乙两兔中毒前后和用不同药物解救后的症状及血液 ChE 活性的改变（胆碱酯酶活性的测定方法见下页附）。

表 8-4　有机磷中毒与解救过程中家兔生理指标前后变化情况

编号	体重	给药情况	一般情况	呼吸情况	心率	瞳孔/mm 左　右		大小便	肌张力	肌震颤	唾液分泌	血 ChE 活性
甲兔		用药前										
		用敌百虫后										
		用阿托品后										
乙兔		用药前										
		用敌百虫后										
		用解磷定后										

[思考题]

1. 根据本次观察项目，分析有机磷酸酯类物质的中毒机制？

2. 比较阿托品和解磷定的解救效果并说明两药的作用原理？

[注意事项]

1. 有机磷农药静脉注射时中毒症状发生快，抢救必须及时，如经 15 分钟尚未出现中毒症状，可追加 1/3 量。敌百虫亦可改用腹腔注射给药，这样对于初学者来说还可以保存完好的耳缘静脉以备抢救之用。

2. 敌百虫可经口、皮肤或呼吸道进入体内，手接触后应立即用自来水冲洗，切勿用肥皂，因为敌百虫在碱性环境可转变为毒性更强的敌敌畏。实验室应保持良好的通风，实验后应妥善处理接触过敌百虫的器具。

3. 本实验系为分析阿托品和解磷定的解毒机制而设计。在临床实际应用中，须将阿托品和解磷定配合应用，才能获得最好的解毒效果。

4. 解磷定剂量过大时，其本身也能抑制 ChE 的活性，从而加重毒性反应。

附　胆碱酯酶活性的测定方法（Hestrin 法）

[实验原理] ACh 在血液中被 ChE 水解，产生醋酸和胆碱。在一定条件下，水解 ACh 的量与 ChE 的活性成正比，故在反应体系中，加入过量的

ACh 使之参加反应，通过测定剩余的 ACh 量即可计算出被水解的量，从而推出 ChE 的活性。

ACh 呈色反应：ACh 可与羟胺作用生成乙酰羟肟酸，后者在酸性条件下与三价铁离子形成褐色的羟肟酸铁络合物，其颜色的深浅可反映 ACh 含量的多少，反应过程如下。

1. 盐酸羟胺与氢氧化钠作用释放出游离羟胺。

$$NH_2OH \cdot HCl + NaOH \longrightarrow NH_2OH + NaCl + H_2O$$

2. 剩余 ACh 与游离羟胺作用，生成羟肟酸化合物。

$$(CH_3)_3 \equiv N (CH_2)_2OCOCH_3 + NH_2OH \longrightarrow CH_3CONHOH +$$
$$(CH_2)_3 \equiv N (CH_2)_2OH$$

3. 羟肟酸化合物在酸性环境中与三氯化铁生成褐色的复合物（羟肟酸铁络合物）。

$$pH：1.0 \sim 1.5，FeCl_3 + CH_3CONHOH \longrightarrow CH_3CONHO + HCl$$

[实验用品]

1. 7×10^{-3}mol/L 氯化乙酰胆碱　配制方法为取适量 ACh，用蒸馏水配成 2.54% 溶液，冰箱保存，使用前须用蒸馏水 20 倍稀释成 7×10^{-3}mol/L 溶液。

2. 1mol/L 盐酸羟胺（$NH_2OH \cdot HCl$）　配制方法为取 25g 盐酸羟胺，加蒸馏水 359ml 配成 1mol/L 溶液备用，冰箱保存。

3. 3.5mol/L NaOH。

4. 4mol/L HCl。

5. 3.7×10^{-2} mol/L $FeCl_3$　配制方法为取 10g $FeCl_3 \cdot 6H_2O$，加蒸馏水 20ml 左右，取浓 HCl 0.34ml，加温溶解，最后加蒸馏水到 100ml 制成 3.7×10^{-2} mol/L $FeCl_3$ 0.1mol/L HCl 溶液。

6. pH 7.2 的磷酸盐缓冲液　配制方法为取 $Na_2HPO_4 \cdot 12H_2O$ 16.72g 和 K_2PO_4 2.72g，加蒸馏水到 100ml，冰箱保存。

[实验步骤] 按表 8-5 进行。

1. 取试管加磷酸盐缓冲液 0.85ml，血样 0.15ml，置于 37℃ ±1℃ 的水浴中预热 3~5 分钟。

2. 加入 7×10^{-3}mol/L 氯化乙酰胆碱溶液 1.0ml，于 37℃ ±1℃ 的水浴中反应 40 分钟（若反应不充分，可继续反应 20 分钟），每隔 10 分钟振摇一次。

3. 在反应 40 分钟后，立即加入碱性羟胺（1 mol/L $NH_2OH \cdot HCl$ 与 3.5 mol/L NaOH 溶液在用前 20 分钟等容混合，并不时振荡）4.0 ml。

4. 依次加入 4 mol/L HCl 和 3.7×10^{-2} mol/L $FeCl_3$ 各 2 ml，每加一种试剂都要充分振摇。

5. 上述反应液用滤纸过滤，将滤液倒入 1.0 ml 的比色杯中，以 530 nm 的波长比色。

6. **对照管设置**　对照管 1：为无血、无氯化乙酰胆碱的其他试剂空白对照。对照管 2：为全血及试剂的空白对照，无氯化乙酰胆碱。对照管 3（标准氯化乙酰胆碱值）：为反应系中全量氯化乙酰胆碱的对照。对照管的操作步骤与样品管相同。

表 8-5　ChE 活性的测定步骤

	磷酸盐缓冲液/ml	全血/ml	37℃水浴	氯化乙酰胆碱/ml	蒸馏水/ml	37℃水浴	碱性羟胺/ml	盐酸/ml	三氯化铁/ml	光密度值	全血胆碱酯酶活性值
对照 1	1.0	—		—	1.0		4.0	2.0	2.0		
对照 2	0.85	0.15		—	1.0		4.0	2.0	2.0		
对照 3	1.0	—		1.0			4.0	2.0	2.0		
用药前	0.85	0.15	3~5 min	1.0		40 min	4.0	2.0	2.0	过滤	
敌百虫	0.85	0.15		1.0			4.0	2.0	2.0		
解磷定	0.85	0.15		1.0			4.0	2.0	2.0		
阿托品	0.85	0.15		1.0			4.0	2.0	2.0		

［**实验结果**］ChE 活性值以 0.15 ml 全血在 40 分钟内水解氯化乙酰胆碱的微摩尔数来表示（μmol 氯化乙酰胆碱/0.15 ml/40 分钟）。

1. 酶活性值的计算

$$样本全血胆碱酯酶活性值 = \frac{A_3 + (A_2 - A_1) - A_{样本}}{A_3 - A_1} \times 7$$

A_1、A_2、A_3 和 $A_{样本}$ 分别为对照管 1、2、3 和样品管的光密度值。$A_3 - A_1$ 为单纯 ACh 全量的光密度值，$A_2 - A_1$ 为血液的光密度值，$A_3 + (A_2 - A_1)$ 为 ACh、血液和试剂的光密度，$A_3 + (A_2 - A_1) - A_{样本}$ 为 ACh 的光密度值。

2. 酶活性值的百分数计算

$$酶活性值的百分数 = \frac{样本血胆碱酯酶活性值}{正常血胆碱酯酶活性值} \times 100\%$$

实验5 氯丙嗪对体温的调节作用

[实验目的] 观察氯丙嗪对机体体温的调节作用。

[实验原理] 恒温动物有完善的体温调节机制,在外界环境温度改变时,体温调节中枢通过调节产热过程和散热过程维持体温的相对恒定。主要的体温调节中枢在下丘脑,体温调节调定点为规定数值(如 37℃),当体温偏离此调定数值,反馈系统会将偏离信息输送到控制系统,经过对受控系统的调整来维持体温的恒定。

氯丙嗪通过抑制下丘脑体温调节中枢而使体温调节失灵,因而使机体体温调节随环境温度变化而升降。由于氯丙嗪对正常体温也有作用,即能使正常体温下降,故临床上以氯丙嗪配合某些中枢抑制药进行人工冬眠疗法,用于严重感染、中毒性高热、甲状腺危象等危急病症的辅助治疗。

[实验对象] 小白鼠。

[实验用品] 小白鼠笼,电子天平,体温计,注射器(1ml),冰箱,0.03% 盐酸氯丙嗪,生理盐水,液体石蜡等。

[实验方法]

1. 取健康小白鼠 4 只,雌雄不限,称重,编号甲、乙、丙、丁鼠。

2. 在室温下观察各鼠一般活动状态,用液体石蜡涂擦体温计的前端,插入肛门约 0.5cm,置留 3 分钟,测定正常体温,每只测定 2 次,取平均值。

3. 腹腔注射药物

(1)甲、乙鼠:0.03% 盐酸氯丙嗪 0.1ml/10g。

(2)丙、丁鼠:生理盐水 0.1ml/10g。

4. 注射后将甲、丙两鼠置于冰箱中,记录冰箱温度,乙、丁两鼠置室温环境中,分别于给药后 20 分钟、40 分钟、60 分钟各测量体温和观察活动一次,间隔时间内,甲、丙鼠仍放回冰箱,记录各项结果。记录 4 鼠各自的体温变化差异并分析说明。

[实验结果] 实验结果记入表 8-6。

表 8-6　氯丙嗪对体温的调节作用

编号	给药前体温/℃			给药后体温/℃		
	第 1 次	第 2 次	平均值	20 分钟	40 分钟	60 分钟
甲						
乙						
丙						
丁						

［注意事项］

1. 温度计末端可涂少许液体石蜡，每次插入肛门深度应一致。

2. 小白鼠正常体温为 37℃ ±1.0℃。

［思考题］　氯丙嗪对体温调节的作用机制及其作用特点？

实验 6　阿司匹林的解热作用

［实验目的］　观察阿司匹林的解热作用。

［实验原理］　下丘脑体温调节中枢通过产热和散热两个过程，使机体体温维持相对恒定的状态。发热是由于病原体及其毒素刺激中性粒细胞，产生并释放内热源。内热源进入中枢神经系统使中枢合成并释放的前列腺素（PG）增多。PG 作用于体温调节中枢将调定点提高至 37℃ 以上，产热增加，散热减少，因此体温升高。当直肠温度上升超过 37.5℃ 时称为发热。

解热镇痛药可抑制 PG 合成酶（环加氧酶），减少 PG 的合成而发挥解热作用，从而使发热者体温下降，但对正常体温无影响。

［实验对象］　大白鼠。

［实验用品］　电子天平，大白鼠笼，注射器（5ml、20ml），体温计，脂多糖（LPS），1.5% 阿司匹林混悬液，生理盐水，液体石蜡等。

［实验方法］

1. 取健康大白鼠 3 只，称重，标记。用液体石蜡涂擦体温计的前端，插入大白鼠肛门约 0.5cm，置留 3 分钟，测定正常体温，每只测定 2 次，取平均值。

2. 甲、乙两只大白鼠腹腔注射 LPS 100µg/kg，丙鼠腹腔注射生理盐水 1ml/kg。

3. 0.5～1.0 小时后测 3 只大白鼠的直肠温度，待甲、乙两鼠体温升高1℃后，甲、丙两鼠给予口服 1.5% 阿司匹林混悬液 10ml/kg，乙鼠给予生理盐水 10ml/kg。

4. 给药后 30 分钟、60 分钟、90 分钟、120 分钟时分别测量体温。

[观察项目] 将实验结果列于表 8-7 中，并绘制时间 – 温度曲线。

表 8-7　阿司匹林的解热作用

编号	正常体温 /℃	给 LPS 0.5～1h 后体温/℃	给药后体温/℃			
			30 分钟	60 分钟	90 分钟	120 分钟
甲						
乙						
丙						

[思考题]

1. 解热镇痛药的解热作用机制是什么？

2. 为什么阿司匹林可以使发热者体温下降，而对正常体温无影响？

实验 7　普鲁卡因对坐骨神经的传导阻滞作用

[实验目的] 观察普鲁卡因的传导阻滞作用。

[实验原理] 普鲁卡因为局部麻醉药（简称局麻药），作用于外周神经，能阻滞神经冲动的产生和传递，使神经组织的膜面稳定，减少 Na^+ 的通透性，使正常的极化与去极化交替受阻，神经冲动传递无法进行，临床上称为传导阻滞。

[实验对象] 蛙或蟾蜍。

[实验用品] 粗剪刀，蛙板，蛙类手术器械，铁架，夹子，小烧杯，秒表，玻璃纸，0.5% HCl 溶液，2% 盐酸普鲁卡因溶液等。

[实验方法]

1. 取蛙 1 只，沿上颌耳鼓膜后剪去大脑后，固定于蛙板上，暴露两侧坐骨神经，用夹子夹住下颌部，将蛙挂铁架上。

2. 将其二足趾分别浸入盛有 0.5% HCl 溶液的烧杯内，记录自浸入 HCl 溶液至引起举足反射所需时间。

3. 出现举足反射时，立即用水洗去足趾上的 HCl 溶液，在一侧坐骨神经下面放一小片玻璃纸，另将在 2% 盐酸普鲁卡因溶液中浸过的小棉球放在神经上，7~8 分钟后，再将足趾浸入 0.5% HCl 溶液内，测其举足反射所需时间，并以另一足趾作对照实验，比较、观察两侧坐骨神经的反应有何异同，并分析原因。

[**实验结果**] 将实验结果列于表 8-8 中。

表 8-8　普鲁卡因对坐骨神经的传导阻滞作用

药物	举足反射	
	左后肢	右后肢
浸入 0.5% HCl 溶液		
左后肢于 2% 盐酸普鲁卡因溶液作用后浸入 0.5% HCl 溶液		

[**注意事项**] 将后肢浸入 HCl 溶液时，每次均应将整个脚趾浸入，每次浸入面积须一致。

[**思考题**] 普鲁卡因的药理作用与临床应用是什么？

实验 8　局部麻醉药的毒性比较

[**实验目的**] 比较普鲁卡因、利多卡因与丁卡因的毒性大小，以利于临床正确选用药物。

[**实验原理**] 血液中局部麻醉药的浓度超过一定水平时，将引起中枢神经系统（CNS）和心血管系统（CVS）的异常反应。即引起中枢神经中毒症状，如口舌发麻、头痛、头晕、耳鸣等，且多伴有血压骤升、心率加快或者惊厥。

[**实验对象**] 小白鼠。

[**实验用品**] 注射器（1ml），1% 盐酸普鲁卡因溶液，1% 盐酸利多卡因溶液，1% 盐酸丁卡因溶液等。

[**实验方法**]

1. 取体重相近的小白鼠 3 只，称重，编号，观察其正常活动。

2. 甲鼠腹腔注射 1% 盐酸普鲁卡因溶液 0.2ml/10g，乙鼠腹腔注射 1% 盐酸利多卡因溶液 0.2ml/10g，丙鼠腹腔注射 1% 盐酸丁卡因溶液 0.2ml/10g。观察各鼠活动变化，比较各药毒性大小。

［实验结果］ 将实验结果列于表 8-9 中。

表 8-9　局部麻醉药的毒性比较结果

编号	体重	给药种类	给药量	惊厥潜伏期	惊厥程度	存活或死亡
甲						
乙						
丙						

［思考题］ 根据观察项目，分析局部麻醉药的毒性及防治？

实验 9　药物对小白鼠自发活动的影响

［实验目的］ 观察中枢神经系统兴奋药与中枢神经系统抑制药对小白鼠自发活动的影响。

［实验原理］ 自发活动是正常动物的生理特征。自发活动的多少往往能反映中枢兴奋或抑制作用状态。中枢神经系统抑制药如地西泮等均可明显减少小白鼠的自发活动；而中枢神经系统兴奋药如咖啡因等则可增加小白鼠的自发活动。小白鼠自发活动增减的程度与中枢神经系统兴奋药或抑制药的作用强度成正比。

［实验对象］ 小白鼠。

［实验用品］ 小白鼠自主活动测试仪，注射器，电子天平，1% 苯甲酸钠咖啡因溶液，0.5% 地西泮溶液等。

［实验方法］

1. 取小白鼠 2 只，称重，编号，放入小白鼠自主活动测试仪中。

2. 待小白鼠适应环境后，分别腹腔注射 1% 苯甲酸钠咖啡因溶液 150mg/kg 和 0.5% 地西泮溶液 20mg/kg。观察两只小白鼠给药前后的活动，比较有何不同，并通过自主活动测试仪记录小白鼠活动和站立次数。

［实验结果］ 将实验结果列于表 8-10 中。

表 8-10　药物对小白鼠自发活动的影响结果

组别	体重/g	剂量/ml	给药前/次		给药后 1 小时		给药后 2 小时		给药后 3 小时	
			活动/次	站立/次	活动/次	站立/次	活动/次	站立/次	活动/次	站立/次
咖啡因组										
地西泮组										

［注意事项］

1. 小白鼠应尽量选取活泼者，性别相同。

2. 实验前禁食、禁水 24 小时。

3. 实验最好在 20℃ 以上室温下进行，室温过低常影响小白鼠活动。

4. 实验最好在上午进行，小白鼠的活动通常在中午及下午减少。

5. 观察小白鼠活动内容为走动、站立、嗅、理毛、舔、撕咬、平衡失调、竖尾等。

［思考题］　根据观察项目，分析咖啡因、地西泮对机体的主要药理作用。

实验 10　巴比妥类药物的作用比较

［实验目的］　观察不同巴比妥类药物及其不同剂量作用时间及强弱的差别。

［实验原理］　巴比妥类镇静催眠药，依其催眠作用时间的长短分为：长效类，持续 6～8 小时，如巴比妥和苯巴比妥；中效类，4～6 小时，如异戊巴比妥和戊巴比妥；短效类，2～3 小时，如司可巴比妥。硫喷妥钠作用时间更短，可作为静脉麻醉药，属超短效类。

［实验对象］　家兔。

［实验用品］　注射器（5ml、10ml），婴儿台秤，3% 苯巴比妥钠溶液，1% 戊巴比妥钠溶液，1% 硫喷妥钠溶液，苦味酸溶液等。

［实验方法］

1. 取健康家兔 5 只，称重，编号，观察各兔正常活动及翻正反射情况。

2. 分别自各兔耳缘静脉给药（为节省动物，可每组 1 只兔，全班 5 组共同完成，结果统一记录）。

（1）1 号：3% 苯巴比妥钠溶液 3ml/kg。

（2）2号：3%苯巴比妥钠溶液 1ml/kg。

（3）3号：1%戊巴比妥钠溶液 3ml/kg。

（4）4号：1%戊巴比妥钠溶液 1ml/kg。

（5）5号：1%硫喷妥钠溶液 1ml/kg。

3. 观察各兔何时开始睡眠（以翻正反射消失为睡眠指标），何时苏醒（以翻正反射恢复即前肢能站立，头能抬起为指标），各兔有何不同？

［实验结果］将实验结果列于表 8-11 中。

表 8-11　巴比妥类药物的作用结果

| 编号 | 体重/kg | 药物与剂量 | 给药时间 | 翻正反射 | | 诱导时间 | 作用持续时间 |
				消失时间	恢复时间		
1号							
2号							
3号							
4号							
5号							

［注意事项］

1. 从开始注射药物至翻正反射消失时间为诱导时间；翻正反射消失至恢复时间为作用持续时间。

2. 保持实验环境安静，勿过于刺激动物。

3. 注射的药量要准确，注射药物的速度应先后一致，以 2～3 分钟注完为宜。

［思考题］根据观察项目讨论影响上述药物作用强弱和持续时间的因素。

实验 11　扭体法观察哌替啶和氨基比林的镇痛作用

［实验目的］扭体法观察、比较哌替啶和氨基比林的镇痛作用。

［实验原理］疼痛的感受器是游离的神经末梢。任何形式的刺激达到一定的强度，都有可能造成组织损伤，同时都有可能引起痛觉。这种游离神经末梢是一种化学感受器，当各种伤害性刺激作用时，首先引起组织内释

放某些致痛物质（例如组胺、5-羟色胺、缓激肽、前列腺素等），这些致痛物质作用于游离神经末梢即产生痛觉神经冲动，当冲动传入中枢则引起痛觉。某些化学物质如醋酸注入小白鼠腹腔，可刺激腹膜引起持久的疼痛反应，致使小白鼠产生"扭体反应"（腹部内凹，躯干和后肢伸张，臀部高起）。镇痛药能有效地对抗疼痛反应，能明显地减少发生"扭体"反应的小白鼠数目。通常给药组与对照组相比，扭体反应发生率减少50%以上，可以认为药物有镇痛作用。

[实验对象] 小白鼠。

[实验用品] 小白鼠笼，大镊子，天平，量筒，注射器（1ml），0.2%哌替啶，0.7%氨基比林，生理盐水，1%醋酸盐等。

[实验方法]

1. 取小白鼠9只，称重，编号，随机分成3组，每组3只，分别为哌替啶组、氨基比林组、生理盐水组。

2. 3组小白鼠分别按0.1ml/10g剂量腹腔注射0.2%哌替啶、0.7%氨基比林、生理盐水。

3. 20~30分钟后，每只腹腔注射1%醋酸盐0.2ml。观察10分钟内出现扭体反应的小白鼠的数目并记录。

4. 计算镇痛百分率和扭体反应抑制率。

$$镇痛百分率（P）= \frac{给药组无扭体反应的动物数 - 生理盐水组无扭体反应的动物数}{生理盐水组扭体反应的动物数} \times 100\%$$

$$扭体反应抑制率（S）= \frac{对照组平均扭体反应次数 - 给药组平均扭体反应次数}{对照组平均扭体反应次数} \times 100\%$$

[实验结果] 将实验结果列于表8-12中。

表8-12 哌替啶和氨基比林对小白鼠的镇痛结果

组别	扭体反应出现时间	扭体反应反应次数	无扭体反应次数	扭体反应总次数	镇痛百分率/%	扭体反应抑制率/%
生理盐水组						
哌替啶组						
氨基比林组						

[注意事项]

1. 哌替啶给药剂量要准确，剂量过大会造成呼吸抑制，剂量过小效应不明显。

2. 小白鼠体重轻，扭体反应出现率低。

3. 室温以 20℃ 为宜。

4. 醋酸盐应在临用时配制，如放置过久，作用明显减弱。

[思考题] 成瘾性镇痛药与解热镇痛药的镇痛作用有何不同?

实验 12 半数有效量和量效关系的测定

[实验目的] 测定药物半数有效量，评判药物量效关系。

[实验原理] 戊巴比妥钠为巴比妥类镇静催眠药，适当剂量注射后可产生催眠效应，常以出现翻正反射消失现象来评判。可有阳性（催眠）和阴性（不催眠）两种现象。以药物对数剂量（lgD）为横坐标，累加阳性频数为纵坐标，得标准的"S"形曲线。在一定的剂量范围内，各组的反应率将随着剂量加大而递增（量效关系）。而在该曲线的中央部分（50% 反应处）接近一条直线，斜度最大，其剂量测定也最为准确，误差最小。

[实验对象] 小白鼠，雌雄各半，体重 20 ~ 25g。

[实验用品] 烧杯，注射器，电子天平，不同浓度的戊巴比妥钠等。

[实验方法]

1. 取小白鼠 30 只，随机分为 5 组，称重，每组 6 只，编号。

2. 分别给每组小白鼠腹腔注射不同剂量（49mg/kg、39mg/kg、31mg/kg、25mg/kg、20mg/kg）的戊巴比妥钠，给药顺序按剂量从低到高，记录给药时间。以翻正反射消失作为入睡指标，给药 15 分钟后，记录实验组出现催眠的小白鼠数目。

3. 汇集所有数据，计算结果。采用公式:

$$ED_{50} = \lg^{-1} \left[X_m - i \times \left(\sum P - 0.5 \right) \right]。$$

式中 ED_{50} 为半数有效量。$X_m = \lg 49 = 1.69$，为最大剂量的对数值。$i = \lg(49/39) = 0.9913$，为相邻两组剂量比值的对数。P 为动物反应率，$\sum P$ 为各组反应率的总和。

[实验结果]

1. 按表 8-13 记录实验结果。

表8-13　戊巴比妥钠的半数有效量的测定

组别	药物剂量/（mg·kg⁻¹）	lgD	实验鼠数/只	催眠鼠数/只	反应率（P）/%	ED_{50}
1						
2						
3						
4						
5						

注：D为药物剂量。

2. 以药物对数剂量为横坐标，以反应率为纵坐标绘制量效曲线图，判断是否存在量效关系。

［注意事项］

1. 以翻正反射消失作为入睡指标，如果小白鼠卧着貌似入睡，但翻转使其腹部向上，松手后不能保持腹部向上体位则不算入睡。

2. 本实验为定量实验，注射药量必须准确。给药后要仔细观察药物反应，但不可过多地翻动小白鼠，以免影响实验结果。

3. 室温以20℃为宜。

［思考题］

1. 半数有效量（ED_{50}）测定的目的意义如何？

2. 小白鼠如何分组，实验人员分成几组较为合适？怎样把30只小白鼠分给实验人员？

实验13　热板法观察罗通定和氨基比林的镇痛作用

［实验目的］观察镇痛药物罗通定和氨基比林的镇痛作用。

［实验原理］小白鼠处于热板上，热度能刺激小白鼠足部神经末梢，使小白鼠产生疼痛反应，出现舔足现象，即舔足反应。以小白鼠出现舔足现象的时间为反应指标，判断药物是否具有镇痛作用。

［实验对象］雌性小白鼠，体重25～30g。

［实验用品］热板仪，天平，注射器（1ml），0.2%罗通定，0.7%氨基比林，生理盐水等。

［实验方法］

1. 预选实验动物　热板仪温度设置为55℃，将小白鼠置于热板仪内，测定小白鼠的疼痛反应时间（痛阈值），隔 5 分钟测一次，共测 2 次，以小白鼠舔后足为观察指标，确定小白鼠出现舔足现象的平均时间。以 30 秒内产生疼痛反应的小白鼠为实验动物。

2. 分组和给药 取实验小白鼠 6 只，编号，称重，随机分成 3 组（生理盐水组、罗通定组和氨基比林组），每组 2 只小白鼠。采用腹腔注射给药，生理盐水组腹腔注射生理盐水，0.2ml/10g；罗通定组腹腔注射 0.2% 罗通定，0.2ml/10g；氨基比林组腹腔注射 0.7% 氨基比林，0.2ml/10g。

3. 测定时间 给药后 20 分钟、40 分钟分别测定疼痛反应时间（痛阈值），若小白鼠 60 秒仍无反应，立即取出以 60 秒计算。将所测结果代入以下计算公式计算。

$$痛阈提高率（\%）=\frac{给药后平均痛阈值-给药前平均痛阈值}{给药前平均痛阈值}\times100\%$$

［实验结果］
1. 记录小白鼠疼痛反应时间（痛阈值）的变化（表 8-14）。

表 8-14　药物对小白鼠疼痛反应（痛阈值）记录表

组别	鼠号	疼痛反应时间（痛阈值）/s		
		给药前	给药后 20 分钟	给药后 40 分钟
生理盐水组	1			
	2			
罗痛定组	3			
	4			
氨基比林组	5			
	6			

2. 计算药物对小白鼠疼痛反应时间（痛阈值）的影响（表 8-15）。

表 8-15　药物对小白鼠疼痛反应时间（痛阈值）的影响

组别	动物数	给药前痛阈均值	给药后痛阈均值和痛阈提高率 1%	
			给药后 20 分钟	给药后 40 分钟
生理盐水组				
罗痛定组				
氨基比林组				

[**注意事项**]

1. 由于动物疼痛反应的个体差异大，故给药前需挑选，疼痛反应时间在 30 秒内者方可供实验用。

2. 本实验选用雌性小白鼠为好，因雄小白鼠遇热时阴囊松弛，阴囊触及热板易致反应过敏。小白鼠体重对结果亦有影响，一般用 20g 左右为宜。

3. 本实验以选舔后足作为疼痛反应指标，举前足或舔前足、跳跃等，均不作为疼痛反应指标。

4. 室温以 15～20℃为宜。过低，小白鼠反应迟钝。过高，则过于敏感，易引起跳跃，均影响结果的准确性。

5. 痛阈提高率大于 50% 时，认定具有镇痛效应。

[**思考题**] 根据实验结果讨论镇痛药及解热镇痛药的作用原理及临床应用。

实验 14 利多卡因的抗心律失常作用

[**实验目的**] 观察利多卡因对毒毛花苷 G 诱发心律失常的治疗作用。

[**实验原理**] 毒毛花苷 G 诱发心律失常可能主要是抑制心肌细胞膜上的 Na^+,K^+-ATP 酶，使心肌细胞内缺少 K^+，导致心肌细胞的静息电位和最大舒张电位减少（负值变少），而引起心肌自律性增高。利多卡因对除极化组织的钠通道（处于失活态）阻滞作用强，因此对于缺血或强心苷中毒所致的除极化型心律失常有较强抑制作用。利多卡因能减少动作电位 4 相除极斜率，提高心肌细胞兴奋阈值，降低自律性。

[**实验对象**] 家兔，雌雄均可，2.5～3.0kg。

[**实验用品**] BL-420I 生物功能实验系统，心电导线，银针，家兔手术台，棉线，注射器（5ml），手术剪刀，手术镊子，缝衣针，针头，20% 乌拉坦，0.01% 毒毛花苷 G，0.5% 利多卡因，生理盐水等。

[**实验方法**]

1. 取家兔 2 只，称重后，分别于耳缘静脉注射 20% 乌拉坦 5ml/kg，并分别仰卧位固定于兔手术台上。

2. 麻醉后，将针形电极分别插入家兔四肢前侧皮下，连接心电电极，然后启动 BL-420I 生物功能实验系统，信号输入心电通道，选择Ⅱ导联，调定显速为 25mm/s，记录Ⅱ导联正常心电图，监视心电图变化，待稳定后给药。

3. 分别以 0.01% 毒毛花苷 G 0.15 ~ 0.20ml/kg 耳缘静脉注射，记录给药后 30 秒和 1 分钟、3 分钟、5 分钟、7 分钟、9 分钟、10 分钟的心电图，如 10 分钟未出现心律失常，再适当增量直至出现心律失常为止。当心律失常出现后，1 只家兔立即静脉注射 0.5% 利多卡因 5mg/kg，再次在生物信号记录分析系统上，按上述时间重复记录，观察利多卡因的抗心律失常作用。若 10 分钟内无明显改善，可再次静脉注射半量利多卡因，重新观察。另 1 只家兔则立即注射生理盐水，再次在生物信号记录分析系统上，按上述时间重复记录，观察利多卡因的抗心律失常作用。

4. 根据心电图记录，总结并讨论实验结果。

[实验结果] 比较实验前后、给药前后心电图的变化。

[注意事项]

1. 利多卡因至少要稀释至 0.5%，且应缓慢静脉注射，否则可引起利多卡因中毒，造成动物死亡。

2. 毒毛花苷 G 诱发的心律失常，以频发室性期前收缩和室性心动过速为多见。

[思考题]

1. 正常心电图和心律失常心电图的表现及临床症状是什么？

2. 利多卡因对何种心律失常的治疗效果好？其原因是什么？作用特点是什么？

实验 15 抗心绞痛药的抗心肌缺氧作用

[实验目的] 观察抗心绞痛药的抗心肌缺氧作用。

[实验原理] 由于心肌耗氧量大，相对于其他器官组织更易缺氧，应用异丙肾上腺素后心肌耗氧量更为增加。普萘洛尔具有抑制心肌收缩，减少心肌耗氧量的作用，故药物提高动物全身抗缺氧能力可认为药物的抗心肌缺氧作用。

[实验对象] 小白鼠，雌雄均可，20 ~ 25g。

[实验用品] 磨口广口瓶（250ml），秒表，注射器，0.1% 盐酸普萘洛尔溶液，0.1% 硫酸异丙肾上腺素溶液，生理盐水，钠石灰等。

[实验方法]

1. 先将钠石灰 5g（用小块纱布包扎）置入磨口广口瓶的底部，以吸收小白鼠呼出的二氧化碳和水分，并在瓶塞磨口处涂抹适量的凡士林，以便密闭。

2. 同性别小白鼠称重，选择体重相近的小白鼠 3 只，编号，分成生理盐水组、普萘洛尔组、异丙肾上腺素组。

3. 生理盐水组、普萘洛尔组小白鼠分别腹腔注射生理盐水、0.1% 盐酸普萘洛尔溶液，剂量为 0.2ml/10g。异丙肾上腺素组小白鼠则皮下注射 0.1% 硫酸异丙肾上腺素溶液，剂量为 0.2ml/10g。

4. 药物注射 10 分钟后，将小白鼠放入磨口广口瓶内，每瓶放 1 只，放入后立即将瓶密闭，用秒表记录时间，并密切观察小白鼠生存状态，直至小白鼠死亡，计算出各小白鼠的存活时间。可重复实验，统计各组的实验结果，分析药物作用。

［实验结果］药物对小白鼠心肌耗氧量的影响记录入表 8-16。

表 8-16　药物对心肌耗氧量的影响

组别	编号	重量/g	给药量	放置瓶中时间	死亡时间	存活时间
生理盐水组						
普萘洛尔组						
异丙肾上腺素组						

［注意事项］

1. 实验前先用水测广口瓶的容量，选用容量相等的广口瓶。

2. 动物的性别，体重，室温对实验影响较大，可选择同性别，体重相差不得超过 2g。

［思考题］试述抗心绞痛药普萘洛尔的作用原理。

实验 16　呋塞米对家兔的利尿作用

［实验目的］

1. 观察呋塞米的利尿作用。

2. 学习家兔导尿管的插入方法。

［实验原理］尿量多少与肾小管钠离子和水的重吸收密切相关。呋塞米属于高效利尿药的代表药，作用于肾小管髓袢升支粗段，抑制 Na^+-K^+-$2Cl^-$ 同向转运体，增高肾小管中 Na^+、K^+、Cl^- 浓度，降低肾脏的稀释功能。同时髓质间液高渗状态下降，使肾脏的浓缩功能也下降，结果排出大

量近似等渗的尿液。

[**实验对象**] 雄性家兔，1.5～2.5kg。

[**实验用品**] 10 号导尿管，兔手术台，头皮针，量筒，烧杯，兔开口器，胃管，注射器，胶布，液体石蜡，温水 200ml，1% 呋塞米注射液，20% 乌拉坦等。

[**实验方法**]

1. 取雄性家兔 1 只，称重，插入胃管，并通过胃管灌入温水，20ml/kg，给予水负荷。同时，从耳缘静脉插入头皮静脉针。

2. 以 20% 乌拉坦静脉给药麻醉，4ml/kg，麻醉后将家兔仰卧位固定于手术台，无须固定头。

3. 将充满生理盐水的导尿管表面擦拭液体石蜡，从尿道口插入膀胱 7～9cm，见有尿液滴出即可。用胶布将导尿管固定于手术台上，并轻压家兔下腹，促进膀胱排空。

4. 收集给药前 10 分钟的尿量，记录。经耳缘静脉注射 1% 呋塞米 0.5ml/kg，收集给药后尿量，每 10 分钟收集一次，记录尿量，连续 5 次。

[**实验结果**] 将实验结果列于表 8-17。

表 8-17 呋塞米的利尿作用结果

	尿量/ml	排尿总量的百分率/%
给药前 10 分钟		
给药后 10 分钟		
给药后 20 分钟		
给药后 30 分钟		
给药后 40 分钟		
给药后 50 分钟		
总计		

[**注意事项**]

1. 胃管插入后，宜将外管置于有水的烧杯中观察有无气泡，避免插入气管。

2. 插导尿管的操作需要轻柔，以免发生损伤性闭尿。

3. 导尿管插入后，应当在导尿管与尿道口结合部位设置标记，避免因家兔挣扎等出现滑脱。

[思考题] 通过影响尿液生成过程的哪些因素可以起到利尿作用？

实验 17　药物的体外抗凝作用实验

[实验目的] 学习体外试管法，观察枸橼酸钠、肝素的体外抗凝作用。

[实验原理] 肝素能增强抗凝血酶及抑制其他早期阶段凝血因子的活性，从而阻碍纤维蛋白的形成，在体内、外均有抗凝作用。枸橼酸钠可降低血中钙离子含量而使血液凝固过程受阻，常用作体外抗凝血药。

[实验对象] 家兔，雌雄不限，1.5~2.5kg。

[实验用品] 试管，试管架，注射器，秒表，棉球，恒温水浴，小玻璃棒，4%枸橼酸钠溶液，生理盐水，4U/ml 的肝素溶液，3%氯化钙溶液等。

[实验方法]

1. 取试管5支，并分别标号为1、2、3、4、5，1号加生理盐水0.1ml，2支（2、3号）加4%枸橼酸钠溶液0.1ml，2支（4、5号）加肝素溶液。

2. 从家兔心脏穿刺取血约5ml，迅速向每支试管中加入兔血0.9ml，充分混匀后，放入37℃±0.5℃恒温水浴中。

3. 每隔30秒将试管轻轻倒转，观察血液的流动性一次，直至出现凝血为止（以将试管慢慢倒转，血液不致流出为终点），比较5支试管的凝血时间；如果后4支试管不出现凝血，则可在第2、4两支试管中各加入3%氯化钙溶液2、3滴，混匀，再次观察是否出现凝血，并比较凝血时间。

[实验结果] 按表8-18记录出现凝血管的凝血时间，并比较不同的凝血时间。

表 8-18　体外抗凝实验结果

试管号	生理盐水	枸橼酸钠溶液	肝素溶液	兔血 0.9ml	凝血时间/s
1	+	−	−	+	
2	−	+	−	+	
3	−	+	−	+	
4	−	−	+	+	
5	−	−	+	+	

注：+表示加入，−表示未加入。

［**注意事项**］

1. 试管的管径应当均匀一致，清洁干燥。

2. 心脏穿刺取血动作要快，以免血液在注射器内凝固。

3. 加兔血后须立即用小玻璃棒将血液与试管内的药液搅拌均匀，否则将影响测定准确性。搅拌时注意避免产生气泡。

4. 由动物取血至小试管放入恒温水浴的间隔时间不能超过 3 分钟。

［**思考题**］ 比较枸橼酸钠和肝素抗凝血的作用及特点。

实验 18　维生素 K 的促凝作用观察

［**实验目的**］ 学习低凝血症动物模型的建立方法，观察药物的促凝血作用。

［**实验原理**］ 通过口服抗凝血药双香豆素复制低凝血症的小白鼠动物模型，观察维生素 K_1 的促凝血作用。

［**实验对象**］ 小白鼠（雌雄、体重不限）。

［**实验用品**］ 注射器，毛细玻璃管，秒表，蒸馏水，生理盐水，0.25% 双香豆素混悬液，1% 维生素 K_1 溶液等。

［**实验方法**］

1. 取小白鼠 3 只，称重，编号。

2. 1 号鼠灌服蒸馏水（剂量为 0.2ml/10g），2 号、3 号鼠各灌服 0.25% 双香豆素混悬液（剂量为 0.2ml/10g）。

3. 16 小时后，1 号、2 号鼠分别腹腔注射生理盐水 0.2ml/10g，3 号鼠则腹腔注射 1% 维生素 K_1 0.2ml/10g。

4. 从双香豆素灌服算起至 24 小时采用毛细玻璃管法测凝血时间。

5. **毛细玻璃管法**　用毛细玻璃管插入小白鼠眼内眦球后静脉丛，深 4～5mm，轻轻转动再缩回。自血液流入管内开始计时，血液注满后取出毛细管平放于桌上，每隔 30 秒折断两端毛细管约 0.5cm，并缓慢向左右拉开，观察折断处是否有凝血丝，至凝血丝出现为止，所历时间即为凝血时间，毛细管两端数据的平均值即为该鼠的凝血时间。

［**实验结果**］ 比较 3 组小白鼠的凝血时间，从而得出药物对凝血时间的影响。也可汇总全班的实验结果，计算 3 组小白鼠的平均凝血时间，并做均数之间差异的显著性测验。

[注意事项]

1. 凝血时间可受室温影响。温度越低，凝血时间就越长，进行本实验时室温最好在15℃左右。

2. 测试凝血时间用的毛细玻璃管的内径最好为1mm左右，并均匀一致。

3. 毛细玻璃管采血后不宜长时间拿在手中，以免体温影响凝血时间。

4. 灌胃前12小时，小白鼠应禁食。

5. 吸取双香豆素混悬液时要充分摇匀，以免浓度不一。

[思考题] 双香豆素和维生素K_1各对凝血时间有何影响，作用原理如何？它们的临床用途有哪些？

实验19　组胺等药物对离体气管的作用

[实验目的] 观察药物对离体气管螺旋条的作用。

[实验原理] 气管平滑肌上分布有胆碱受体、组胺受体（H_1）、肾上腺素受体，当胆碱受体和组胺受体（H_1）兴奋，支气管平滑肌收缩可致哮喘。而当肾上腺素受体兴奋则表现为支气管松弛，可缓解哮喘。豚鼠的支气管平滑肌对药物的反应比较敏感，因此常作实验用。

[实验对象] 豚鼠，雌雄不限，350~500g。

[实验用品] BL-420I生物功能实验系统，张力换能器，手术剪，供氧装置，眼科剪，0.01%硫酸异丙肾上腺素溶液，0.01%氨茶碱溶液，0.01%氯化乙酰胆碱溶液，0.01%磷酸组胺溶液，克氏液等。

[实验方法]

1. 取豚鼠1只，猛击头部致死，尽量靠近头部切断咽喉，剪下气管放入克氏液中，剥去其周围组织，将气管由一端向另一端剪成螺旋形条状，每2~3个软骨环剪成一个螺旋条，宽2~3mm，长3~4mm。

2. 在气管螺旋条下端穿线，固定于"L"形玻璃支架，其上端也穿线，以备连接于张力换能器进行描记（负荷约5g）。

3. 将气管螺旋条置于盛有克氏液的离体器官槽中并固定，37℃恒温，同时以供氧装置供氧，稳定约15分钟后按下列顺序给药，每次给药待其作用明显后换液，描记基线恢复至原水平后，再依次给药。

（1）0.01%硫酸异丙肾上腺素溶液0.5ml。

（2）0.01% 氨茶碱溶液 0.5ml。

（3）0.01% 氯化乙酰胆碱溶液 0.1ml，待作用至高峰时，加入 0.01% 硫酸异丙肾上腺素溶液 0.5ml。

（4）0.01% 氯化乙酰胆碱溶液 0.1ml，待作用至高峰时，加入 0.01% 氨茶碱溶液 0.5ml。

（5）0.01% 磷酸组胺溶液 0.1ml，待作用至高峰时，加入 0.01% 氨茶碱溶液 0.5ml。

（6）0.01% 磷酸组胺 0.1ml，待作用至高峰时，加入 0.01% 硫酸异丙肾上腺素溶液 0.5ml。

［**实验结果**］整理观察描记的曲线，并对数据进行分析。

［**注意事项**］

1. 生物信号系统记录过程中，给药前基线的稳定是影响实验成败的关键。加药中不宜触碰气管条和线。

2. 给药前、后基线可适当调整，但调整后需要稳定 5 分钟，才能进行后续实验。

［**思考题**］试述支气管扩张药作用机制与临床应用。

实验20 硫酸钠的导泻作用（墨汁法）

［**实验目的**］观察硫酸钠的泻下作用，理解盐类泻药的作用机制。

［**实验原理**］硫酸钠所含硫酸根离子不易被肠壁吸收，肠内渗透压升高，从而使水分向肠腔移动，肠腔容积增加，肠壁扩张，刺激肠壁的传入神经末梢，反射性地引起泻下作用。

［**实验对象**］小白鼠，雌雄不限，25～30g。

［**实验用品**］碳素墨汁，天平，手术剪，缝合线，注射器（5ml），直尺，灌胃器，10% 硫酸钠溶液，生理盐水。

［**实验方法**］

1. 取禁食 6～8 小时的小白鼠 2 只，然后编号 1、2。1 号鼠以墨汁硫酸钠溶液 1ml 灌胃，2 号鼠以墨汁生理盐水 1ml 灌胃。

2. 30 分钟后，将两鼠拉颈椎脱臼处死，立即剖腹，比较两鼠的肠蠕动及肠鼓胀情况有无差别。

3. 分离幽门至直肠的肠系膜，拉伸肠管，测量两鼠肠管墨汁的运行距离，计算比较炭末运行率，公式如下。

$$炭末运行率(\%) = \frac{炭末运行距离(cm)}{小肠全长度(cm)} \times 100\%$$

4. 将肠腔剪开，观察两鼠的粪便的形状有无不同。

［**实验结果**］实验观察结果写入表8-19中。

表8-19　硫酸钠的导泻作用

组别	鼠号	肠鼓胀情况	炭末运行率/%	粪便形状
生理盐水组	1			
硫酸钠组	2			

［**注意事项**］

1. 墨汁硫酸钠溶液是以2%的墨汁为溶剂配制的10%硫酸钠溶液，墨汁氯化钠溶液是以2%墨汁为溶剂配制的0.9%氯化钠溶液。

2. 1、2号鼠灌胃量必须相等，否则难以比较。

［**思考题**］

1. 盐类泻药的导泻机制是什么？

2. 使用盐类泻药应注意哪些问题？

实验21　药物对离体子宫的作用

［**实验目的**］观察肾上腺素、乙酰胆碱、缩宫素对离体子宫的作用。

［**实验原理**］缩宫素（oxytocin）由下丘脑生成。对子宫平滑肌有直接的兴奋作用。其收缩作用可因子宫平滑肌的生理状态不同及使用的剂量不同而有差异。小剂量的缩宫素可加强子宫的节律性收缩，使收缩的幅度加大，张力稍增高，其收缩的性质与正常分娩相似；随着剂量的加大，进一步引起肌张力持续增高，最后可致强直性收缩。子宫平滑肌对缩宫素的敏感性与体内雌激素和孕激素的水平有密切关系，雌激素可提高敏感性，孕激素则降低此敏感性。子宫平滑肌存在缩宫素受体，该受体与G-蛋白偶联，活化时，通过后者介导激活磷脂酶C，促进磷酸肌醇的生成，增加细胞质中钙离子的浓度，从而增强子宫平滑肌的收缩活动。

［**实验对象**］未孕雌性小白鼠，体重30~40g。

［**实验用品**］BL-420I 生物功能实验系统，张力换能器，常规手术器械，注射器，乐氏液，黑色细丝线，雌二醇（estradiol），1 : 10 000（g/ml）肾上腺素，1 : 10 000（g/ml）乙酰胆碱，0.2U/ml、2U/ml 的缩宫素溶液各 5ml 等。

［**实验方法**］

1. 取小白鼠 1 只，腹腔注射雌二醇 0.1mg/kg，使动物处在动情期。

2. 24 小时后，将小白鼠脊髓拉断处死，从腹正中线剪开下腹部，用眼科镊轻轻将脂肪，肠和肠系膜拨向两侧，在膀胱和直肠之间找到"V"形子宫，其颜色呈红色，在子宫底两端与卵巢相连，"V"形子宫下端连接宫颈使之呈固定状态且无系膜附着。

3. 确定子宫后，从子宫颈处剪断，并分成对应的两段，将游离子宫立即放入盛有乐氏液的培养皿中。

4. 取一侧子宫，将一端固定于标本板的小钩上；另一端连接在肌力传感器的变梁小孔上，置于含 10ml 的乐氏液的玻璃浴槽内，通入 95% O_2 和 5% CO_2 混合气体，浴槽内温度恒定在 30℃，pH 为 7.3 ~ 7.5，给标本负荷 1g 的静息张力，平衡 30 分钟后，开始实验。

5. 子宫收缩的信号经肌力传感器输至计算机系统内并记录。

［**实验结果**］

1. 记录正常的收缩张力，以每次舒张的最低点表示。收缩强度，以每次收缩所达最高点表示。收缩频率，以每分钟收缩的次数表示。子宫的活动力，以收缩强度和收缩频率的乘积表示。

2. 记录一段正常曲线测定以上各参数后，分别加入不同药物，观察并记录给药前、后离体子宫收缩的变化。

［**注意事项**］

1. 制备标本时注意鉴别子宫与肠管。

2. 避免对标本用力牵拉或过度刺激。

3. 乐氏液的 pH 与浴槽内的温度要正确，否则将影响标本的反应性。

［**思考题**］缩宫素的临床应用及注意事项有哪些？

实验22 氢化可的松的抗耳肿胀作用

［**实验目的**］观察氢化可的松对小白鼠耳肿胀的影响。

[**实验原理**] 炎症主要表现为红、肿、热、痛。渗出是肿胀的基本病理改变。二甲苯具有强刺激性，引起小白鼠耳部组织的毛细血管通透性增加，炎性渗出而出现肿胀。通过测量耳组织的重量，可知肿胀程度，并可观察药物的抗炎作用。

[**实验对象**] 雄性小白鼠，体重 25～30g。

[**实验用品**] 注射器（1ml），钟罩，剪刀，打孔器（直径8mm），天平，0.5% 氢化可的松注射液，二甲苯等。

[**实验方法**]

1. 取小白鼠2只，称重，编号，用二甲苯 0.05～0.10ml 涂于两鼠左耳前后两面，30分钟后，一鼠腹腔注射 0.5% 氢化可的松注射液，给药量为 0.05～0.10ml/10g，另一鼠腹腔注射等容量生理盐水。

2. 2小时后将小白鼠脱臼处死，每鼠取左右两耳，用8mm直径打孔器分别在相同部位打下耳片，用天平称重，每鼠的左耳片重量减去右耳片重量即为肿胀程度。

[**实验结果**] 将实验结果记入表 8-20。

表8-20 氢化可的松对小白鼠耳肿胀的影响

组别	剂量/ml	左耳重量/g	右耳重量/g	肿胀程度/g
生理盐水组				
氢化可的松组				

[**注意事项**]

1. 小白鼠耳郭炎症模型亦可用含2%巴豆油的70%乙醇溶液代替。

2. 组别间选择体重相近的小白鼠有利于比较。

3. 每只小白鼠左右耳部打孔位置应当在涂二甲苯前确定，需左右对应，相距过远则误差大。

[**思考题**] 引起急性炎症反应的动物模型有哪些，其原理是什么？

实验23 糖皮质激素的抗炎作用及机制探讨

[**实验目的**]

1. 观察糖皮质激素药物的抗炎作用。

2. 了解糖皮质激素药物的抗炎机制。

[**实验原理**] 炎症的基本病理改变是变性、渗出和增生。糖皮质激素具有明显的抗炎作用。大白鼠足跖皮下注射致炎剂角叉菜胶，可引起大白鼠足趾炎性肿胀。通过测量踝关节处周长，可观察药物的抗炎作用。前列腺素 E（PGE）是炎症介质，并在免疫调节中也起重要作用。通过定量测定前列腺素 E_2（PGE_2）含量，可知药物抑制 PGE_2 产生可能是其抗炎机制之一。

[**实验对象**] 雄性大白鼠，体重 150～250g。

[**实验用品**] 天平，鼠盒，台式恒温水浴，722 紫外可见分光光度计，台式离心机，注射器（0.5ml、2ml），刻度离心试管（20ml），手套，软尺，手术剪，甲醇，0.5mol/L KOH-甲醇溶液，0.5% 地塞米松磷酸钠注射液，生理盐水，1% 角叉菜胶等。

[**实验方法**]

1. 取大白鼠 16 只，称重，编号，随机分为给药组及生理盐水组，每组 8 只。

2. 给药组腹腔注射地塞米松 1ml/100g，对照组腹腔注射等容量生理盐水，各组均在给药前测量右后足踝关节处周长。

3. 给药 15 分钟后，每只于右后足皮下向关节方向注射 1% 角叉菜胶 0.1ml，分别于注射后 10 分钟、20 分钟、30 分钟、40 分钟、50 分钟、60 分钟测量每组大白鼠右后关节处周长，计算肿胀度。

4. 处死大白鼠，在踝关节上 0.5cm 处剪下右后足，称重后放入刻度试管中，用生理盐水 5ml 浸泡 1 小时。取出足爪，3000 r/min 离心浸泡液 3 分钟。

5. 吸取上清液 0.1ml，加入 0.5mol/L KOH-甲醇溶液 2ml 后，将试管置于 50℃ 恒温水浴中异构化 20 分钟。

6. 然后用甲醇稀释至 20ml，在 278nm 处测其光密度（OD）值。PGE_2 含量以每克炎性组织相当的吸收光密度值表示。

[**实验结果**]

1. 计算出给药组与对照组右后足不同时间点的肿胀度，并将数据填入表 8-21。然后以肿胀度为纵坐标，时间为横坐标，绘出给药组与对照组作用时间曲线。肿胀度计算依据以下公式：肿胀度 = 注射角叉菜胶后周长 - 注射角叉菜胶前周长。

表 8-21　用药前后不同时间右后踝关节肿胀周长改变

组别	右后踝关节正常周长/cm			用药后不同时间右后踝关节肿胀度/cm					
	1 次	2 次	平均	10 分钟	20 分钟	30 分钟	40 分钟	50 分钟	60 分钟
生理盐水									
地塞米松									

2. 计算出给药组与对照组右后足 PGE$_2$ 含量，对结果进行组间对照 t 检验，计算公式如下：

$$PGE_2 含量值 = 光密度（OD）值/足爪重$$

[注意事项]

1. 用软尺量关节周长，应由专人来操作。

2. 测量足趾或踝关节周长时，每次须在同一位置。

3. 剪下的肿胀足爪需剥皮、剪碎后再浸泡。

[思考题]

1. 地塞米松为什么能消除或减轻蛋清等所致的关节肿？临床有何用途？

2. 地塞米松和吲哚美辛作用机制和药理作用有何异同？

3. 复习甾体抗炎药和非甾体抗炎药，并进行比较。

实验24　链霉素的毒性反应与氯化钙的对抗作用

[实验目的]　观察硫酸链霉素的急性中毒症状，了解其解救方法。

[实验原理]　链霉素对神经肌肉传导有阻滞作用，严重者可发生肌肉麻痹，甚至呼吸暂停。能与突触前膜上的钙结合部位结合，抑制神经末梢释放 ACh，产生神经肌肉接头处传导阻滞。钙剂或新斯的明等胆碱酯酶抑制药可对抗这一作用。

[实验对象]　小白鼠，雌雄不限，25 ~ 30g。

[实验用品]　注射器（1ml），8% 硫酸链霉素溶液，5% 氯化钙溶液等。

[实验方法]

1. 取小白鼠 2 只，称体重，编号，分别观察其正常活动情况。

2. 1 号鼠皮下注射 80% 硫酸链霉素 0.1ml/10g。仔细注意给药后 1 号小白鼠的反应（出现反应的时间与症状）。

3. 2 号鼠先腹腔注射 5% 的氯化钙溶液 0.1ml/10g，接着皮下注射 80%

的硫酸链霉素 0.1ml/10g。观察 2 号小白鼠的反应，并与 1 号小白鼠进行比较。体位变化以是否产生翻正反射为指标。肌张力则以手感体现。

[**实验结果**] 将实验结果列于表 8-22 中。

表 8-22　给药前后小白鼠的反应

鼠号	处理方法	观察内容		
		呼吸/（次·分$^{-1}$）	体位变化	四肢肌张力
1	给药前			
	给链霉素后			
2	给药前			
	给氯化钙、链霉素后			

[**注意事项**]

1. 氯化钙溶液应缓慢注射，避免导致小白鼠高钙惊厥。
2. 四肢肌张力在感觉时，宜用手屈伸小白鼠四肢，感觉是否存在阻力。

[**思考题**] 链霉素的不良反应有哪些？

第三篇

综合性实验

第九章　生理学综合性实验

实验1　哺乳类动物动脉血压的调节

[**实验目的**] 用直接法测量家兔血压，观察神经和体液因素对心血管活动的影响。

[**实验原理**] 心血管活动受神经、内分泌及其他因素的影响，而动脉血压则是心血管活动的指标之一，故可通过动脉血压的变化来观察各种因素对心血管活动的影响。

[**实验对象**] 家兔。

[**实验用品**] 哺乳动物手术器械，剃毛器，兔手术台，动脉夹，动脉插管，注射器，橡皮管，血压换能器，生物功能实验系统，电刺激器，有色丝线、纱布，脱脂棉花，20% 氨基甲酸乙酯溶液，生理盐水，肝素，1∶10 000 去甲肾上腺素，1∶10 000 肾上腺素，1∶10 000 乙酰胆碱等。

[**实验方法**]

1. 手术

（1）麻醉并固定：用氨基甲酸乙酯溶液（给药量为 1g/kg）将兔麻醉，仰卧位固定于手术台上。

（2）分离颈部神经、血管：剪去（剃去）颈部的毛，沿正中线作 5～7cm 的切口，分离皮下组织和肌肉，暴露气管。识别并分离两侧颈总动脉，各穿一线备用。分离迷走神经、交感神经和降压神经（迷走神经最粗，交感神经较细，降压神经最细，且常与交感神经紧贴在一起），如图 9-1，并在各神经下分别穿过一有色标记线备用。分离时要特别注意不要过度牵拉，并随时用生理盐水湿润。

（3）插动脉插管：在左颈总动脉的近心端夹一动脉夹，然后结扎远心端，动脉夹与结扎之间一般应相距 3cm。在结扎的下方用利剪做一斜切口，向心脏方向插入充满肝素的动脉插管，用丝线将动脉插管束紧，再向两侧绕至插管的橡皮圈上缚结，以防插管滑出。

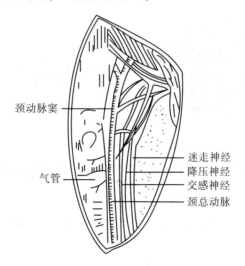

图 9-1　兔颈部神经、血管的解剖位置

（4）记录血压：记录血压曲线。

2. 连接装置仪器（生物功能实验系统、血压换能装置）　将血压换能器用试管夹固定于铁支柱上，换能器的位置应大致与心脏在同一水平面上。然后将换能器连至记录仪前置放大器的"输入"插口，换能器的另一端与三通管相连。打开计算机，启动生物功能实验系统，按计算机提示逐步进入动脉血压调节的实验项目。

[**观察项目**]

1. 观察正常血压和心脏搏动曲线。

2. 牵拉颈部总动脉　手持右颈总动脉向下牵拉5秒，观察心脏搏动与血压有何变化。

3. 夹闭颈总动脉　用动脉夹夹闭右颈总动脉5～10秒，观察心脏搏动与血压有何变化。

4. 压迫颈动脉窦　用手压迫右侧颈动脉窦，观察心脏搏动与血压的变化。

5. 刺激降压神经　将右侧降压神经结扎、剪断，以中等强度电流连续刺激中枢端，观察心脏搏动与血压有何变化。

6. 刺激迷走神经　结扎迷走神经，于结扎线头侧将神经剪断，然后用中等强度电流刺激远心端，观察心脏搏动和血压的变化。

7. 静脉注射去甲肾上腺素　由耳缘注射 0.01% 去甲肾上腺素 0.2 ~ 0.3ml，观察血压变化。

8. 静脉注射乙酰胆碱　由耳缘注射 1 : 10 000 乙酰胆碱 0.2 ~ 0.3ml，观察血压变化。

9. 静脉注射肾上腺素　由耳缘注射 1 : 10 000 肾上腺素 0.2 ~ 0.4ml，观察血压变化。

[注意事项]

1. 麻醉动物注射麻醉药时，要注意注入的速度，一般前 1/3 快推、中 1/3 中速、后 1/3 慢速，并注意观察动物的角膜反射和呼吸。

2. 分离暴露颈动脉鞘时，需注意保持血管神经的自然位置，以便判定降压神经。

3. 操作切忌粗暴，随时用生理盐水湿润组织以保持活性。忌用金属器械触及、夹捏神经。

4. 每项实验后，应等血压基本恢复并稳定后再进行下一项。

5. 每次注射药物后应立即注入少量生理盐水，以防止药液残留在针头内及局部静脉中，影响下一种药物使用的效果。

[思考题]

1. 夹闭颈总动脉与牵拉颈总动脉残端的实验结果有何不同？如何联系起来推断出结论？

2. 刺激完整的降压神经及其中枢端和外周端，血压各有何种变化？为什么？

3. 比较去甲肾上腺素和肾上腺素对血压的影响有何不同并解释其原因。

4. 动脉血压是如何保持相对稳定的？

5. 采用股动脉放血，观察不同失血量对心率和血压有何影响？

6. 处死动物的方法有哪些？

实验 2　家兔呼吸运动的调节

[实验目的]　观察 CO_2 过多、缺 O_2 和无效腔增大等因素对呼吸运动的影响，观察并分析牵张反射对呼吸运动的影响。

[实验原理]　呼吸运动能有节律地不断进行，并能适应机体代谢的需要，主要是神经与体液调节的结果。体内外各种刺激，可以直接作用于中枢或通过不同的感受器反射性地影响呼吸运动。

[实验对象] 家兔。

[实验用品] 哺乳动物手术器械，气囊，含 CO_2 的气囊，生物功能实验系统，张力换能器，刺激器，橡皮管，钠石灰，20% 氨基甲酸乙酯溶液，3% 乳酸溶液，生理盐水等。

[实验方法]

1. 手术

（1）麻醉和固定：用氨基甲酸乙酯溶液（给药量为 1g/kg）将兔麻醉，仰卧位固定于手术台上。

（2）插气管插管：沿颈部正中切开皮肤，用止血钳钝性分离气管，在甲状软骨以下剪开气管，插入"Y"形气管插管，用棉线将气管插管结扎固定。气管插管的两个侧管各连接一 3cm 长的橡皮管。

（3）分离迷走神经：在颈部分离出两侧迷走神经，在神经下穿线备用。手术完毕后用热生理盐水纱布覆盖手术伤口部位。

（4）游离剑突软骨：切开胸骨下端剑突部位的皮肤，并沿腹白线切开约 2cm，打开腹腔。用纱布轻轻将内脏沿膈肌向下压；暴露出剑突软骨和剑突骨柄，辨认剑突内侧面附着的两块膈小肌，仔细分离剑突与膈小肌之间的组织并剪断剑突骨柄（注意压迫止血），使剑突完全游离。此时可观察到剑突软骨完全跟随膈肌收缩而上下自由移动；此时用弯针钩住剑突软骨，使游离的膈小肌经剑突软骨和张力换能器相连接。

2. 连接实验仪器装置

（1）张力换能器连至生物功能实验系统，记录呼吸运动曲线。

（2）打开计算机，启动生物功能实验系统，按计算机提示逐步进入呼吸运动的调节的实验项目。

[观察项目]

1. 正常呼吸运动 描记一段正常呼吸运动曲线。注意所描记的曲线与呼气吸气动作的关系。

2. 增加吸入气中的 CO_2 用一小烧杯罩住气管开口端，把气囊内的 CO_2 慢慢通入烧杯中同时作标记，观察呼吸运动的变化。

3. 增大无效腔（长管呼吸） 将气管开口端对接一根长约 50cm 的橡皮管，使无效腔增大。观察呼吸运动的变化。

4. 造成缺 O_2 将气管插管的开口侧通过一钠石灰瓶与有一定容量空气的气囊相连，使动物呼吸气囊中的空气。此时动物呼出的 CO_2 可被钠石灰吸收，故随着呼吸的进行，气囊内的空气便越来越少。观察呼吸运动有何变化。

5. **改变血液 pH**　由耳缘静脉注入 3% 乳酸溶液 2ml，观察呼吸运动的变化。

6. **切断迷走神经**　先剪断一侧迷走神经，观察呼吸运动的变化，然后再剪断另一侧迷走神经，观察呼吸运动频率和深度的改变。

7. **刺激迷走神经**　以中等强度的电脉冲刺激一侧迷走神经近心端，观察刺激期间的效应。

[注意事项]

1. 气管插管时，应注意止血，并将气管分泌物清理干净。气管插管的侧管上的夹子在呼吸运动实验过程中不能更动，以便比较实验前、后呼吸运动和胸膜腔内压曲线的幅度变化。

2. 每项观察项目前均应有正常描记曲线作为对照。每项观察时间不宜过长，出现效应后应立即去掉施加因素，待呼吸运动恢复正常后再进行下一项观察。

3. 经耳缘静脉注射乳酸时，注意不要刺穿静脉，以免乳酸外漏而引起动物躁动。电极刺激迷走神经中枢端之前，一定要调整好刺激强度，以免因刺激强度过强而造成动物全身肌肉紧张，发生屏气，影响实验结果。

[思考题]

1. 平静呼吸时，如何确定呼吸运动曲线与吸气和呼气运动的对应关系？比较吸气、呼气、憋气时的胸膜腔内压。

2. 缺 O_2、PCO_2 升高和血中氢离子浓度升高对呼吸有何影响？机制如何？

3. 迷走神经在节律性呼吸运动中所起的作用？

实验 3　影响尿生成的因素

[实验目的]　学习哺乳动物输尿管插管或膀胱插管技术，观察影响尿生成的因素。

[实验原理]　尿的生成过程包括肾小球滤过、肾小管和集合管重吸收及分泌排泄过程。肾小球滤过作用受滤过膜通透性、肾小球有效滤过压和肾小球血浆流量等因素的影响。肾小管和集合管重吸收受小管液的溶质浓度和血液中血管升压素及肾素 – 血管紧张素 – 醛固酮系统等因素的影响。任何影响这些过程的因素都会影响尿量的变化。

[实验对象]　家兔。

[**实验用品**] 哺乳动物手术器械，剃毛器，兔手术台，生物功能实验系统，保护电极，铁支架，试管夹，动脉夹，动脉插管，注射器（1ml、5ml、20ml）及针头，有色丝线，纱布，棉花，膀胱插管，输尿管导管（或细塑料管），1∶10 000 去甲肾上腺素溶液，生理盐水，20%氨基甲酸乙酯溶液，50%葡萄糖溶液，垂体后叶素，肝素，呋塞米，尿糖试纸等。

[**实验方法**]

1. 手术

（1）麻醉与固定：用氨基甲酸乙酯溶液（给药量为1g/kg）将兔麻醉，仰卧位固定于手术台上。

（2）分离颈部神经和血管：在气管两侧辨别并分离颈总动脉、迷走神经，分别在颈总动脉及迷走神经下方穿以不同颜色的丝线备用。分离时特别注意不要过度牵拉，并随时用生理盐水湿润。

（3）插动脉插管：在气管旁分离两侧颈总动脉，静脉注射肝素（1000U/kg 体重）以抗凝。在左侧颈总动脉的近心端夹一动脉夹，并在动脉夹远心端距动脉夹约3cm处结扎。用小剪刀在结扎线的近侧剪一小口，向心脏方向插入充满肝素的动脉插管，用备用的线结扎固定。

（4）输尿管插管法：腹部剪毛（剃毛），自耻骨联合上缘沿正中线向上作一长约5cm的皮肤切口，再沿腹白线剪开腹壁和腹膜（勿损伤腹腔脏器），找到膀胱，将膀胱向下翻出腹外。暴露膀胱三角，辨认清楚输尿管，并向肾侧仔细地分离两侧输尿管2~3cm。用线将输尿管近膀胱端结扎，然后在结扎上方的管壁处斜剪一小切口，把充满生理盐水的细塑料管向肾脏方向插入输尿管内，用线结扎、固定好。再以同样方法插好另一侧输尿管。两侧的细塑料插管可用"Y"形管连起来，然后连到记滴器上记滴。此时，可看到尿液从细塑料管中慢慢逐滴流出。手术完毕后，将膀胱与脏器送回腹腔，用温生理盐水纱布覆盖在腹部创口上，以保持腹腔内温度。

也可用膀胱插管法导尿：同上述输尿管插管法，切开腹壁将膀胱轻移至腹壁上。先辨认清楚膀胱和输尿管的解剖部位，用棉线结扎膀胱颈部，以阻断它与尿道的通路，然后在膀胱顶部选择血管较少处剪一纵行小切口，插入膀胱插管（可用一滴管代替），插管口最好正对着输尿管在膀胱的入口处，但不要紧贴膀胱后壁而堵塞输尿管。将切口边缘用线固定在管壁上。膀胱插管的另一端用导管连接至记滴器记滴。此时，可看到尿液从插管中缓慢逐滴流出。手术完毕后，用温热的生理盐水纱布覆盖在腹部的膀胱与脏器上，以保持温度。

2. 连接实验仪器装置 将记滴器的输出线与生物功能实验系统的输入

插口相连，打开计算机启动生物功能实验系统，按计算机提示逐步进入影响尿生成的因素的实验项目。

[观察项目]

1. **记录基础尿量（滴/分钟）** 记录实验前动物的基础尿量作为正常对照数据。

2. **注射50%葡萄糖溶液** 用尿糖试纸接取1滴尿液进行尿糖测定（尿糖实验方法见附注），然后从耳缘静脉注射50%葡萄糖溶液3ml，观察记录尿量的变化。在尿量明显增多时，再用尿糖试纸接取1滴尿液进行尿糖测定。

3. **静脉注射去甲肾上腺素** 由耳缘静脉注射1：10 000去甲肾上腺素0.3ml，观察记录尿量的变化。

4. **静脉注射呋塞米** 从耳缘静脉注射呋塞米（5mg/kg），观察记录尿量的变化。

5. **注射垂体后叶素** 从耳缘静脉注射垂体后叶素2U，观察记录尿量的变化。

6. **注射生理盐水** 从耳缘静脉迅速注射37℃生理盐水20ml，观察记录尿量的变化。

7. **颈动脉插管放血** 松开动脉夹，使动脉血压迅速下降至80mmHg以下，观察记录尿量的变化。当停止放血后，继续记录一段时间。

8. **补充循环血量** 从耳缘静脉注射37℃生理盐水以补充循环血量，观察记录尿量的变化。

9. **电刺激迷走神经** 结扎并剪断右侧迷走神经，电刺激其外周端，观察记录尿量的变化。

[注意事项]

1. 为保证动物在实验时有充分的尿液排出，实验前应给家兔多喂青菜，或者用橡皮导管向胃灌入清水40～50ml，以增加其基础尿量。

2. 手术操作要轻柔，腹部切口不可过大，不要过度牵拉输尿管，以免因输尿管挛缩而不能导出尿液。

3. 本实验需多次兔耳缘静脉注射，故需注意保护耳缘静脉，开始注射时应尽量从耳尖部位开始，再逐步向耳根移行，以免造成后期注射困难，或者选用小儿头皮针刺入耳缘静脉固定，以便于多次注射使用。

4. 每项实验前均应有对照数据和记录，原则上是前一项药物作用基本消失，尿量基本恢复到正常水平后再进行下一项实验。

5. 无尿流出，先检查尿路是否通畅，如通畅，可用呋塞米利尿，等尿量稳定后进行实验。

[**思考题**]

1. 注射 50% 葡萄糖前后为什么要做尿糖定性实验？尿糖和尿量之间有何关系？

2. 分析上述各实验结果的原因。

[**附注**] **尿糖实验方法**

用"尿糖试纸"测定尿中葡萄糖。取一条试纸，用试纸的天蓝色测试区蘸取一滴刚流出的新鲜尿液，观察天蓝色测试区的颜色，若天蓝色测试区转为橙色或褐色，则表示尿糖实验阳性（尿糖含量可经比色卡测知）。若天蓝色测试区颜色不变，则为尿糖阴性（-）。

实验4　小（大）白鼠肾上腺摘除术后的观察

[**实验目的**] 学习肾上腺摘除的方法，通过摘除肾上腺而造成动物肾上腺功能缺损，观察其对动物存活率、姿态活动、肌肉紧张度及游泳运动的影响，了解肾上腺的重要生理功能。

[**实验原理**] 肾上腺分皮质和髓质两部分。肾上腺皮质分泌的激素与水盐代谢、物质代谢和应激功能密切相关，为维持机体生命活动所必需。而肾上腺髓质的内分泌功能是通过嗜铬细胞分泌肾上腺素（epinephrine，E）和去甲肾上腺素（nonepinephrine，NE）来实现的。动物摘除肾上腺后，肾上腺皮质功能失调现象会迅速出现，而肾上腺髓质功能失调现象对机体的影响较小。

[**实验对象**] 小白鼠或大白鼠。

[**实验用品**] 常用手术器械，剃毛器，蛙板，大烧杯（500ml），秒表，动物秤，棉球，冰水，生理盐水，75% 酒精，乙醚。

[**实验方法**]

1. **动物分组**　选择成熟、健康、体重30g的小白鼠（大白鼠体重150~200g）20只，分别称重编号后分为对照组和实验组，每组各10只，雌雄数量各半。

2. **摘除动物两侧肾上腺**

（1）取实验组小白鼠（大白鼠）用乙醚麻醉后，取俯卧位固定于蛙板上，剪去（剃去）背部的毛。

（2）在小白鼠（大白鼠）背部胸腰椎交界处沿正中线作一长1~2cm的

皮肤切口。

（3）牵动皮肤切口，暴露左侧肋骨下缘靠肋脊角处，分离肌肉，直至腹腔内，略将内脏上推，找到肾脏，在肾脏上方靠脊柱侧，可见一粉黄色的肾上腺。

（4）用眼科镊将肾上腺摘除，注意不要弄破被膜。如有出血以小棉球轻压止血。

（5）同法摘除对侧肾上腺。

（6）缝合背部切口，并用75%酒精消毒。

（7）对照组小白鼠（大白鼠）也进行与实验组相同的手术创伤，但不摘除肾上腺。

3. 术后动物饲养　术后两组动物在相同条件下饲养1周，室温应尽量保持在20~25℃，喂以高热量和高蛋白饲料，饮水供应充分。

[观察项目]

1. 观察肾上腺摘除对动物存活率的影响　动物经上述手术后饲养7天，于第8天分别统计两组动物的存活率，并将存活的动物分别称体重。比较实验组与对照组的存活率和体重增减情况。

2. 观察肾上腺摘除对禁食2天的动物的姿态活动及肌肉紧张度的影响　对术后饲养7天仍存活的动物从第8天起停止喂食，只供饮水2天，第10天分别从实验组和对照组各取动物2只，置于实验桌上，观察比较它们经过2天禁食后活动姿态及肌肉紧张度等方面情况。

3. 观察肾上腺摘除对动物游泳运动的影响　将禁食2天的两组动物各取3只投入装有4~5℃冷水的烧杯中，并按动秒表记录各组动物在水中的游泳时间，直至该组动物全部溺水下沉时止。比较两组动物游泳运动时间。

4. 观察小白鼠（大白鼠）游泳运动后恢复情况　将溺水下沉的动物及时捞起后，分别观察记录两组动物恢复活动的时间和活动情况，并进行比较。

[注意事项]

1. 麻醉勿过深。

2. 进行肾上腺摘除术时动作要轻柔，勿用力按压动物，以避免动物窒息致死。

3. 分离背部肌层，寻找肾上腺时，注意避开该处附近的血管，尽量减少出血。

4. 术后的动物尽可能分笼单独饲养，以免其互相撕咬致死。

5. 保持实验组和对照组动物饲养的自然环境相同。

6. 不要损害肾上腺的完整性，剥离时要在结扎血管后再剥离。

[思考题]

1. 摘除肾上腺后的动物与保留肾上腺的动物在冷水中的游泳能力及溺水后恢复活动的时间有何差异？分析其原因。

2. 如果只摘除动物的肾上腺髓质而保留皮质，其对寒冷刺激的耐受力如何？为什么？

3. 根据实验解释肾上腺具有什么功能？

实验 5 小（大）白鼠动情周期观察（阴道涂片法）

[实验目的] 在周期性排卵的动物中，伴随着性周期，可见到生殖器官的变化，啮齿动物尤为明显。本实验通过小（大）白鼠阴道涂片法来观察周期中阴道上皮细胞的变化，进而了解在性周期各个时期中卵巢功能的变化。

[实验对象] 小（大）雌鼠。

[实验用品] 牙签，棉花，载玻片，显微镜，生理盐水。

[实验方法] 用缠有棉球的牙签浸生理盐水。插入阴道，取出分泌物，涂于载玻片上，在显微镜下阴道黏膜呈典型的周期性变化（图 9-2）。

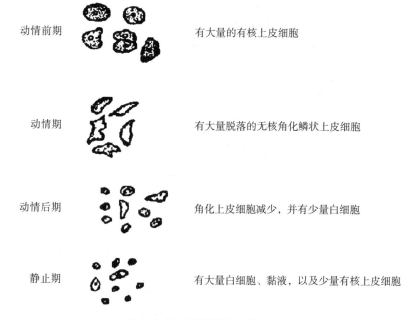

动情前期	有大量的有核上皮细胞
动情期	有大量脱落的无核角化鳞状上皮细胞
动情后期	角化上皮细胞减少，并有少量白细胞
静止期	有大量白细胞、黏液，以及少量有核上皮细胞

图 9-2 阴道黏膜各期涂片镜下图

［附注］压片法检查雌鼠输卵管内的卵子数

雌鼠排卵后，卵子在输卵管内受精、运送，约停留 2 天，可通过压片法检查排卵数，研究影响排卵的因素。

在动情前期第 2 天早晨，即动情期当日早晨处死动物，打开腹腔，挪动肠管，在膀胱后面可见到脂肪包裹的双角子宫，沿一侧子宫角向上在髂骨窝处找到被脂肪包裹的卵巢。在子宫根部剪断，取出卵巢和输卵管，放到生理盐水润湿的滤纸上，去除周围的脂肪组织。在卵巢门处分离出输卵管，剪下，置于两张载玻片之间，略微压紧，在显微镜下观察。镜下可清楚地看到弯曲的输卵管，管腔内含有一定密度的卵子。在交配后的动物，经常可见到分裂后的受精卵。

注意：要将卵子与脂肪滴或小水泡相区别。卵子具有一定密度，在输卵管管腔内，在压片上稍加压力不变形，不移动；而脂滴或水泡则是发亮的小泡，在输卵管管腔外，易变形和移动。

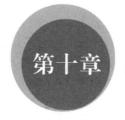

第十章 生物化学综合性实验

实验1 温度、pH、激动剂、抑制剂对酶活性的影响

一、温度对酶活性的影响

[**实验目的**] 了解温度对酶促反应速度的影响。

[**实验原理**] 酶促反应在低温时，反应速度较慢甚至停止，随着温度升高，反应速度逐渐加快。当达到最适温度时，酶促反应速度达最大值。人体内大多数酶的最适温度为 37 ~ 40℃。温度如继续升高，反应速度反而下降。这主要由于酶蛋白易因温度升高引起变性而失去活性。

本实验利用碘与淀粉及其水解产物的颜色反应，比较唾液淀粉酶在不同温度下催化淀粉水解的速度。

淀粉 – – – – – – – – →糊精 – – – – – – – – →麦芽糖
(与碘反应呈蓝色) 　(与碘反应呈紫色至红色) 　　(与碘反应不呈色)

[**实验用品**]

1. **0.2%淀粉液**　称取 0.2g 淀粉溶于 100 ml 水。

2. **0.3%NaCl**　称取 0.3g NaCl 溶于 100ml 水。

3. **pH 6.8 缓冲液**　详见附录 G。

[**实验方法**]

1. 制备稀唾液，用清水漱口，含蒸馏水少许行咀嚼动作以刺激唾液分泌。取小漏斗 1 个，垫小块薄层脱脂棉，直接将唾液吐入漏斗过滤，取滤过的唾液约 2ml，加蒸馏水 8ml，混匀备用。

2. 取小试管 3 支，编号，按表 10-1 中滴数依次加入各种试剂。

表 10-1　各试管加入试剂量

试剂	试管 1	试管 2	试管 3
0.2% 淀粉液/滴	10	10	10
pH 6.8 缓冲液/滴	3	3	3
0.3% NaCl/滴	3	3	3

3. 混匀后，分别将试管 1、试管 2、试管 3 置于沸水浴、温水浴（37～40℃）和冰浴中 5 分钟，向各管加入稀唾液 3 滴，继续在原水浴中放置 10 分钟。

4. 每管取出 2 滴试液在白瓷板上，加碘液 1 滴，观察颜色并记录。

5. 再将试管 1、试管 3 两管置 37℃水浴中 10 分钟，加碘液 1 滴，观察颜色变化并分析。

二、pH、激动剂、抑制剂对酶活性的影响

［**实验目的**］了解 pH、激动剂、抑制剂对酶活性的影响。

［**实验原理**］酶活性与其作用环境的 pH 密切相关。pH 既影响酶蛋白本身，也影响底物的解离程度，从而改变酶与底物结合和催化作用。故每种酶都有其自身最适 pH 的作用环境。过酸过碱均可引起酶蛋白变性而降低活性。人体内多数酶的最适 pH 在 7.0 左右。例如唾液淀粉酶的最适 pH 为 6.8。氯离子对该酶活性有激动作用，铜离子则有抑制作用。

本实验借助淀粉与碘的呈色反应来观察唾液淀粉酶的水解作用，从而判断 pH、激动剂和抑制剂对酶活性的影响。

［**实验用品**］

1. 0.2% 淀粉液。

2. 1% $CuSO_4$。

3. 0.3% NaCl。

4. **不同 pH 缓冲液的配制**

（1）1/15mol/L KH_2PO_4 液：称取 9.078g 纯 KH_2PO_4 加蒸馏水溶解并稀释成 1000 ml。

（2）1/15mol/L Na_2HPO_4 液：称取 11.815g 纯 $Na_2HPO_4 \cdot 2H_2O$，加蒸馏水溶解并稀释成 1000 ml。

两液按表 10-2 比例混合均匀，即可得各 pH 的缓冲液。

表 10-2　各试管加入试剂量

pH	1/15mol/L KH₂PO₄/ml	1/15mol/L Na₂HPO₄/ml
4.9	9.90	0.10
6.8	5.00	5.00
8.6	0.10	9.90

［实验方法］

1. 稀唾液制备，同上实验。

2. 取试管 6 支，编号，按表 10-3 加入试剂。

表 10-3　各试管加入试剂量

试剂	试管 1	试管 2	试管 3	试管 4	试管 5	试管 6
0.2% 淀粉液/滴	15	15	15	15	15	15
pH 4.9 缓冲液/滴	—	15	—	—	—	—
pH 6.8 缓冲液/滴	15	—	15	—	—	—
pH 8.6 缓冲液/滴	—	—	—	15	—	—
1% CuSO₄/滴	—	—	—	—	15	—
0.3% NaCl/滴	—	—	—	—	—	15
稀唾液/滴	—	5	5	5	5	5
H₂O/滴	5	—	—	—	—	—

3. 将各管混匀后，同时置于 37～40℃水浴中保温。约 1 分钟后，由试管 3 取出 1 滴放到白瓷反应板上，加碘液 1 滴，混匀，观察其色。以后每隔 1 分钟再重取 1 滴做碘反应，直到试管 3 中液体与碘液呈浅棕色时，向各管均加碘液 1 滴，摇匀，观察并解释其结果。

实验 2　活血化瘀中药对血清纤溶酶活性的影响

［实验目的］观察活血化瘀中药对血清纤维蛋白溶解酶活性的影响。

［实验原理］血浆样品经乙酸溶液稀释后，分离含优球蛋白沉淀部分。该部分含有血浆凝固和纤维蛋白溶解两个酶系统（纤溶酶系统的大部分抑

制物已随上清液弃掉），用硼酸溶液（pH 9.0）将优球蛋白部分溶解，再加钙盐形成纤维蛋白凝块。此凝块在37℃保温条件下，经纤溶酶系统的作用而被溶解，溶解过程所需的时间称为优球蛋白溶解时间（euglobulin lysis time，ELT）。即纤溶酶系统的活性。活血化瘀中药，如丹参、红花、川芎等能明显影响ELT。

[实验用品]

1. 0.1mol/L 草酸铵。

2. 1% 乙酸。

3. 0.025mol/L 氯化钙。

4. **pH 9.0 硼酸溶液**　称取9g NaCl 和1g 硼酸钠溶于1000ml 水中。

5. **pH 4.2 乙酸溶液**　取0.5ml 1% 乙酸 +90ml H_2O 混合。以上试剂均用重蒸水配制。

6. 丹参、川芎、红花等活血化瘀中药制备成水煎剂，含量为1g/ml 生药。

[实验方法]

1. **血浆样品**　取静脉血4.5ml，加0.5ml 抗凝血药，迅速混匀，并立即在4℃条件下分离血浆（3000 r/min）10 分钟，血浆样品保存在冰浴中备用。

2. **酶活性测定**

（1）取锥形离心管两支，编号，插入冰浴中，按表10-4 加试剂。

表10-4　各试管加入试剂量

试剂	试管号	
	对照管	测定管
pH 4.2 乙酸液/ml	9.00	9.00
新鲜血浆/ml	0.50	0.50
置冷取沉淀温浴	上述两管置4℃冰箱中30分钟，混匀，使优球蛋白沉淀。离心3000 r/min 5分钟，倾去上清液，倒置离心管于滤纸上2分钟置两管于37℃水浴中，加入下列试剂，边温边搅，使沉淀溶解。	
pH 9.0 硼酸液/ml	0.50	0.50
生理盐水/ml	0.05	—
中药液/ml	—	0.05
0.025mol/L $CaCl_2$/ml	0.50	0.50

（2）加入 $CaCl_2$ 液时，混匀 1~2 分钟后，取出水浴，管内液体开始凝固，记录从凝块形成到凝块完全溶解的时间，此过程即为 ELT。

[**计算**] 将溶解时间换算成纤溶酶活性的计算公式如下：

$$溶解酶活性（U）= 10\,000/ELT$$

纤溶酶活性与优球蛋白溶解时间成反比。

实验3　大蒜超氧化物歧化酶（SOD）的纯化与活性测定

[**实验目的**]

1. 通过 SOD 的分离提取，掌握有机溶剂沉淀蛋白质的原理。

2. 掌握细胞破碎的方法。

3. 了解 SOD 的作用和学会 SOD 的邻苯三酚自氧化测活法以及酶活力的计算。

4. 学会使用高速冷冻离心机，并巩固紫外分光光度计的操作使用。

[**实验原理**]

1. **有机溶剂沉淀法**　有机溶剂能使蛋白质脱去水化层，降低其介电常数而增加带电粒子间的相互作用，导致蛋白质的溶解度降低，致使其颗粒凝集沉淀。

2. **SOD 催化反应**　SOD 是一种具有抗氧化、抗衰老、抗辐射和消炎作用的药用酶。它可催化超氧阴离子（O_2^-）进行歧化反应，生成氧和过氧化氢。大蒜蒜瓣和悬浮培养的大蒜细胞中含有较丰富的 SOD，通过组织或细胞破碎后，可用 pH 7.8 磷酸缓冲液提取出。由于 SOD 不溶于丙酮，可用丙酮将其沉淀析出。

邻苯三酚在碱性条件下，能迅速自氧化，释放出超氧阴离子（O_2^-），生成带色的中间产物，而中间产物的积累在滞留 30~45 秒后与时间呈线性关系，一般该线性关系可维持 4 分钟，且该段时间内中间产物在 325nm 波长处有吸收峰，可反映其自氧化情况。SOD 能催化 O_2^- 与 H^+ 反应生成水，从而阻止了中间产物的积累，使颜色变化减慢。将 SOD 每分钟抑制邻苯三酚自氧化速率达 50% 所需要的酶量定义为一个酶活力单位，通过计算可得到 SOD 的酶活性。

[**实验用品**] 试管，研钵，离心管，恒温水浴箱，紫外分光光度计，高速冷冻离心机，玻璃漏斗，定性滤纸，吸量管，试剂瓶，新鲜大蒜蒜瓣，NaH_2PO_4，Na_2HPO_4，丙酮，氯仿，无水乙醇，浓盐酸，邻苯三酚等。

[**实验方法**]

1. **组织和细胞破碎**　称取 5g 大蒜蒜瓣，置于研钵中研磨，使组织或细胞破碎。

2. **SOD 的粗提**　在研钵中加入 10ml 磷酸缓冲液，继续研磨 20 分钟。4℃下，8000r/min，离心 15 分钟，弃沉淀，得粗提取液。

3. 取 5 支试管分别编号试管 1、试管 2、试管 3、试管 4、试管 5，准确量取 0.5ml 上述 SOD 粗提液于试管 3。

4. **除杂蛋白**　在剩余粗提取液中加入 0.25 倍体积的氯仿 - 乙醇混合溶剂，搅拌 15 分钟。4℃下，8000r/min，离心 15 分钟，弃沉淀，得粗酶液。

5. 准确量取 0.5ml 上述粗酶液于试管 4。

6. **分离 SOD 的沉淀**　在剩余粗酶液中加入等体积的冷丙酮，置于冰浴中搅拌 15 分钟。4℃下，8000r/min，离心 15 分钟，弃上清液，得沉淀。

7. **制备 SOD 酶液**　将沉淀溶解于 1ml 磷酸盐缓冲液中，55～60℃水浴中热处理 15 分钟。4℃下，10 000r/min，离心 10 分钟，弃沉淀，得 SOD 酶液。

8. 准确量取 0.5ml 上述 SOD 酶液于试管 5。

9. **SOD 的活力测定**　取上述已编号的试管，并按表 10-5 准确加入试剂。

表 10-5　各试管加入试剂量

	试管 1	试管 2	试管 3	试管 4	试管 5
磷酸缓冲液（pH 8.2）/ml	4.50	4.50	4.40	4.40	4.40
50mmol/L 邻苯三酚/ml	—	0.01	0.01	0.01	0.01
0.01mol/L HCl/ml	0.01	—	—	—	—
样品液/ml	—	—	0.10	0.10	0.10
以试管 1 为空白调零					
OD_{325}				—	

10. **SOD 活力计算**　用紫外分光光度计测量上述所有试管中溶液的 OD_{325}。运用下式计算 SOD 活力。

$$单位体积活力（U/mL）= \frac{\dfrac{A-B}{A} \times 100\%}{50\%} \times 反应液总体积 \times \frac{样液稀释倍数}{样液体积}$$

式中：A 为邻苯三酚自氧化管（对照管 2）每分钟所测的 OD 值；B 为样品管每分钟所测得 OD 值。

实验 4　脂肪酸的 β-氧化

[实验目的]

1. 了解脂肪酸的 β-氧化作用。

2. 通过测定和计算反应液内丁酸氧化生成丙酮的量，掌握测定 β-氧化作用的方法及其原理。

[实验原理]　在肝内脂肪酸经 β-氧化的作用生成乙酰辅酶 A，两分子的乙酰辅酶 A 可缩合生成乙酰乙酸。乙酰乙酸可脱羧生成丙酮，也可还原生成 β-羟丁酸。乙酰乙酸、β-羟丁酸和丙酮总称为酮体。肝不能利用酮体，必须经血液运至肝外组织特别是肌肉和肾，再转变为乙酰辅酶 A 而被氧化利用。酮体作为有机体代谢的中间产物，在正常的情况下，其产量甚微，患糖尿病或食用高脂肪膳食时，血中酮体含量增高，尿中也能出现酮体。

本实验用新鲜肝糜与丁酸保温，生成的丙酮可用碘仿反应滴定。在碱性条件下，丙酮与碘生成碘仿。反应式如下。

$$2NaOH + I_2 \Longrightarrow NaOI + NaI + H_2O$$

$$CH_3COCH_3 + 3NaOI \Longrightarrow CHI_3（碘仿）+ CH_3COONa + 2NaOH$$

剩余的碘可用标准 $Na_2S_2O_3$ 滴定，如下。

$$NaOI + NaI + 2HCl \Longrightarrow I_2 + 2NaCl + H_2O$$

$$I_2 + 2Na_2S_2O_3 \Longrightarrow Na_2S_4O_6 + 2NaI$$

根据滴定样品与滴定对照所消耗的 $Na_2S_2O_3$ 溶液体积之差，可以计算由丁酸氧化生成丙酮的量。

[实验用品]

1. 0.1% 淀粉溶液（溶于饱和氯化钠溶液中）。

2. 0.9% 氯化钠溶液。

3. 0.5mol/L 丁酸溶液　取 4.5ml 正丁酸，用 1mol/L 氢氧化钠溶液中和至 pH 7.6，并稀释至 100ml。

4. 20% 三氯乙酸溶液。

5. 10% 氢氧化钠溶液。

6. 10% 盐酸。

7. **0.1mol/L 碘溶液**　配制方法为称取 12.7g 碘和约 25g 碘化钾溶于水中，稀释到 1000ml，混匀，用标准 0.1mol/L 硫代硫酸钠溶液标定。

8. **标准 0.02mol/L 硫代硫酸钠溶液**　临用时将已标定的 1mol/L 硫代硫酸钠溶液稀释成 0.02mol/L。

9. **1/15mol/L、pH 7.6 磷酸盐缓冲液**　配制方法为 1/15mol/L 磷酸氢二钠 86.8ml 与 1/15mol/L 磷酸二氢钠 13.2ml 混合。

10. 鸡（或家兔或大白鼠）的新鲜肝脏。

11. **其他**　匀浆器或研钵，剪刀，镊子，漏斗，50ml 锥形瓶，碘量瓶，试管，试管架，移液管（5ml、10ml），微量滴定管等。

［实验方法］

1. **肝匀浆的制备**　将鸡颈部放血处死，取出肝。用 0.9% NaCl 溶液洗去表面的污血后，用滤纸吸去表面溶液，称取肝组织 5g，置于研钵中加入少许 0.9% NaCl 溶液，将肝组织研磨成肝匀浆。再加入 0.9% NaCl 溶液，使肝匀浆总体积达 10ml。

2. **酮体的生成**

（1）取锥形瓶两只，按表 10-6 编号后，分别加入各试剂。

表 10-6　各试管加入试剂量

试剂/ml	锥形瓶 A/ml	锥形瓶 B/ml
新鲜肝匀浆	—	2.0
预先煮沸肝匀浆	2.0	—
pH 7.6 磷酸盐缓冲液	3.0	3.0
正丁酸溶液	2.0	2.0

（2）将加入试剂的两只锥形瓶于 43℃ 恒温水浴锅中保温 40 分钟后取出。

（3）于上述两锥形瓶中分别加入 20% 三氯醋酸 3ml，摇匀后，室温放置 10 分钟。

（4）将锥形瓶中的混合物分别过滤，得到无蛋白溶液。锥形瓶 A 和锥形瓶 B 的无蛋白溶液分别收集于 A 试管和 B 试管。

3. 酮体的测定

（1）取碘量瓶两只，按表 10-7 编号后加入有关试剂（其中碘量瓶 A、B 分别对应加入上述 A、B 试管的无蛋白溶液）。加完试剂后摇匀，放置 10 分钟。

表 10-7　各试管加入试剂量

试剂/ml	碘量瓶 A/ml	碘量瓶 B/ml
无蛋白溶液	5.0	5.0
0.1mol/L 碘液	3.0	3.0
10% NaOH	3.0	3.0

（2）于各碘量瓶中滴加 10% HCl 溶液 3ml，使各瓶溶液中和至中性或微酸性。

（3）用 0.02mol/L $Na_2S_2O_3$ 滴定至碘量瓶中溶液呈浅黄色时，往瓶中滴加数滴 0.1% 淀粉溶液 2~3 滴，使瓶中溶液呈蓝色。

（4）用 0.02mol/L $Na_2S_2O_3$ 继续滴定至碘量瓶中溶液的蓝色消退为止。

（5）记下滴定时所用去的 $Na_2S_2O_3$ 溶液的毫升数，按下式计算样品中丙酮的生成量。

4. 计算　方法如下。

实验中所用肝匀浆中生成的丙酮量（mmol）$= (A - B) \times C \times 1/6$

$$肝生成丙酮的量（mmol/g）= (A - B) \times C \times \frac{1}{6} \times 2$$

式中：A 为滴定 A 样品所消耗的 0.02mol/L $Na_2S_2O_3$ 溶液的毫升数；B 为滴定 B 样品所消耗的 0.02mol/L $Na_2S_2O_3$ 溶液的毫升数；C 为 $Na_2S_2O_3$ 的浓度（mol/L）。

[注意事项]

1. 在低温下制备新鲜的肝糜，以保证酶的活性。

2. 加 HCl 溶液后即有 I_2 析出，I_2 会升华，所以要尽快进行滴定，滴定的速度是前快后慢，当溶液变浅黄色后，加入指示剂就要缓慢逐滴滴入。

3. 滴定时淀粉指示剂不能太早加入，只有当被滴定液变浅黄色时加入最好，否则将影响终点的观察和滴定结果。

实验5　植物基因组 DNA 提取及其质量检测

[**实验目的**]

1. 掌握植物总 DNA 的抽提方法。

2. 掌握植物总 DNA 抽提的基本原理。

3. 熟悉植物总 DNA 质量检测技术和原理。

[**实验原理**]　十六烷基三甲基溴化铵（CTAB）是一种去污剂，可溶解细胞膜，它能与核酸形成复合物，在高盐溶液中（0.7mol/L NaCl）是可溶的，当降低溶液盐浓度到一定程度（0.3mol/L NaCl）时，从溶液中沉淀，通过离心就可将 CTAB-核酸的复合物与蛋白，多糖类物质分开。最后通过乙醇或异丙醇沉淀 DNA，而 CTAB 溶于乙醇或异丙醇而除去。

DNA 链上碱基的苯环结构在紫光区具有较强吸收，其吸收峰在 260nm 处。在波长 260nm 紫外线下，1OD 值的光密度相当于双链 DNA 浓度为 50μg/ml，可以此来计算 DNA 样品的浓度。当 DNA 样品中含有蛋白质、酚或其他小分子污染物时，会影响 DNA 吸光度的准确测定。一般情况下同时检测同一样品的 OD_{260}、OD_{280}，计算其比值来衡量样品的纯度，纯 DNA $OD_{260}/OD_{280} \approx 1.8$（>1.9，表明有 RNA 污染；<1.6，表明有蛋白质、酚等污染）。

溴化乙锭在紫外光照射下能发射荧光，它插入 DNA 分子中形成荧光结合物，使发射的荧光增强几十倍，而荧光的强度与 DNA 的含量成正比，将已知浓度的标准样品作为电泳对照，即可判断待测样品的长度及质量。高质量的基因组 DNA 应显示为单一明亮清晰的条带，如 DNA 降解则表现为弥散条带。

[**实验用品**]

1. 2×CTAB 溶液　由 100 mmol/L Tris. Cl（pH 8.0），20 mmol/L EDTA，1.4mmol/L NaCl，2%（W/V）CTAB 配制。

2. β-巯基乙醇。

3. 氯仿/异戊醇（24∶1）。

4. 无水酒精或异丙醇。

5. 70% 酒精。

6. 1×TE 缓冲液。

7. 1×TAE 电泳液。

8. 上样缓冲液。

9. 植物嫩叶片。

10. **其他** 匀浆器或研钵，剪刀，镊子，漏斗，50ml 锥形瓶，碘量瓶，试管，试管架，移液管（5ml、10ml），微量滴定管等。

[**实验方法**]

1. **植物组织中 DNA 的提取**

（1）在 2ml 离心管中，加入 500μl 的 2×CTAB 和 20μl β-巯基乙醇，65℃预热。

（2）称取植物嫩叶片 1~2g，放入经液氮预冷的研钵中，加入液氮研磨至粉末状，用干净的灭菌不锈钢勺转移粉末到预热的离心管中，总体积达到 1ml 混匀后置 65℃水浴中保温 45~60 分钟，并不时轻轻转动试管。

（3）加等体积的氯仿/异戊醇，轻轻地颠倒混匀，室温下 10 000r/min，离心 10 分钟，移上清至另一新管中。

（4）重复步骤 3。

（5）加入 2 倍体积的 4℃预冷的无水酒精或 0.7 倍体积异丙醇，4℃放置 10 分钟，12 000r/min，离心 3 分钟回收 DNA 沉淀。

（6）用 70% 酒精清洗沉淀两次，风干后溶于 50μl 的 TE 缓冲液中。

2. **DNA 质量的检测**

（1）DNA 浓度与纯度检测：DNA 稀释后于核酸蛋白测定仪上检测，读数 OD_{260}、OD_{280} 和 OD_{230}，计算 DNA 样品的浓度和纯度。

$$DNA 样品的浓度 = 50μg/ml × OD_{260}值 × 稀释倍数$$

（2）DNA 分子质量检测：制备 0.8% 的琼脂糖凝胶，每个点样孔中加 10μl DNA 样品和 2μl 上样缓冲液，以 80V 电压电泳 30 分钟，电泳结束后，将凝胶放入溴化乙锭溶液染色 20 分钟，紫外灯下观察结果。

第十一章 病原生物学与免疫学综合性实验

实验 1 注射药物的无菌检查

各种注射剂应保证绝对无菌，否则注入人体后会引起感染，甚至引起菌血症、中毒性休克及导致死亡。因此药典明文规定注射剂出厂前必须做无菌检查，以确保安全。从事无菌检查的人员，应具有微生物学的基本知识及一定的工作经验，必须严格遵守无菌检查的各项操作规程，防止微生物的污染，以保证无菌检查结果的准确、可靠。按无菌检查法规定，注射药物均不得检出需氧菌、厌氧菌及真菌。但不应将需氧菌和厌氧菌仅理解为需氧与厌氧的细菌，由于检查方法的限制，无菌检查的结果为无菌时，在一定意义讲，这结果也是相对意义的。

[**实验目的**] 了解注射药物的无菌检查内容与基本方法。

[**实验用品**] 硫乙醇酸钠培养基，真菌培养基，金黄色葡萄球菌，生孢梭状芽孢杆菌，白念珠菌，待检注射制剂，无菌注射器，针头等。

[**实验方法**]

1. 用 75% 酒精棉球消毒待检注射液容器表面，无菌操作吸取待检药液，分别加入 6 支硫乙醇酸钠培养基和 3 支真菌培养基内，每支 0.5ml，其中 2 支硫乙醇酸钠培养基作需氧菌检查，2 支硫乙醇酸钠培养基作厌氧菌检查，2 支真菌培养基作真菌检查。

2. 剩下的 2 支已加药液的硫乙醇酸钠培养基，1 支接种金黄色葡萄球菌菌液（每毫升含活菌 50 ~ 100 个）1ml，作为需氧菌的阳性对照；另 1 支接种生孢梭状芽孢杆菌菌液（每毫升含活菌 50 ~ 100 个）1ml，作为厌氧菌阳性对照；还有 1 支已加药液的真菌培养基，接种白念珠菌菌液 1ml（每毫升含 50 ~ 100 个活菌）作为阳性对照。

3. 将需氧培养管和厌氧管置 37℃ 培养 5 天，真菌培养管置 22 ~ 25℃ 培养 7 天。

4. 在规定时间，逐日观察微生物的生长情况，如阳性菌对照有相应微生物生长，其他各管液体澄清，无微生物生长（没有检出需氧菌、厌氧菌和真菌），则可判定检品合格，如阳性对照管有相应微生物生长，检品管一管或多管有微生物的生长，应进行复试，经复试二次，检品管都无微生物生长，也判定检品无菌检查合格；若第一次检品管有微生物生长，复检时仍有微生物生长，则应认为检品无菌检查不合格。

[注意事项]

1. 药品加入培养基中应摇匀，如加入药品后发生混浊，在培养后转入新的培养基中，再培养观察。

2. 检查成品药，抽样数可按每批制品的瓶数决定，在 20 个以下者，取样 2 个，以后每增加 50 个即多抽样 1 个，抽样总数每批不超过 10 个或不超过分装总数的 3% 。如检品为未分装的药品，应于每一溶液中取少量（但不得少于 10ml）做检查。

3. 培养基应通过无菌检查和相应菌的生长实验方可使用。

4. 阳性对照菌液应按规定制备，如制备金黄色葡萄球菌阳性对照菌菌液，应用接种环取金黄色葡萄球菌（26003）的普通琼脂斜面新鲜培养物 1 环，接种到硫乙醇酸钠培养基中，37℃ 培养 16 ~ 18 小时后，用无菌生理盐水稀释 1∶1000，即得。阳性菌对照管在 24 小时内应有细菌生长。

5. 如检品有抗菌作用，在检查时应将检品接种在较大量的培养基中，将检品稀释至无抗菌作用的浓度，使阳性对照菌能生长。

6. 某些有抗菌作用的注射剂在检查时，应先用拮抗该制剂的物质消除其抗菌作用后，再进行检查。如用青霉素酶破坏青霉素，用对氨基苯甲酸灭活磺胺类后再进行微生物学检查。

7. 如为固体药物，用无菌药匙取出适量检查，或者根据药物量的大小加入适量的无菌稀释液（或培养基），使成溶液，然后检查。

8. 油剂的无菌检查，可于培养基中加入表面活性剂，如聚梨山醇-80，以帮助药物均匀分布于培养基中，有利于微生物的检出。检查时如药物黏稠度过大，如普鲁卡因青霉素油剂，可用灭菌植物油或灭菌液体石蜡稀释，然后取样接种于含聚梨山醇的培养基中，振摇，使药物均匀分布于培养基中。

9. **无菌检查的药品范围** 各种注射剂（包括生物制品、血液制品等），眼科及外伤用制剂，植入剂，可吸收的凝血药，外科用敷料、器材等。

[**思考题**] 注射剂及手术用滴眼剂为什么要进行无菌检查？无菌检查的基本原则是什么？

实验 2　口服及外用药物的微生物学检查

口服及外用药物的微生物学检查，目前主要是微生物限量检查与有关致病菌的检验，前者系指单位重量或体积内微生物的数量须在规定的允许范围内。口服药物的微生物学检查的具体项目包括：细菌总数的测定，真菌总数的测定，大肠埃希菌、沙门菌和螨的检查。外用药物的微生物学检查的具体项目包括：铜绿假单胞菌、金黄色葡萄球菌和破伤风杆菌的检查。在进行检查时必须首先注意下列事项。

1. 在检查过程中要严格遵守无菌操作。

2. 药物在检查前应保持包装的原状态，未曾开启过。

3. 药物开启后应尽量在 1～2 小时内操作完毕，以防药物中微生物的繁殖或死亡，影响检查结果。

4. 待检药物抽取样品应有一定数量，以使检样结果具有代表性，通常每个批号随机抽取 2 瓶（或 2 盒）以上，检查时，每次最少分别取各瓶（盒）的样品共 10g 或 10ml，蜜丸至少应分别取 4 丸以上，共 10g，贵重或微量包装的药物取量可酌减。

5. 如从药物中检出大肠埃希菌或其他致病菌时，除发报告外，该菌株需保存一个月备查。

6. 在检查大肠埃希菌、沙门菌、铜绿假单胞菌、金黄色葡萄球菌和破伤风杆菌时，应同时进行相应的阳性菌对照实验，主要是检验被检药物有无抑菌作用，即取标准菌株的肉汤培养物，经稀释后，使每毫升含 50～100 个活细菌，取 1ml 加入待检品稀释液中，然后按该菌的检查程序同时进行检查，如能检出该菌，说明被检药物无抑菌作用，检查结果有效。如未能检出，应考虑被检药物中有防腐剂或抗菌成分的干扰，需另行处理后，再进行复试。

一、细菌总数的检测

细菌总数的检查是指检查被检药物在单位重量或体积（g 或 ml）内所

含有的活细菌数量，用以判断药物被细菌污染的程度，其中包括药物和各种原料，工具设备、操作人员及工艺流程等各个环节的卫生状况，是对该药卫生学总评的依据，其测定方法采用普通琼脂培养基倾注平皿生长菌落计数法。

[实验目的] 通过细菌总数的检测，要求了解口服及外用药物的微生物学检查项目、检查过程、结果报告方式和注意事项，并初步掌握其操作方法。

[实验用品] 供检药物，普通琼脂培养基高层，无菌平皿（直径9cm），刻度吸管，试管，稀释液等。

[实验方法]

1. 药品配制

（1）固体药品：称取一定量供检药品，如10g，置无菌研钵中加入适量无菌生理盐水或PBS研磨制成匀浆，然后移入烧瓶内加入生理盐水，使成1:1浓度的均匀悬液，作为待检样品。

（2）液体药品：取一定量供检药品，用无菌生理盐水制成1:10的稀释液，作为待检样品。

（3）软膏、乳膏或油制剂：称取一定量供检药品如25g置无菌研钵中，依次各加入约10ml的无菌液体石蜡和聚梨山醇-80，在加入过程中，应逐滴加入，边加边研磨，最后同样加入无菌生理盐水，使成1:20的乳剂，作为待检药品。

（4）对含有防腐剂或抑菌成分的药物应采取稀释法或微孔滤膜过滤法或离心沉淀法进行处理后再行检查，在采取稀释法时应作定量的已知阳性菌对照检查，即将每毫升含50~100个活菌的阳性对照菌1ml加入待检药物中，然后按同样方法进行检查，培养后应该生长，如不生长则需对药品继续作适当处理或改用其他方法处理。

2. 用1ml刻度吸管吸取上述经预处理的待检药品（悬液取上清液），用生理盐水在一排试管内依次连续作10倍稀释，分别获得10^{-2}、10^{-3}、10^{-4}等不同释度的药液。

3. 根据检品污染情况，估计选择2~3个稀释度，用1ml刻度吸管从高倍稀释度到低倍稀释度的顺序，分别取药液1ml注入无菌空皿内（或在上述作10倍稀释时，同时取每一稀释度药液分别注入平皿内，每个稀释度药液作2~3块平皿）。

4. 将熔化冷却至45℃左右的肉汤琼脂约15ml，倾注于上述各平皿内，待冷凝后，倒置放入37℃温箱内培养24~48小时。

5. 取出观察、计算菌落数 选取无大片状菌落并估计菌落数在 30 ~ 300 范围内的平板计数，计数方式可在平板底部划四等分，先以肉眼观察，用蜡笔或钢笔点数，然后用 5 ~ 10 倍放大镜检查有无遗漏，最后求出同一稀释度待检药的各平板的平均菌落数。

6. 结果处理与报告 一般报告方式选取菌落数在 30 ~ 300 范围内的平板作为菌落总数报告的标准。如一个稀释度使用两个平板，两个平板菌落数相差不超过一倍者应采用两个平板的平均数，其中一个平板有较大片状菌落生长时不宜采用；若每一个稀释度使用三个平板，其中两个平板菌落数较接近，另一个平板相差在一倍以上或有片状菌落生长时，应采用前者即两个平板的平均菌落数，再乘其稀释倍数，进行报告。

若有两个稀释度的平板其生长的菌落数均在 30 ~ 300 范围内，应各乘其稀释倍数，然后视两者的比值来决定。

$$比值 = \frac{高稀释度平板平均菌落数 \times 稀释倍数}{低稀释度平板平均菌落数 \times 稀释倍数}$$

其比值小于等于 2 者，应报告其平均数；大于 2 者，则报告其中较小的数字。

若所有稀释后的平板平均菌落数均大于 300，则按稀释度最高的平板平均菌落数乘以稀释倍数报告。

若所有稀释后的平板平均菌落数均小于 30，则按稀释度倍数低的平板平均菌落乘以稀释倍数报告。

若所有稀释后的平板平均菌落均不在 30 ~ 300 范围内，其中一部分大于 300 或小于 30 时，则以最接近 30 或 300 的平板平均菌落数乘以稀释倍数报告。

菌落数报告：菌落数在 100 以内时，按实有数报告，大于 100 时采用 2 位有效数字，在 2 位有效数字后面的数值，则以四舍五入的方法计算。为了缩短数字后面的零数，也可用 10 的指数表示。

细菌计数结果及报告方式见表 11-1。

表 11-1　细菌计数结果及报告方式举例

项目	稀释度			两个稀释倍数 菌落总数之比	细菌总数 （个/g 或个/ml）	报告方式 （个/g 或个/ml）
	10^{-1}	10^{-2}	10^{-3}			
例 1	1365	164	20	—	16 400	1.6×10^4
例 2	2763	295	46	1.6	37 750	3.8×10^4

续表

项目	稀释度			两个稀释倍数 菌落总数之比	细菌总数 （个/g 或个/ml）	报告方式 （个/g 或个/ml）
	10^{-1}	10^{-2}	10^{-3}			
例3	2890	271	60	2.2	27 100	2.7×10^4
例4	不可计	4650	513	—	513 000	5.1×10^5
例5	27	11	5	—	270	2.7×10^2
例6	不可计	305	12	—	30 500	3.1×10^4

二、霉菌总数的测定

［实验目的］通过霉菌总数的测定，要求了解口服及外用药物的微生物学检查项目、检查过程、结果报告方式和注意事项，并初步掌握其操作方法。

［实验用品］供检药品等（同上）、马丁培养基等。

［实验方法］

1. 按"细菌总数检查方法"取样，预处理，并做10倍连续稀释，使成10^{-2}、10^{-3}、10^{-4}等不同稀释度的药液。

2. 选择适宜稀释度如10^{-1}、10^{-2}和10^{-3}的药液，各取1ml，分别注入灭菌空平皿内（直径9cm），每个稀释度各做2~3块平板。

3. 将熔化而冷却至45℃左右的马丁培养基10~15ml倾入平皿内，轻轻摇匀，待凝固后，倒置25~28℃温箱内培养72小时。

4. 取出观察，清点平板上染成粉红色的霉菌菌落，求出每个稀释度的菌落平均数。

5. **判断结果** 选取平均菌落数在5~50个范围内的霉菌菌数乘以相应稀释倍数，作为霉菌总数报告。若两个稀释度的霉菌菌落均数都在5~50个范围内或皆不在此范围内时，可参照细菌总数测定时的选择规则进行选择。但霉菌菌落均数以5~50个作为选择标准范围，代替细菌菌落均数以30~300个作为选择标准范围。

［注意事项］

1. 培养过程中需逐日观察，若有根霉、毛霉等蔓延生长时，应及时将此平板取出，以免影响其他霉菌的计算。

2. 在霉菌培养基中亦可加入适当的其他抗细菌生长的抗生素，如青霉素、四环素等。

三、大肠埃希菌的检查

[**实验目的**] 通过大肠埃希菌的检查，要求了解口服及外用药物的微生物学检查项目、检查过程、结果报告方式和注意事项，并初步掌握其操作方法。

[**实验用品**] 供检药品（同上，即 1：10 供试品稀释液 10ml），麦康凯（或伊红亚甲蓝）培养基平板 1 只，胆盐乳糖培养基 100ml，乳糖发酵管 1 支，蛋白胨水培养基 1 支，葡萄糖蛋白胨水培养基 2 支，西蒙氏枸橼酸盐培养基 1 支，柯氏试剂，甲基红试剂，培氏试剂，革兰染色液等。

[**实验方法**]

1. 药品预处理同"细菌总数检查法"。

2. 取 1：10 稀释的待检查的药品 10ml，接种于 100ml 胆盐乳糖培养基中，37℃ 培养 18～24 小时。

3. 将上述培养物在麦康凯（或伊红亚甲蓝）琼脂平板上划线分离，并37℃ 培养 18～24 小时。

4. 挑取可疑菌落（大肠埃希菌在麦康凯平板上形成桃红色菌落，在 EMB 平板上形成紫黑色金属光泽的菌落）分别接种斜面培养基和进行革兰染色。如为革兰阴性杆菌，进一步鉴定。

5. 将疑似菌落分别接种于下列培养基中：①乳糖发酵管 1 支。②蛋白胨水 1 支（I 实验）。③葡萄糖蛋白胨水 2 支（M 和 V-P 实验）。④西蒙氏枸橼酸盐培养基 1 支（C 利用实验）。置 37℃ 培养 24～48 小时。

6. **阳性对照实验** 将已知大肠埃希菌（44101）接种于肉汤琼脂平板上（或 10ml 肉汤培养基中），置 37℃ 培养 18～24 小时，再以生理盐水 10 倍递增稀释至每毫升含 50～100 个细菌，吸取稀释液 1ml 加入含有供检品的肉汤培养基中（方法同供检品检查），置 37℃ 培养 24 小时，分离鉴定。如对照实验加入的阳性菌能检出，说明供检品无抑菌作用，如阳性菌未检出，应考虑供检品有抑菌作用（或其他原因），需另行处理复试。

7. **观察结果** 乳糖发酵管是否产酸产气；在蛋白胨培养物中加入柯氏试剂 0.5ml，若出现红色化合物，为吲哚实验（indole test）阳性；若葡萄糖蛋白胨水培养物中加入甲基红（methyl red）试剂数滴，呈红色反应的称为甲基红实验阳性反应，呈黄色反应的称为阴性反应；若葡萄糖蛋白胨水培养物加 V-P 试剂（又称培氏试剂）15 分钟内（或延长到 4 小时）出现红色反应称为 V-P 实验阳性反应；在接种的西蒙氏枸橼酸盐培养基上若无细菌生长，培养基仍为原来的绿色，则为该盐利用实验阴性，若斜面上有细菌生长，培养基由绿变蓝，则称为枸橼酸盐利用实验阳性。

8. 结果判定及报告 阳性菌对照实验符合，检出菌为无芽孢的革兰阴性杆菌，分解乳糖产酸产气，IMVIC 实验为 + + – – 或 – + – – 或 + – – – 者，则可报告供检药品 1g 或 1ml 检出大肠埃希菌（后面两种情况为非典型大肠埃希菌）。

药典规定：口服药物每克或每毫升内均不得检出大肠埃希菌。

四、沙门菌、志贺菌检查

[**实验目的**] 通过沙门菌、志贺菌检查，要求了解口服及外用药物的微生物学检查项目、检查过程、结果报告方式和注意事项，并初步掌握其操作方法。

[**实验用品**] 供检药品（同大肠埃希菌检验），胆盐乳糖增菌液，SS 琼脂平板或 EMB 平板，三糖铁培养基，沙门菌多价免疫血清，志贺菌多价免疫血清等。

[**实验方法**]

1. 取 1∶10 稀释的待检药品 10ml，接种于 100ml 胆盐乳糖增菌液内，37℃增菌培养 18～24 小时。

2. 分离培养与生化实验 将上述培养物于 SS 琼脂平板或 EMB 平板上划线分离后，37℃培养 18～24 小时后，观察菌落并挑取疑似菌落（无色透明或半透明、光滑湿润、边缘整齐，凸起的菌落）、穿刺并划线接种于三糖铁培养基高层斜面，37℃培养 18～24 小时。

3. 如三糖铁培养基发酵实验不分解乳糖、分解葡萄糖，产生 H_2S，有动力，则疑为沙门菌；若分解葡萄糖，不分解乳糖（少数迟缓分解），不产生 H_2S，无动力，疑为志贺菌。革兰染色为阴性杆菌，则进一步血清学鉴定。

4. 若疑为沙门菌时，用沙门菌多价免疫血清玻片凝集实验，疑为志贺菌，用志贺菌多价血清作玻片凝集。

在进行凝集实验时应做生理盐水对照，凡凝集实验阳性，结合上述生化实验和形态学结果，可以报告检品 1g 或 1ml 中检出沙门菌或志贺菌，必要时进行全面生化或分组因子的血清学鉴定。

五、铜绿假单胞菌的检查

[**实验目的**] 通过铜绿假单胞菌的检查，要求了解外用药物的微生物学检查项目、检查过程、结果报告方式和注意事项，并初步掌握其操作方法。

[**实验用品**] 供检药品（同前），溴代十六烷基三甲胺琼脂平板，普通营养琼脂平板，PDP 琼脂斜面，明胶培养基，1% 盐酸二甲基对苯二胺试剂，氯仿，1mol/L 盐酸等。

[**实验方法**]

1. 取 1∶10 稀释的待检药品 10ml，接种于 100ml 胆盐乳糖培养基内，37℃培养 24 小时（增菌培养）。

2. 将其培养物划线接种于溴代十六烷基三甲胺琼脂平板上，37℃培养 18 ~ 24 小时（分离培养）。

3. 挑取呈绿色或浅绿色带荧光或无色，边缘不齐，表面扁平，润湿的菌落进行革兰染色，若为革兰阴性杆菌，则疑为铜绿假单胞菌，进行下列生化实验。

（1）氧化酶实验：将可疑菌落接种于营养琼脂斜面上，37℃培养 24 小时，用接种环刮取菌苔，涂抹于一小块白色滤纸上，再加数滴新配制的 1% 盐酸二甲基对苯二胺试剂，如在 30 秒内出现粉红色并逐渐转变为紫色者，为阳性反应。

（2）绿脓色素实验：将疑似铜绿假单胞菌纯培养物接种于供测定绿脓色素的培养基（PDP 琼脂）上，30℃培养 24 小时，在试管内加入氯仿 3 ~ 5ml 振荡，使色素溶于氯仿中，待氯仿呈蓝绿色时，吸取氯仿层至另一试管中，在该试管内加入 1mol/L HCl 约 1ml 振摇、静置，如上层盐酸液中呈粉红色，则为阳性反应，证明有绿脓色素存在。

（3）明胶液化实验：将可疑菌落穿刺接种于明胶培养基中，37℃培养 24 小时，取出放入冰箱内 10 分钟，如仍为液态即为明胶液化阳性反应，如凝固，即为固体状，为阴性反应（不液化明胶）。

（4）42℃生长实验：将疑似菌落接种于普通营养琼脂培养基上，置 42℃培养 24 ~ 48 小时后，应有菌落生长。

经过上述实验，待检药品如检出革兰阴性杆菌，有动力、氧化酶实验、绿脓色素实验、明胶液化实验、42℃生长实验均为阳性反应，即可判定并报告 1g 或 1ml 供检药品内检出铜绿假单胞菌；如未检出铜绿假单胞菌，应在供检药物中加入已知铜绿假单胞菌〔（铜绿假单胞菌（10104）〕液0.1ml（含50～100个活菌）按同样的方法进行检测，作为阳性对照实验。如阳性菌对照实验能检出而供检药品未检出，则可报告未检出铜绿假单胞菌。如阳性对照未检出，应考虑供检药品有抑菌作用，需另处理后复试。

六、金黄色葡萄球菌检测

[**实验目的**] 通过金黄色葡萄球菌检测，要求了解口服及外用药物的微生物学检查项目、检查过程、结果报告方式和注意事项，并初步掌握其操作方法。

[**实验用品**] 供检药品同前，亚碲酸钠肉汤培养基，TMP高盐琼脂培养基，甘露醇发酵管，兔血浆等。

[**实验方法**]

1. 取1:10稀释的待检药品10ml接种在100ml的亚碲酸钠肉汤培养基中，置37℃培养24小时（增菌培养）。

2. 将上述培养物划线接种于TMP高盐琼脂培养基上，置37℃培养24～48小时（分离培养）。

3. 挑取可疑菌落（墨黑色，直径0.5～1.0mm，周围有黄色透明环）进行革兰染色，若为革兰阳性球菌，则进行下列实验，并将疑似菌落移种于普通斜面，进行纯培养。

（1）血浆凝固酶实验（方法见第七章实验4）。

（2）甘露醇发酵实验：用接种环挑取疑似菌落，种到甘露醇发酵管内，置37℃培养24小时，产酸产气者为阳性反应。

综上实验结果，并依据阳性菌对照实验结果（菌落特点、菌体形态、染色反应、血浆凝固酶实验、甘露醇发酵实验）即可判断供检药品中有无金黄色葡萄球菌。

4. **阳性对照** 以金黄色葡萄球菌（26003）为阳性对照菌株，接种于肉汤琼脂斜面或肉汤10ml中，置37℃培养18～24小时，再以生理盐水用10倍稀释法稀释至每毫升含50～100个菌，吸取稀释菌液1ml，加入有供检品的肉汤培养基中，置37℃培养24小时，分离鉴定，加入的阳性菌应能检出。如阳性菌不能检出，应考虑供检品有抑菌作用或其他原因，需另加处理后再行复试。

七、破伤风梭菌检测

[**实验目的**] 通过破伤风梭菌检测，要求了解外用药物的微生物学检查项目、检查过程、结果报告方式和注意事项，并初步掌握其操作方法。

[**实验用品**] 供检药品同前，0.1% 葡萄糖疱肉培养基，凡士林石蜡（1∶1），破伤风抗毒素等。

[**实验对象**] 小白鼠。

[**实验方法**]

1. 取供检药品 0.1g 加入含 0.1% 葡萄糖疱肉培养基 40ml 中，80℃水浴 20 分钟，趁热加入 5ml 无菌的凡士林石蜡。

2. 置 37℃培养 3~4 天，如发现蜡盖被顶起，疱肉变黑并有恶臭，疑有厌氧菌生长，此时将培养物涂片、染色、镜检。如形态上疑似破伤风梭菌，则取培养物的滤过液做毒力实验，18~20g 的小白鼠 3~5 只，每只肌内注射滤液 0.3ml，15 小时后观察发病情况，共观察 5 天。

3. 如小白鼠发病，应同时做已知破伤风抗毒素的中和保护实验，用破伤风抗毒素，每毫升含 120 单位，对每只小白鼠注射 0.3ml。同时或在每只注射半小时内注射被检滤液 0.3ml，然后观察发病情况。以证实小白鼠的发病为破伤风外毒素所引起。

4. **判断结果**　如果培养物涂片镜检有典型的破伤风梭菌，滤液动物毒力实验阳性，则可报告供检药品检出破伤风梭菌。

八、螨的检查

螨属于节肢动物门，蛛形纲，蜱螨目，形体微小，一般在 1mm 以下，有的甚至小于 0.2mm。螨可引起人类疾病，亦可传播疾病，对药品及其原料也有危害，除直接危害外，还带有大量真菌孢子，造成药品发霉变质。

[**实验目的**] 通过螨的检查，要求了解外用药物的微生物学检查项目、检查过程、结果报告方式和注意事项，并初步掌握其操作方法。

[**实验用品**] 供检药物，放大镜，显微镜，饱和盐水等。

[**实验方法**]

1. **放大镜直接检测法**　先用肉眼观察供检药品有无疑似活螨的白点移动，再用放大镜（10~20 倍）检测，也可用解剖针挑取移动的小白点，放在滴有 70% 酒精或盐水的载玻片上，再行放大观察。

2. 漂浮法 将供检药品放入盛有饱和盐水的三角烧瓶内，搅拌均匀，取液镜检或继续加饱和盐水至瓶口，但防止外溢，用载玻片蘸取水面漂浮物，加盖玻片后置显微镜低倍下观察有无活螨，若未检出，重复两次。

3. 螨卵检查 如未检出活螨，而怀疑有螨卵存在时进行，包括直接检查螨卵和孵育法检查。将供检药物适量放在灭菌的小瓶内，加数滴生理盐水后盖上，置 22～28℃ 孵育 10 天。逐日观察有无活螨孵出。此外还有分离法又称烤螨法，由于此法较费事，一般少用。检出的螨可用封固液制成玻片标本。

[**思考题**]

1. 在做药物微生物学检验时，为什么要严格按照无菌操作？

2. 什么叫微生物限量检验？药物的致病菌检验包括哪些项目？为什么各项检验要同时设已知阳性菌对照检验？

3. 药品为什么要进行螨的检查？

实验3 细菌动物感染与动物实验的细菌检查

[**实验目的**]

1. 掌握细菌动物感染的常用方法。

2. 熟悉感染动物的细菌学检查原则及方法。

3. 了解动物源性细菌的检查原则及方法。

[**实验原理**] 关于病菌的确定，德国学者郭霍（1843—1910 年）曾提出四条原则：①必须能在可疑病例中规律性地发现并分离出同一微生物。②该微生物必须能在体外获得纯培养，并且能传代。③这种纯培养物接种易感动物，应能引起典型疾病。④并且能从实验感染的动物中重新分离出同一微生物。细菌的动物感染不仅用于细菌的鉴别和诊断上，而且用于证明不同的细菌对动物的易感性不一，感染的途径也不一。因此，在进行细菌的动物感染时应选择易感动物，并确定适当的感染途径。感染是否成功，最后需经细菌学检查证实。

[**实验用品**]

1. 器具 1ml 注射器，4 号和 6 号注射针头，镊子，接种杯，小白鼠固定器，棉拭。

2. 药品试剂 2% 碘酊，75% 酒精，4% 硫酸，HE 染色剂，抗酸染色剂，生理盐水等。

3. 菌液及培养基 肺炎链球菌菌液，结核分枝杆菌菌液，单核细胞增多性李氏杆菌菌液，志贺菌菌液，大肠埃希菌菌液；血清肉汤，改良罗氏培养基，血平板等。

[实验对象] 小白鼠（18~20g），豚鼠（300~350g）。

[实验方法] 包括细菌动物感染的方法与检查，动物源性细菌的检查。

1. 细菌动物感染的方法与检查

（1）腹腔内注射接种法（以肺炎链球菌感染小白鼠为例）

1）培养基和菌液的制备方法如下。①血清肉汤：普通肉汤培养基用时每个试管（含培养基 3~4ml）加兔血清 0.5~1.0ml 即可。②肺炎链球菌菌液：将肺炎链球菌接种于血清肉汤中，置培养箱中 37℃ 培养 18~24 小时。

2）感染方法：选择健康小白鼠，用 2% 碘酊、75% 酒精依次消毒腹部，用 6 号针头、1ml 注射器抽取 0.2ml 肺炎链球菌菌液经腹腔注入其体内。

3）细菌检查：小白鼠于接种后 12~36 小时死亡。临死时，解剖、取心脏血液接种血平板，可获得肺炎链球菌纯培养。取腹腔液涂片，做荚膜染色后镜检，可见典型的有荚膜的肺炎链球菌。

（2）静脉内注射接种法（以结核分枝杆菌感染小白鼠为例）

1）培养基和菌液的制备方法如下。①改良罗氏培养基：磷酸二氢钾 1.2g、硫酸镁 0.12g、枸橼酸镁 0.3g、天门冬素 1.8g（或味精 3.6g）、甘油 6ml，溶于 300ml 蒸馏水中。再加入马铃薯淀粉 15g，沸水内加热，边热加搅拌成糊状。无菌操作将卵黄、卵白一起打成全卵液，取 500ml 加入。最后加 2% 孔雀绿溶液 10ml，充分混合。分装于灭菌的中试管内，85℃ 60 分钟间歇灭菌 2 次。②结核分枝杆菌菌液：接种强毒人型结核分枝杆菌于改良罗氏培养基上，37℃ 培养 2 周。将菌落刮下，用生理盐水制成 5mg/ml 的细菌悬液。

2）感染方法：用 4 号针头、1ml 注射器抽取 0.2ml 结核分枝杆菌菌液。用小白鼠固定器固定小白鼠，将鼠尾拉直，2% 碘酊、75% 酒精消毒后，靠近尾尖部平行刺入皮肤，然后略向下刺入静脉。注入菌液。为了使静脉注射更容易进行，可先将鼠尾泡于 50~60℃ 温水中几分钟，或者涂以二甲苯，这样尾静脉扩张充血，便于进针。

3）细菌检查：感染的小白鼠一般于 2 周后死亡，解剖进行检查。①肉眼观察器官病变：病变主要在肺、肝、脾，以肺明显，可见到苏丽结节、干酪样结节或干酪溶化等结核样病变。②涂片染色检查：将可疑病变组织在玻片上涂抹，经干燥、固定，抗酸染色后镜检，镜下可见被染成红色的结核分枝杆菌。③细菌培养：取肺等脏器经组织研磨器研成匀浆，4% 硫酸处理 20 分钟后接种于改良罗氏培养基上，培养后可获得典型的结核分枝杆菌纯培养。④病理组织学检查：将病变组织按病理常规切片，经 HE 染色和组织抗酸染色后镜检，可看到典型的结核样病变以及在组织中可见到红色的结核分枝杆菌。

（3）皮下注射接种法（以单核细胞增多性李氏杆菌感染小白鼠为例）

1）单核细胞增多性李氏杆菌菌液制备：接种单核细胞增多性李氏杆菌于血清肉汤中，37℃培养 18 ~ 24 小时后用生理盐水制备菌液。

2）感染方法：用 6 号针头、1ml 注射器抽取单核细胞增多性李氏杆菌菌液 0.2ml。局部 2% 碘酊、75% 酒精消毒后，拉起背部皮肤，将针刺入小白鼠皮下。缓慢注入菌液。拔针时，用棉签压住注射部位，以防漏出。

3）细菌检查：感染的小白鼠一般接种后 2 ~ 5 天死亡。剖检可见肝脾有坏死病灶。取心脏血液接种于血平板，培养可获得典型的单核细胞增多性李氏杆菌纯培养。

（4）眼角膜接种法（以志贺菌感染豚鼠为例）

1）菌液制备：将新分离的志贺菌接种于琼脂平板上，37℃培养 18 ~ 24 小时。挑取志贺菌培养物于生理盐水中，制成 10^9 个/毫升志贺菌菌液。同时制备大肠埃希菌菌液。

2）感染方法：用注射针头在豚鼠眼角膜上轻划伤几处，然后用接种环挑取一环志贺菌菌液接种于一只眼上，另一只眼接种大肠埃希菌菌液作为平行对照。

3）细菌检查：接种志贺菌的豚鼠眼经 1 ~ 2 天潜伏期后表现为典型的急性结膜、角膜炎：结膜充血、肿胀角膜发白甚至溃疡，新生血管侵入角膜，浆性或脓性眼分泌物。1 周后进入恢复期，炎症逐渐消退，甚至痊愈。在发病的急性期和恢复期，均可自眼中分离出志贺菌。

接种大肠埃希菌的对照眼无变化，不引起结膜、角膜炎。

2. 动物源性细菌的检查　在人类社会活动中，人与动物有着密切的关系，因而必然会接触到动物疫源病的病原体并受到感染。这种由共同病原体引起的，在人和脊柱动物间自然传播和感染的疾病，称人畜共患病。引起人畜共患病的病原体有多种，细菌只是其中之一。在人畜共患病中，人作为传染源的病很少，绝大部分是以动物作为传染源。因此对动物的人兽共患病病原体的监查对于人畜共患病的防治有非常重要的意义。

（1）病原学检查：根据病原菌不同，可采集不同的标本，如血、尿、粪、内脏等。对待检标本，可进行直接涂片、染色镜检，或者进行细菌的分离培养与鉴定，必要时进行动物试验和毒素检出试验。近年来，具有操作简便、省时、高灵敏、强特异性的聚合酶链反应（PCR）已被应用于病原体的诊断，使人兽共患病病原菌的检出率大大提高。

（2）免疫血清学检查：可通过已知抗体诊断未知菌或未知菌的菌型。也可通过已知抗原检查感染动物的血清抗体，作为检疫时的初步筛选试验。常用的免疫血清学方法有凝集试验、酶联免疫吸附试验、荧光抗体技术等。

[注意事项]

1. 在动物试验中，须选择健康的而且敏感性高的纯种动物。

2. 在试验中，要严格进行无菌操作。

[思考题]

1. 为什么进行志贺菌感染豚鼠眼时，须使用新分离的菌株？

2. 为什么不同菌株感染动物时需要采取不同的接种途径？

实验4　玫瑰花环形成实验

[实验目的]

1. 掌握T淋巴细胞E花环实验的原理和正常值，了解其实验方法和意义。

2. 初步掌握光镜下T细胞E花环的形态和计数方法。

[实验原理]　人类T淋巴细胞表面具有绵羊红细胞（SRBC）的受体，因此绵羊红细胞能黏附于T细胞周围，形成玫瑰花环样的细胞团，称为E花环，形成E花环的T细胞，也称为红细胞花环形成细胞（E rosette forming cell，ERFC），通过花环形成，检查T细胞的方法，称为E花环形成实验。因方法不同主要有两种花结：不经4℃低温作用，短时间内所形成的玫瑰花结，称为活性玫瑰结（E active-RFC，Ea-RFC）；而在4℃下较长时间作用形成的玫瑰花结是由全部T细胞与SRBC结合形成的，称为总玫瑰花结（E Total-RFC，ET-RFC）。

目前认为Ea-RFC代表某些T细胞亚群，更能敏感地反映出细胞免疫功能的状态。因此，在某些情况下 ET-RFC 百分数正常，而 Ea-RFC 百分数却已显示出改变。

[实验用品]

1. 肝素溶液　用生理盐水配成 200U/ml，按 1ml 血 0.1ml 肝素液分装试管。

2. 绵羊红细胞悬液　无菌脱纤维绵羊血前用无钙镁 Hank's 溶液洗涤 3 次，然后按比容红细胞的体积配成 10% 的悬液。取 10% 的绵羊红细胞悬液经 20 倍稀释后计数，配成每 0.1ml 含 600 万个（作活性花环用）和含 1800 万个（作总 T 花环用）两种悬液。

3. 无钙镁 Hank's 溶液　NaCl 8g，KCl 0.4g，NaHCO$_3$ 0.35g，Na$_2$HPO$_4$ · 12H$_2$O 0.152g，KH$_2$PO$_4$ 0.06g、葡萄糖 1g，0.4% 酚红 5ml，用蒸馏水加至 1000ml，4℃ 冰箱保存备用，临用前以 5.6% NaHCO$_3$ 调 pH 至 7.4。

4. Alsever 红细胞保存液　枸橼酸钠 0.8g、NaCl 0.42g、枸橼酸 0.55g、葡萄糖 2.05g、蒸馏水加至 100ml。溶解后过滤，68.95kPa，15 分钟灭菌，冰箱保存备用。

5. 吸收后的小牛血清　2ml 已灭活的小牛血清加 1ml 洗过 3 次的绵羊红细胞（比容），充分摇匀后，置 37℃ 水浴 30 分钟，移 4℃ 冰箱 1~2 小时，离心，吸出小牛血清，分装小瓶，冰箱保存备用。

6. 0.04% 甲紫和 1% 冰醋酸稀释液　制备 0.04% 甲紫溶液，每 100ml 加入冰醋酸 1ml。4℃ 保存备用。

7. 0.8% 戊二醛　用 Hank's 溶液配成 0.8% 戊二醛，用 1mol/L NaOH 调 pH 7.2~7.4。

8. 白细胞悬液　肝素抗凝全血 0.1ml 加入 6ml 无菌双蒸水，用毛细吸管吹打 30 秒，溶解红细胞，立即加 4.5% NaCl 溶液 1.5ml，均匀，使恢复等渗，2000r/min 离心 10 分钟，去上清液，用 Hank's 溶液洗 2 次，制成约 0.05ml 白细胞悬液。

9. 淋巴细胞分离液。

10. 姬 - 瑞染液。

11. 待检血液。

12. 其他　试管，毛细滴管，载玻片，水平离心机，电冰箱，显微镜等。

[实验方法]

1. 总 T 花环实验（ET-RFC 实验）

（1）取 2ml 肝素抗凝血，加 4ml pH 7.2~7.4 不含钙镁的 Hank's 溶液

混匀。

（2）取 12mm×100mm 试管，加入淋巴细胞分离液 2ml，然后将已稀释的血液用毛细吸管轻轻地加在分离液上，务必使分离液与血液的交界面清晰，加完后，立即在水平离心机中以 2000r/min 离心 20 分钟，以尖吸管吸取血浆分层液界面处的淋巴与单核细胞层，置于另一试管中，加 Hank's 溶液以 1000r/min 离心 10 分钟，洗细胞 2 次。

（3）吸取用 Hank's 溶液稀释的淋巴细胞 0.1ml，加入 0.04% 甲紫和 1% 冰醋酸稀释液 0.3ml，进行细胞计数，计数采用白细胞计数时所用的 4 个方格，每个大格包括 16 个小方格，计完后，按如下公式计算每毫升中含淋巴细胞数。

$$每毫升含淋巴细胞数 = 4 个大格淋巴细胞总数 \times 10\ 000$$

（4）待细胞第三次洗完后，按计数配成 0.1ml 含 30 万个淋巴细胞，按淋巴细胞与 SRBC 之比为 1:60 混合，即取 0.1ml 含 1800 万个 SRBC 与之相混匀，并加入 0.05ml 灭活小牛血清，混匀后，置 37℃ 水浴中预温 10 分钟，取出以 1000r/min 离心 5 分钟，然后放 4℃ 冰箱 2 小时。

（5）自冰箱取出离心管旋转，使沉淀的细胞重新悬浮，并以尖吸管轻轻吹打混匀，再加入 0.1ml pH 7.2~7.4，新配制的 0.8% 戊二醛，轻轻摇匀后，放 4℃ 冰箱固定 15 分钟。

（6）取洁净玻片 2 张，将固定好的细胞悬液全部滴在两张玻片上，并均匀涂开，放于阴凉处，凉干，姬-瑞染液染色 1~2 分钟，再滴以等量的双蒸水（或 pH 6.0 磷酸盐缓冲液）3~5 分钟后，水洗，干后镜检。

（7）结果　油镜下计数 100~200 个淋巴细胞，包括 E 阳性细胞（淋巴细胞周围绕 3 个或 3 个以绵羊细胞者为 E 阳性细胞），算出 E 阳性细胞百分率，其正常值为 50%~80%。

2. 活性 T 玫瑰花结实验（Ea-RFC 实验）

（1）按淋巴细胞与绵羊红细胞之比为 1:20 配成细胞悬液。

（2）取 0.1ml 上述已制备好的淋巴细胞悬液（含 30 万个淋巴细胞）放入直径 10mm 的圆底试管中，加 0.1ml 绵羊红细胞（含 600 万个绵羊红细胞），再加入 0.05ml 灭活小牛血清，混匀后，立即以 500r/min，离心 5 分钟，如室温高时，可将离心管先放在冰箱或冰水中冷却。

（3）离心后，轻轻旋转试管悬起细胞，经固定、涂片、染色后镜检。

（4）油镜下计数 100~200 个淋巴细胞中玫瑰花结形成细胞数，并算出百分率，正常值为 20%~30%。

3. Es 花环实验

又称稳定 E 花环实验，它不同于 ET 花环，ET 花环结合十分松脆，放置37℃ 5 分钟，绝大多数快速离解，而 Es 花环并不解离，且能耐强烈振摇，故称稳定 E 花环。有资料认为 Es 的花环形成是 T 细胞被激活的结果，是活化 T 细胞的一个标志，在一定程度上反映 T 细胞的功能，并有助于了解某些疾病中细胞免疫的状况和状态。

（1）取抗凝血后的淋巴细胞分离液（比重 1.077 ±）分离淋巴细胞，洗涤后，用含有 20% 小牛血清的 Hank's 溶液调节至 2×10^6/ml 细胞浓度。

（2）取 0.1ml 淋巴细胞悬液，加 0.5% SRBC 悬液 0.1ml，混合后低速离心（500r/min×5 分钟）。

（3）放 4℃冰箱 2 小时，继而移至 37℃水浴保温 30 分钟。

（4）取出，强烈振摇半分钟，取样制成湿片，用 0.2% 亚甲蓝溶液染色，镜检计数求出百分率，即为 Es-RFC 百分率。

注意：Es-RFC 与 ET-RFC 的差异主要表现为对温度不同敏感性，故在操作时必须严格掌握温度，除保证 E 花环在 37℃离解 30 分钟以及计算前要强烈振摇外，在计数花环时也要注意室温的影响，如室温低于 10℃，计算时间过长，Es 花环率也可能上升。

Es 花环的正常值（正常成人外周血）有报告为 3.3% ±1.8%。

据报道某些疾病中检测 Es-RFC 可能是 T 细胞激活的结果，为此有可能用特异性抗原激发 Es 花环的形成，并作为判断相应患者体内抗原刺激淋巴细胞的活性，有助于探讨疾病的细胞免疫状况和动态。

[注意事项]

1. 注意掌握好反应温度和时间。

2. 实验用的绵羊应固定，否则因其个体差异可影响实验结果，SRBC 应新鲜，用 Alsever 液保存不得超过 2 周。

3. 小牛血清应用几头小牛的混合血清，否则会因小牛的个体差异影响结果。

[思考题]

1. Ea-RFC、ET-RFC 和 Es-RFC 实验在方法上有何区别？其意义何在？

2. 影响 E 花环百分率的因素有哪些？

[附注]

1. 微量总 T 玫瑰花环实验

（1）取白细胞悬液 0.05ml，加入灭活小牛血清 0.05ml、0.5% 的 SRBC 悬液 0.1ml，混匀，37℃ 5 分钟，1000r/min，离心 5 分钟，然后放 4℃冰箱内 2 小时。

（2）自冰箱内取出，轻轻旋起细胞，加 0.8% 戊二醛固定液 1 滴，冰箱内放置 10 分钟。

（3）涂片、染色、镜检，正常值为 48%±6.9%（40%~55%）。

2. 微量活性 T 玫瑰花结实验

（1）取白细胞悬液 0.05ml，加灭活小牛血清 0.05ml 混匀，37℃、5% CO_2 条件下孵育 1 小时，再加入 0.25% 绵羊红细胞悬液 0.1ml，混匀，1000r/min，离心 5 分钟。

（2）取出试管，轻轻旋起，加固定液（0.8% 戊二醛）1 滴，固定、涂片、染色，镜检计数 100~200 个淋巴细胞，正常值为 20.7%±5.2%（15%~25%）。

实验 5　免疫血清的制备

一、伤寒免疫血清的制备

［**实验目的**］熟悉伤寒免疫血清的制备原理、方法及效价判定。

［**实验用品**］伤寒杆菌标准 901 菌株、0.4% 甲醛生理盐水、生理盐水、碘酒、酒精棉球、叠氮钠。

［**实验对象**］家兔。

［**实验原理**］伤寒杆菌有 O 和 H 两种常用于临床诊断和实验室分型鉴定的抗原。O 抗原为细胞壁脂多糖，是性质稳定的菌体抗原，耐热。H 抗原属鞭毛蛋白质，不稳定，经甲醛固定后可成为遮盖菌体成分的表面抗原。利用上述特性制备的伤寒 O 和 H 抗原，免疫动物后，可获得抗 O 和抗 H 的抗血清。

［**实验方法**］

1. H 抗原和 O 抗原的制备

（1）将伤寒杆菌标准 901 菌株划线接种于普通平板上，置 37℃ 温箱培养 24 小时后挑选光滑型菌落接种于柯氏培养瓶中再以 37℃ 增菌培养 24 小时。

（2）制备 H 抗原：用 0.4% 甲醛生理盐水冲洗刮下增菌培养后的菌苔，移入三角烧瓶，置 4℃ 冰箱中 3~5 天固定杀菌。经培养检验无活菌后用生理盐水对照麦克法兰（McFarland）比浊管将其稀释成 5~10 亿/毫升的 H 抗原悬液。比浊方法见表 11-2。

表 11-2　McFarland 标准比浊管组成及相关菌数

项目	试管 1	试管 2	试管 3	试管 4	试管 5	试管 6	试管 7	试管 8	试管 9	试管 10
1% 氯化钡/ml	0.1	0.2	0.3	0.4	0.5	0.6	0.7	0.8	0.9	1.0
1% 硫酸/ml	9.9	9.8	9.7	9.6	9.5	9.4	9.3	9.2	9.1	9.0
相当菌数/(亿·毫升$^{-1}$)	3	6	9	12	15	18	21	24	27	30

（3）制备 O 抗原：用生理盐水冲洗增菌培养后的菌苔，经 100℃水浴 2 小时杀菌，检验无菌生长后再用生理盐水按上法稀释成 5～10 亿/毫升的 O 抗原悬液。

以上抗原液不用时需放 4℃冰箱保存。

2. **免疫动物**　选择 2.0～2.5kg 的健康家兔 4 只，分成两组，每组 2 只，按表 11-3 程序分别用伤寒 H 和 O 抗原进行免疫注射。

表 11-3　伤寒 H 抗原和 O 抗原免疫程序

	1 天	5 天	10 天	15 天
兔耳静脉给药量/ml	0.5	1.0	2.0	3.0

3. **试血**　免疫动物后 21 天试血。即从兔耳静脉取血 2～3ml（抽血时可用二甲苯棉球擦拭血管处，待血管充分扩张后再插入注射器），于试管内分离血清，将血清与伤寒杆菌做一试管凝集反应。若效价达到 1：320 以上，即可收获血清。

4. **免疫血清收获**　收获免疫血清可采用家兔心脏采血或颈动脉放血。心脏采血时先将家兔固定好，用拇指在其第 3 和第 4 肋骨间触到跳动最强烈的部位，以碘酊和酒精依次将注射针头插入心脏。如果插入部位准确，可感觉针尖搏动，稍抽针筒，血液即流出。如不见血液流出，可调节针头深度或方向再行刺入。2kg 以上家兔每 2～3 周可采血 10～20ml。

颈动脉采血时需首先将兔固定于解剖台上，用乙醚麻醉，再剪去颈部被毛，用碘酊、酒精消毒后沿正中线切开颈部皮肤 4～5cm，分离皮下组织，找出颈总动脉并仔细将颈总动脉与迷走神经剥离开，结扎动脉上部，下端用止血钳夹住，在正中央剪一小口并对准试管口，然后放开止血钳，使血液喷流入试管中。

用上法采到的血液，待凝固后吸出血清，经 2000r/min 离心 20 分钟，除去沉淀的红细胞。置 56℃水浴中 30 分钟灭活，加 0.1% 叠氮钠防腐，分装小瓶密封，冰箱保存备用。

二 、兔抗绵羊红细胞血清的制备

[**实验目的**] 了解兔抗绵羊红细胞血清的制备过程。

[**实验用品**] 绵羊红细胞，生理盐水，碘酒，酒精棉球，叠氮钠。

[**实验对象**] 家兔。

[**实验原理**] 绵羊红细胞免疫家兔后可产生抗绵羊红细胞的抗体，这种抗体能与绵羊红细胞结合产生凝集，在有补体参与时，能使红细胞溶解，因此该抗体也称溶血素。用绵羊红细胞免疫家兔，可从其血清中获取溶血素。

[**实验方法**]

1. 以无菌操作法从绵羊颈静脉取血，将血注入带有玻璃珠的无菌瓶中，振荡数分钟脱纤维抗凝，然后一次取该血 5ml，用生理盐水洗涤 3 遍，每次洗完以 1500 r/min 离心 10 分钟去上清液。

2. 洗完后用生理盐水配成 20% 绵羊红细胞生理盐水悬液，置 4℃ 冰箱保存备用，注意切勿使之溶血。

3. 选择健康家兔，按表 11-4 进行免疫注射。

表 11-4 绵羊红细胞免疫家兔程序

	1 天	3 天	5 天	7 天	9 天	12 天	15 天
剂量/ml	0.5	1.0	1.5	2.0	2.5	2.0	2.0
途径	皮下	皮下	皮下	皮下	皮下	耳静脉	耳静脉

4. 于免疫注射后的第 20 天试血，若溶血素效价达 1：2000 以上时，即可收获血清（血清收获方法同上述伤寒免疫血清）。收获的血清需加 0.1% 叠氮钠防腐，4℃ 冰箱保存。

[**思考题**] 制备伤寒 H 抗原为什么要用甲醛生理盐水，而制备 O 抗原要用普通生理盐水并加热？

第十二章 药理学综合性实验

实验1 药物的急性毒性实验及半数致死量的测定

[**实验目的**] 测定药物的半数致死量（LD_{50}），了解常用的测定和计算方法。

[**实验原理**] 动物急性毒性试验（Acute toxicity test），研究动物一次或24小时内多次给予受试物后，一定时间内所产生的毒性反应。急性毒性试验处在药物毒理研究的早期阶段，对阐明药物的毒性作用和了解其毒性靶器官具有重要意义。急性毒性试验所获得的信息对长期毒性试验剂量的设计和某些药物Ⅰ期临床试验起始剂量的选择具有重要参考价值，并能提供一些与人类药物过量急性中毒相关的信息。

急性毒性试验要求采用啮齿类或非啮齿类两种动物。通常为小白鼠或大白鼠采用经口、吸入或经皮染毒途径。急性毒性试验主要测定半数致死量（浓度），观察急性中毒表现，经皮肤吸收能力，以及对皮肤、黏膜和眼有无局部刺激作用等，以提供受试物质的急性毒性资料，确定毒作用方式、中毒反应，并为长期毒性试验的观察指标及剂量分组提供参考。

半数致死量（LD_{50}）是某一药物使实验动物总体死亡一半的剂量。衡量一个药物的急性毒性的大小，一般是以该药物使动物致死的剂量（Lethal Dose）为指标，通常求其LD_{50}，因为动物的生死较其他反应容易判断，LD_{50}又是剂量反应曲线上最敏感的一点，容易测得，准确性高，误差小，易重复。这里将介绍LD_{50}的测定方法。

[**实验用品**] 解磷定，敌百虫，注射器（0.5ml），量筒（10ml），小烧杯（50ml）等。

[**实验对象**] 小白鼠。

[**实验方法**]

1. **改良寇氏法** 本法可直接用死亡率进行计算，方法简单，计算简便。

（1）预试实验：取小白鼠 12 只，随机分成 4 组。按表 12-1 剂量腹腔注射解磷定溶液，组间剂量之比为 2 : 1。记录给药 2 小时内各组死亡率。求出 0%（LD_0）和 100%（LD_{100}）死亡率的剂量范围。

表 12-1 解磷定 LD_{50} 的预试结果

组　别	小白鼠/只	浓度/ (mg · ml^{-1})	剂量/ (mg · kg^{-1})	给药容量/ (ml · 10g^{-1})	动物死 亡数/只	死亡率/%
1	3	15	300	0.2		
2	3	7.5	150	0.2		
3	3	3.75	75	0.2		
4	3	1.88	35.5	0.2		

（2）正式实验：取体重为 18～22g 小白鼠 50 只，按体重随机分 5 组，每组 10 只，雌雄各半。各组按表 12-2 剂量腹腔注射解磷定溶液，组间剂量之比为 r。给药后观察动物中毒症状，记录给药 2 小时内各组死亡率。

按下式从求得的 LD_0 及 LD_{100} 计算相邻组间剂量之比（r）：

$$1/r = {}^{(N-1)}\sqrt{b/a}$$

式中 N 为欲分组数；b 为预实验的 LD_{100} 剂量；a 为预实验的 LD_0 剂量。则各组剂量分别为：b、br、br^2、br^3 等。

例如：通过预实验，求得某药的 LD_0 为 98.3mg/kg，LD_{100} 为 240mg/kg，设 5 组进行实验，各组剂量为多少？

将例题数据代入上述公式：$1/r = {}^{(N-1)}\sqrt{b/a} = {}^{4}\sqrt{240/98.3} = 1.25$

则：r = 0.8

故各组剂量分别为：b = 240；br = 192；br^2 = 153.6；br^3 = 122.9；br^4 = 98.3（mg/kg）。

表 12-2　求解磷定 LD_{50} 的结果

组　别	小白鼠/只	剂量/（mg·kg^{-1}）	对数剂量	动物死亡数/只	死亡率/%
1	10				
2	10				
3	10				
4	10				
5	10				

（3）LD_{50} 的计算：依上述分组求得各组死亡率后，即可按改良寇氏法公式计算 LD_{50}，具体计算方法如下。

根据正式实验各组死亡率按下列公式求出解磷定腹腔注射的 LD_{50} 和可信限（$P = 0.95$）。

1）如果最小剂量组的死亡率为 0%，最大剂量组的死亡率为 100% 时，可按下列公式计算 LD_{50}。

$$LD_{50} = \lg^{-1} \left[X_{\mathrm{m}} - i \left(\sum P - 0.5 \right) \right]$$

2）如果最小剂量组的死亡率大于 0% 而又小于 30%，或者最大剂量组的死亡率小于 100% 而又大于 70% 时，可按下列校正公式计算 LD_{50}。

$$LD_{50} = \lg^{-1} \left[\left[X_{\mathrm{m}} - i \left(\sum P - \frac{3 - P_{\mathrm{m}} - P_{\mathrm{n}}}{4} \right) \right] \right]$$

$\lg LD_{50}$ 的标准误：$S_{x50} = i \sqrt{\sum \dfrac{p - p^2}{n - 1}}$

LD_{50} 平均可信限：$LD_{50} \pm 4.5 S_{x50} LD_{50}$ 　　　　（$P = 0.95$）

上式中：X_{m} 为最大剂量组的剂量对数，i 为相邻两组对数剂量之差值（大剂量组减小剂量组），P_{m} 为最大剂量组的死亡率，P_{n} 为最小剂量组的死亡率，P 为各组死亡率，n 为每组动物数。

2. 简化概率单位法

（1）预实验：探索剂量范围。取小白鼠 12～15 只，以 3 只为一组，分为 4～5 组，选择一系列剂量，分别按组腹腔注射敌百虫溶液，观察出现的症状并记录死亡动物数，找出引起 10% 和 90% 死亡率剂量的所在范围。

（2）正式实验：在预备实验所获得的 10% 和 90% 致死量的范围内，选用几个等比级剂量，0.10ml/10g、0.12ml/10g、0.14ml/10g，0.17ml/10g、0.20ml/10g、0.24ml/10g［剂量间的比例一般用（1∶0.7）~（1∶0.85）］，使一半组数死亡率在 10%~50%；另一半组数死亡率在 50%~90%，各组的动物数应相等，一般每组可用 10~20 只，动物的体重和性别要均匀分配。完成动物分组和剂量计算后按组腹腔注射给药。

（3）给药后观察并记录中毒症状，60 分钟后清点各组动物的死亡数，计算敌百虫的 LD_{50}、LD_{50} 的可信限和可信限率。

［**实验结果**］将给药剂量（需将剂量单位换算为 mg/kg）、动物死亡数及死亡率等填入表 12-3，然后根据下述公式计算 LD_{50} 值、LD_{50} 可信限及可信限率。将实验结果列于表 12-3 中。

表 12-3　简化概率法 LD_{50} 测试结果记录

组别	剂量（D）	对数剂量（X）	死亡数	死亡率	概率单位（Y）	权重系数（Wc）	权重（W）
1							
2							
3							
4							
5							

用 2 个剂量时：

$$LD_K = \lg^{-1}\left[\frac{I \times (Y_K - Y_1)}{Y_2 - Y_1} + X_1 + \frac{I}{2}\right]$$

$$S_{LD_K} = \frac{2.3 \times I \times LD_K}{(Y_2 - Y_1)^2} \cdot \sqrt{\frac{4(Y_K - Y_1)^2 + (Y_2 - Y_1)^2}{\sum W}}$$

用 3 个剂量时：

$$LD_K = \lg^{-1}\left[\frac{2I \times (Y_K - \bar{Y})}{Y_3 - Y_1} + X_2\right]$$

$$S_{LD_K} = \frac{4.6 \times I \times LD_K}{(Y_3 - Y_1)^2} \cdot \sqrt{\frac{6(Y_K - Y)^2 + (Y_3 - Y_1)^2}{\sum W}}$$

用 4 个剂量时：

$$LD_K = \lg^{-1}\left[\frac{10 \times I \times (Y_K - \overline{Y})}{3(Y_4 - Y_1) + (Y_3 - Y_2)} + X_2 + \frac{I}{2}\right]$$

$$S_{LD_K} = \frac{23 \times I \times LD_K}{[3(Y_4 - Y_1) + (Y_3 - Y_2)]^2} \cdot \sqrt{\frac{80(Y_K - Y)^2 + [3(Y_4 - Y_1) + (Y_3 - Y_2)]^2}{\sum W}}$$

用 5 个剂量时：

$$LD_K = \lg^{-1}\left[\frac{10 \times I \times (Y_K - \overline{Y})}{2(Y_5 - Y_1) + (Y_4 - Y_2)} + X_3\right]$$

$$S_{LD_K} = \frac{23 \times I \times LD_K}{[2(Y_5 - Y_1) + (Y_4 - Y_2)]^2} \cdot \sqrt{\frac{50(Y_K - Y)^2 + [2(Y_5 - Y_1) + (Y_4 - Y_2)]^2}{\sum W}}$$

LD_K 的可信限 $= LD_K \pm 1.96 S_{LD_K}$　　$(P = 0.95)$

　　　　　　　$= LD_K \pm 2.58 S_{LD_K}$　　$(P = 0.99)$

LD_K 的可信限率 $= \dfrac{1.96 S_{LD_K}}{LD_K}$　　$(P = 0.95)$

　　　　　　　$= \dfrac{2.58 S_{LD_K}}{LD_K}$　　$(P = 0.99)$

式中：X_1、X_2：剂量的对数，从小剂量到大剂量；P_1、P_2：各剂量组的动物死亡率；Y_1、Y_2：各剂量组的动物死亡率转换成概率单位；Wc：权重系数；W：权重，$W = n \cdot Wc$（各组动物数×权重系数）；n：各组动物数 N：组数；I：剂量间比值的对数。

　　例：某批胆碱酯酶复活剂 $DMO_4 - Cl_2$ 腹腔注射给予小白鼠后，观察 14 天内的死亡率，试依据表 12-4 计算其半数致死量和可信限。

表 12-4 DMO₄-Cl₂ LD_{50}计算

剂量 D/ ($mg \cdot kg^{-1}$)	对数剂量 (X)	死亡数	死亡率	概率单位 (Y)	权重系数 (Wc)	权重（W）
100	2.0000	1/10	10%	3.72	0.343	3.43
125	2.0969	6/10	60%	5.25	0.621	6.21
156	2.1937	9/10	90%	6.28	0.343	3.43
$\sum$				15.25		13.07

$$I = \lg \frac{125}{100} = 2.0969 - 2.0000 = 0.0969$$

$$\overline{Y} = \frac{\sum Y}{N} = \frac{15.25}{3} = 5.08$$

$$LD_{50} = \lg^{-1}\left[\frac{2I \times (Y_K - \overline{Y})}{Y_3 - Y_1} + X_2\right]$$

$$= \lg^{-1}\left[\frac{2 \times 0.0969 \times (5 - 5.08)}{6.28 - 3.72} + 2.0969\right]$$

$$= \lg^{-1}(2.0969 - 0.0061) = \lg^{-1}2.0908 = 123.2\,mg/kg$$

$$S_{LD50} = \frac{4.6 \times I \times LD_K}{(Y_3 - Y_1)^2} \cdot \sqrt{\frac{6(Y_K - \overline{Y})^2 + (Y_3 - Y_1)^2}{\sum W}}$$

$$= \frac{4.6 \times 0.0969 \times 123.2}{(6.28 - 3.72)^2} \cdot \sqrt{\frac{6(5 - 5.08)^2 + (6.28 - 3.72)^2}{13.07}}$$

$$= \frac{54.915}{6.5536} \cdot \sqrt{\frac{6.592}{13.09}} = 8.379 \times 0.7096 = 5.946$$

$$LD_{50}\text{的可信限} = 123.2 \pm 1.96 \times 5.946 = 123.2\,mg/kg \pm 11.6\,mg/kg\ (P = 0.95)$$

$$LD_K\text{ 的可信限率} = \frac{11.6}{123.2} = 0.094 = 9.4\%$$

[**注意事项**]

1. 本实验为定量药物效应测定，精确性要求高，在实验的过程中，各个环节均须精确无误。

2. 小白鼠捉持宜熟练掌握，避免抓伤咬伤。

3. 一次性给药，pH 及渗透压均在生理范围内，给药与注射速度保持一致。腹腔注射选择小白鼠左下腹，减少首关效应。

[思考题]

1. 测定 LD_{50} 的意义是什么？

2. 为什么选择 LD_{50} 作为急性毒性的指标？

3. 用 LD_{50} 评价药物的安全性有何缺点？

4. 评价药物的安全性的指标还有哪些？

实验2　传出神经系统药物对麻醉犬血压的影响及对受体作用的分析

[实验目的] 观察传出神经系统药物对犬血压的影响，以及 α、β 和多巴胺受体阻断药对其作用的影响。

[实验原理] 传出神经系统药物通过作用于心脏和血管平滑肌上相应受体产生心血管效应，导致动脉血压的变化。本实验通过观察肾上腺素受体和胆碱受体激动药与阻断药之间的相互作用，分析药物的作用机制。动物的血压测定方法有大白鼠无创尾动脉血压测定法、有创插管生物信号记录分析系统检测血压法、无线遥测血压法。其中生物信号记录分析系统检测血压法所用动物数量少，实验成本低，可以观察多个药物给药前后血压的变化，且便于分析药物的作用机制。

用于血压实验的动物可以是犬、兔、大白鼠，其中兔来源容易，价格低，亦常用于血压试验，因个体差异大，对药物反应不及犬恒定和灵敏。

[实验用品] 生物信号记录分析系统，电脑，压力传感器，手术台，普通剪，手术剪，眼科剪，手术镊，手术刀，剃毛器，血管钳，动脉夹，动脉套管，静脉套管，气管插管，三通管，烧杯（500ml×2），注射器（1ml×5、2ml、5ml、10ml、20ml），棉绳，手术线，纱布块，手术灯，搪瓷方盘，10% 乌拉坦溶液，500U/ml 肝素溶液，生理盐水，0.01% 盐酸肾上腺素溶液，0.01% 重酒石酸去甲肾上腺素溶液，0.005% 硫酸异丙肾上腺素溶液，0.001% 乙酰胆碱溶液，0.1% 乙酰胆碱溶液，1% 硫酸阿托品溶液，1% 妥拉唑林溶液，0.1% 普萘洛尔溶液，0.5% 毒扁豆碱溶液等。

[实验对象] 犬、家兔或大白鼠。

[实验方法]

1. 麻醉、固定动物　取犬（或兔、大白鼠）1 只，称重。以 3% 戊巴比妥钠腹腔注射（大白鼠 40mg/kg，兔静脉注射乌拉坦 1.0g/kg），麻醉后仰位固定的手术台上。

2. 启动电脑　确认 USB 接口已经接通，打开生物信号记录分析系统软件，在"实验项目"下拉菜单中选择"循环实验""动脉血压调节"或是在"输入信号"下拉菜单中选择"1 通道"的压力，在"1 通道"连接压力传感器。

3. 手术　剪去（剃去）颈部及一侧腹股沟的被毛，在颈部做长约 10cm（兔 3~4cm）的正中切口，分离出气管并做一"T"形切口，插入气管插管，用粗线结扎固定，经保持呼吸道通畅。于气管旁分离出一侧颈总动脉，结扎其远心端，在相距 3~5cm 的近心端放置动脉夹以阻断血流。将已充满肝素溶液的动脉插管连接到压力传感器，然后在靠近扎线处，用眼科剪剪一"V"形切口，将动脉插管朝向心方向插入，用线结扎固定。将压力传感器压力调整到 13.3~16.0kPa（100~120mmHg）。打开动脉夹及压力传感器上的三通管，动脉的波动即可通过生物信号记录分析系统软件描记下来。在一侧腹股沟处，做约长 4cm 的切口，分离出股静脉。将股静脉远心端结扎，在其近心端剪一小口，朝向心端插入已接滴定管的静脉套管，结扎固定，以备给药和输液用。

4. 描记给药后血压变化图形　依次注射下述药物，每次给药后立即由输液管滴入生理盐水 2ml，将药物冲入静脉，观察平均动脉压变化情况及脉压的变化。待上述情况恢复正常或平稳后，再给下一药物。

（1）观察拟肾上腺素药对血压的影响

1）盐酸肾上腺素 10μg/kg（10^{-4} g/ml 溶液，0.1ml/kg）。

2）重酒石酸去甲肾上腺素 10μg/kg（10^{-4} g/ml 溶液，0.1ml/kg）。

3）盐酸异丙肾上腺素 50μg/kg（5×10^{-4} g/ml 溶液，0.1ml/kg）。

（2）观察 α 受体阻断药对拟肾上腺素药作用的影响

1）盐酸妥拉唑林 5mg/kg（2.5×10^{-2} g/ml 溶液，0.2ml/kg）。

2）盐酸肾上腺素 10μg/kg（10^{-4} g/ml 溶液，0.1ml/kg）。

3）重酒石酸去甲肾上腺素 10μg/kg（10^{-4} g/ml 溶液，0.1ml/kg）。

4）盐酸异丙肾上腺素 50μg/kg（5×10^{-4} g/ml 溶液，0.1ml/kg）。

（3）观察 β 受体阻断药对拟肾上腺素药作用的影响

1）普萘洛尔 0.1mg/kg（2.5×10^{-3} g/ml 溶液 0.1ml/kg）。

2）盐酸肾上腺素 10μg/kg（10^{-4} g/ml 溶液，0.1ml/kg）。

3）重酒石酸去甲肾上腺素 10μg/kg（10^{-4} g/ml 溶液，0.1ml/kg）。

4）盐酸异丙肾上腺素 50μg/kg（5×10^{-4} g/ml 溶液，0.1ml/kg）。

（4）观察拟胆碱药对血压的影响及 M 受体阻断药对拟胆碱药作用的影响

1）硝酸毛果芸香碱 0.1mg/kg（10^{-3} g/ml 溶液 0.1ml/kg）。

2）乙酰胆碱 1.0μg/kg（10^{-5} g/ml 溶液 0.1ml/kg）。

3）水杨酸毒扁豆碱 0.2mg/kg（2×10^{-3} g/ml 溶液 0.1ml/kg）。

4）乙酰胆碱 1.0μg/kg（10^{-5} g/ml 溶液 0.1ml/kg）。

5）硫酸阿托品 0.5mg/kg（5×10^{-3} g/ml 溶液 0.1ml/kg）。

6）乙酰胆碱 1.0μg/kg（10^{-5} g/ml 溶液 0.1ml/kg）。

7）乙酰胆碱 10μg/kg（10^{-4} g/ml 溶液 0.1ml/kg）。

[实验结果] 复制血压曲线，标明血压值，所给药物的名称和剂量，分析各药的相互作用，解释给药前后出现的各种生理现象的变化，记录实验结果在表 12-5。

表 12-5　传出神经系统药物对麻醉兔血压的影响

药物（浓度）	给药量	血压/mmHg	
		用药前	用药后
盐酸肾上腺素（10^{-4}g/ml）	10μg/kg（0.1ml/kg）		
重酒石酸去甲肾上腺素（10^{-4}g/ml）	10μg/kg（0.1ml/kg）		
盐酸异丙肾上腺素（5×10^{-4}g/ml）	50μg/kg（0.1ml/kg）		
盐酸妥拉唑林（2.5×10^{-4}g/ml）	5mg/kg（0.2ml/kg）		
盐酸肾上腺素（10^{-4}g/ml）	10μg/kg（0.1ml/kg）		
重酒石酸去甲肾上腺素（10^{-4}g/ml）	10μg/kg（0.1ml/kg）		
盐酸异丙肾上腺素（5×10^{-4}g/ml）	50μg/kg（0.1ml/kg）		
普萘洛尔（10^{-3}g/ml）	0.1mg/kg（0.1ml/kg）		
盐酸肾上腺素（10^{-4}g/ml）	10μg/kg（0.1ml/kg）		
重酒石酸去甲肾上腺素（10^{-4}g/ml）	10μg/kg（0.1ml/kg）		
盐酸异丙肾上腺素（5×10^{-4}g/ml）	50μg/kg（0.1ml/kg）		
硝酸毛果芸香碱（10^{-3}g/ml）	0.1mg/kg（0.1ml/kg）		

续表

药物（浓度）	给药量	血压/mmHg	
		用药前	用药后
乙酰胆碱（10^{-5} g/ml）	1.0μg/kg（0.1ml/kg）		
水杨酸毒扁豆碱（2×10^{-3} g/ml）	0.2mg/kg（0.1ml/kg）		
乙酰胆碱（10^{-5} g/ml）	1.0μg/kg（0.1ml/kg）		
硫酸阿托品（5×10^{-3} g/ml）	0.5mg/kg（0.1ml/kg）		
乙酰胆碱（10^{-5} g/ml）	1.0μg/kg（0.1ml/kg）		
乙酰胆碱（10^{-4} g/ml）	10μg/kg（0.1ml/kg）		

[注意事项]

1. 插入动脉插管时，不可用力牵拉动脉以免损伤内膜，否则引起凝血。插管插好后，要使插管与颈动脉保持在一直线上，否则插管尖翘起可将动脉戳破而引起大量出血。

2. 所试药物均用生理盐水新鲜配制。药物注入速度也应尽量一致。余药以生理盐水推入，所有生理盐水最好先温热。

3. 注射器每注射一种药物，必须彻底洗涤，否则余药将影响下一次实验结果。

4. 换能器应与心脏处于同一水平；实验中动物若渐苏醒，可再加1/4原麻醉药量。

[思考题]

1. 肾上腺素、去甲肾上腺素、异丙肾上腺素对血压有何作用？作用原理如何？各有何临床用途？

2. 用α受体阻断药酚妥拉明后，再用拟肾上腺素药，血压有何变化？试述其原理？

3. 用β受体阻断药普萘洛尔后，再用拟肾上腺素药，血压有何变化？试述其原理？

实验3　阿托品对乙酰胆碱的竞争性拮抗作用及PA₂值测定

[实验目的]

1. 掌握PA₂值的测定方法及其意义。

2. 观察阿托品对乙酰胆碱的竞争性拮抗作用。

[实验原理]

1. 激动药与拮抗药　①竞争性拮抗药（competitive antagonist）：与激动药竞争同一受体的拮抗药。激动药的量效反应曲线可以被竞争性拮抗药平行右移。如果增加竞争性激动药浓度，仍可达到 E_{max}。②非竞争性拮抗药（noncompetitive antagonist）：与激动药作用于同一受体，结合牢固，分解慢或是不可逆的，或者作用于相互关联的不同受体。

2. PA₂值　PA₂是一种用以表示竞争性拮抗药作用强度的指标，其意义是能使激动药提高到原来的2倍时，可产生与原来浓度相同效应所需的拮抗药摩尔浓度的负对数 [$-\lg$（B）]。PA₂的值越大说明拮抗药的作用越强。PA₂是拮抗参数（antagonism parameter）：当有一定浓度的拮抗药存在时，激动药增加2倍时才能达到原来效应，此时拮抗药的负对数即拮抗参数，$PA_2 = -\lg$ [I] $= -\lg K_I$。

3. 药物作用　乙酰胆碱作用于豚鼠回肠的M受体，引起肠肌收缩，当加入M受体阻断药阿托品后，若提高乙酰胆碱浓度，仍能达到未加阻断药前的最大反应，并可使剂量反应曲线平行右移，则表明阿托品对乙酰胆碱呈竞争性拮抗。

[实验对象]　豚鼠，雌雄不限，体重300~500g。

[实验用品]　BL-420I生物功能实验系统，张力传感器，保温式麦氏浴槽，超级恒温水浴，"L"形通气钩，高位吊瓶，量筒，烧杯，培养器，供氧装置，外科剪刀，眼科剪刀，眼科镊子，缝衣针，棉线，注射器，3×10^{-4}mol/L阿托品，（3×10^{-6}）~（3×10^{-2}）mol/L乙酰胆碱等。

[实验方法]

1. 首先调试生物信号记录分析系统，使进入肌张力测定状态。

（1）在主菜单中用鼠标选择〈实验〉中的〈消化〉，选择系统显示〈平滑肌生理特性〉。

（2）在界面右侧控制参数区选择〈张力〉，〈选择3g〉，扫描速度1.0s/div，确定信号输入，选择〈通道2〉，在工具菜单选择快速归零（空载时钩上无任何东西）。

（3）在主菜单中选择〈示波〉，进入示波状态。

（4）在主菜单中工具栏选择〈网格切换〉对背景网格进行切换为细格，并在选项中选择波形颜色红色。此时肌张力测试调试完毕。

2. **调节仪器**　麦氏浴槽加 50ml 台氏液，调节温度 38℃ ±0.5℃，氧气 2~3 个气泡/秒。

3. **豚鼠回肠标本的制备**　重击豚鼠的头部致死，剖腹找出接近阑尾处的回肠，剪取 10cm，置在表面皿内，用台氏液洗净肠内容物，分剪成约 2cm 肠段。

4. **正式实验**

（1）将肠管标本两端用缝衣针各穿一线，一端打一空结（约 1cm 小套）；另一端穿上长线打结，用眼科镊钳住空结固定于通气钩上，放入麦氏浴槽中，将长线的另一端打一空结，挂在张力换能器的小钩上，调节换能器高度，使前负荷为 1g（可从标尺上看出来），稳定标本 20 分钟。

（2）在主菜单下按键选择〈记录状态〉，先描记一段正常曲线，然后按表 12-5 顺序给药。

（3）向麦氏浴槽中加入 3×10^{-3} mol/L 乙酰胆碱 0.1ml，观察曲线变化，检查肠管是否有兴奋作用，然后冲洗肠管，使其恢复至正常。

（4）按表 12-6 所给的剂量累积加乙酰胆碱，制作乙酰胆碱的累积量效曲线。具体做法：先加小剂量 ACh，若有反应则当反应达最高峰时立即加下一剂量 ACh，在每加一次药时都需用标记，只标加药序号，不打药名，直至曲线上升至最高峰不再升高为止。将系统转入"示波状态"，用台氏液冲洗肠管 3 遍，稳定标本 15 分钟，使恢复至正常。

（5）在主菜单下选择"结束实验"。激活工具栏，系统进入分析状态。

［实验结果］

1. 在主菜单下分析项可选择区域测量、标记查询、开始反演、鼠标捕捉，测量后按工具栏中取消标志线，分别测出正常曲线及每次加药后的张力大小，最后以乙酰胆碱引起最大收缩力为 100%，分别计算各剂量反应的百分率。

2. 再以各剂量反应的百分率为纵坐标，以剂量负对数为横坐标，绘出剂量反应曲线。

3. 再根据公式求出 PA_2 值。$PA_2 = \lg (B/A - 1) - \lg C$

A：在无阿托品时，引起最大反应的 50% 时所需乙酰胆碱的浓度。B：在阿托品存在下，引起最大反应的 50% 时所需乙酰胆碱的浓度。C：为拮抗药阿托品的浓度。

表 12-6 不同浓度乙酰胆碱溶液的配制

编号	ACh 的配制/$(mol \cdot L^{-1})$	加样量（加量体系 30ml）/ml	浴槽中 ACh 的终浓度/M
1	3×10^{-6}	0.10	10^{-8}
2	3×10^{-6}	0.20	3×10^{-8}
3	3×10^{-5}	0.07	10^{-7}
4	3×10^{-5}	0.20	3×10^{-7}
5	3×10^{-4}	0.07	10^{-6}
6	3×10^{-4}	0.20	3×10^{-6}
7	3×10^{-3}	0.07	10^{-5}
8	3×10^{-3}	0.20	3×10^{-5}
9	3×10^{-2}	0.07	10^{-4}
10	3×10^{-2}	0.20	3×10^{-4}

[注意事项]

1. 组织标本制备应轻巧，避免牵拉、压迫。

2. 生理溶液的配制应十分准确。

3. 实验中注意浴槽内温度恒定，并注意浴槽内不断给予气体，有条件者可给予 95% 的 O_2 和 5% 的 CO_2。

4. 待组织收缩反应平衡后，再开始实验。

5. 实验中以累加方式给药，每次给药后不冲洗标本。

6. 切勿随意改变生物信号处理采集系统的实验参数设置。

[思考题] 竞争性拮抗药与非竞争性拮抗药对激动药量效曲线的影响有何不同?

实验 4 传出神经系统药物对离体肠管平滑肌的影响

[实验目的]

1. 观察乙酰胆碱、阿托品、肾上腺素等传出神经系统药物对离体小肠平滑肌的作用。

2. 掌握离体肠道平滑肌的实验方法。

[实验原理] 家兔小肠平滑肌上存在α、β、M受体。α、β受体兴奋可使小肠平滑肌抑制而舒张；M受体兴奋可使小肠平滑肌兴奋而收缩。

[实验对象] 家兔或豚鼠，雌雄不限，体重不限。

[实验用品] 生物信号记录分析系统，张力传感器，麦氏浴槽，超级恒温水浴，供氧装置，通气钩，高位吊瓶，量筒，烧杯，滴管，培养皿，注射器，外科剪刀，眼科镊子，缝衣针，棉线，5×10^{-4} mol/L 氯化乙酰胆碱，0.5% 硫酸阿托品，0.1% 盐酸肾上腺素，20% 氯化钡等。

[实验方法]

1. 调试生物信号采集系统，使进入肌张力测定状态。

（1）打开电脑并打开生物信号记录分析系统开关。确定张力换能器与通道1连接。

（2）进入生物信号记录分析系统菜单。选择通道1，在界面右侧控制参数区选择〈张力〉，选择〈3g〉，扫描速度 1.0s/div，确定信号输入。在工具菜单选择快速归零。

（3）在主菜单中选择〈示波〉，进入示波状态。

（4）在主菜单中工具栏选择〈网格切换〉将背景网格切换为细格，并在选项中选择波形颜色为红色。此时肌张力测试调试完毕。

2. **调节仪器** 将超级恒温水浴温度调节至 38.5℃±0.5℃，向麦氏浴槽中加 30ml 台式液，通入氧气（1~2 个气泡/秒）。

3. **制备肠管标本** 取家兔一只，以左手提其髂骨上部，右手执木棒击其后头部致昏迷后，迅速剪开腹腔，剪取整段空、回肠置于冷的台式液中，除去肠系膜，将肠内容物冲洗干净，剪成 2cm 小段肠管备用。

4. **装入麦氏浴槽及给药** 将肠管标本两端用缝针各穿一线。一端打一空结（约 1cm 小套）；另一端穿上长线打结，用眼科镊钳住空结固定于通气钩上，放入麦氏浴槽中，将另端长线的近端打一空结，挂在张力换能器的小钩上，调节换能器高度，使前负荷为 1g，稳定标本 20 分钟。在主菜单下选择〈记录状态〉，先描记一段正常曲线，然后按下列顺序给药。

（1）向麦氏浴槽中加入 5×10^{-4} mol/L 氯化乙酰胆碱 0.2ml 同时用标记框在屏幕上做给药标记，观察肠段反应。当反应最明显时，用暂停键，将计算机转入"示波状态"。用台氏液冲洗肠管 3 遍，稳定标本 15 分钟后，再按后续操作加入药物。

（2）将系统重新转入"记录状态"，描记一段正常曲线后，向麦氏浴槽中加入 0.5% 硫酸阿托品 0.2ml 并做标记，观察曲线变化，1 分钟后加

5×10^{-4}mol/L氯化乙酰胆碱 0.2ml 并标记，观察肠段反应。然后将计算机转入"示波"状态后，用台氏液冲洗肠管 3 遍，至标本稳定。

（3）将系统重新转入"记录状态"，描记一段正常曲线后，向麦氏浴槽中加入 0.01% 盐酸肾上腺素 0.1ml 并作标记，观察曲线变化。将计算机转入"示波"状态后，用台氏液冲洗肠管 3 遍，至标本稳定。

（4）将系统重新转入"记录状态"，描记一段正常曲线后，向麦氏浴槽中加入 20% 氯化钡 0.2ml 并做标记，观察曲线变化。

（5）在主菜单下选择"结束实验"，储存实验结果，激活工具栏，系统进入分析状态。

[实验结果]

1. 在主菜单下选择"数据编辑"命令，然后通过剪切，选择剪切区域，将 4 次记录结果编辑在一个屏幕中。

2. 在主菜单下打印项进行打印模式设置，记入测量、实验人员及实验信息后，预览、打印。

3. 以描图及文字记述分析正常离体肠管的张力和舒缩情况以及加入药物后的反应，并对结果进行适当的讨论。

[注意事项]

1. 操作时应避免牵拉肠管，造成肠管活性不佳。

2. 穿肠段时，应十字交叉穿线，并用单线。

3. 保护张力换能器，切不可牵拉过度。

4. 给药时将药液直接加入麦氏浴槽内，既不要碰线也不要碰壁。

[思考题] 乙酰胆碱、阿托品对肠平滑肌的作用和作用原理。

实验 5 强心苷对离体蛙心的作用

[实验目的]

1. 观察药物对离体蛙心的影响。

2. 掌握离体蛙心制备方法。

[实验原理] 青蛙的心脏离体后，把含有林格液的蛙心套管插入心室，用这种人工灌流的方法保持心脏新陈代谢的顺利进行，以维持蛙心有节律地收缩和舒张。通过生物信号处理系统，记录心脏搏动情况。本实验采用离体蛙心，观察强心苷的强心作用。

[实验对象] 青蛙（雌雄不限，体重不限）。

[实验用品] BL-420S 生物功能实验系统，张力传感器，蛙板，探针（锥子），手术器材，注射器，蛙心套管，蛙心夹，双凹夹，铁架，万能杠杆，1：250 洋地黄溶液，1：500 洋地黄溶液，林格液，无钙林格液，1% 氯化钙溶液等。

[实验方法]

1. 离体蛙心的准备

（1）破坏大脑、脊髓，仰位固定于蛙板上。

（2）剪开胸廓、心包膜暴露心脏，结扎右主动脉，于左主动脉穿线备用。

（3）于左主动脉剪一"V"形小口，将有林格液的蛙心套管插入，并在心脏收缩时通过主动脉球，转向左后方插入心室，见到套管内的液面随着心脏搏动上下波动后，将松结扎紧并固定在套管的小钩上。用滴管吸去套管内血液，换 2~3 次林格液洗净余血，以防止血块堵塞套管。剪断主动脉，持套管提起心脏，自静脉窦以下把其余血管一起结扎（切勿伤及或结扎静脉窦），分离周围组织，在结扎处下剪断血管，离体出心脏。再用林格液连续换洗，至无血色，使插管内保留 1.5ml 左右的林格液（图 12-1）。

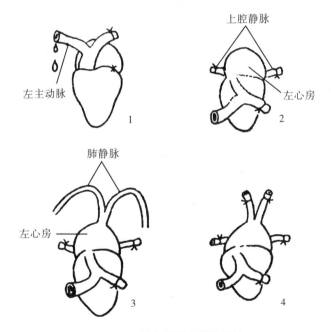

图 12-1 蛙心周围血管结扎法

2. 实验装置的准备（图 12-2）。

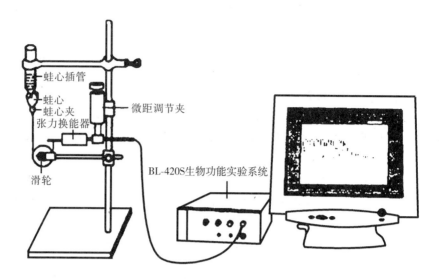

图 12-2　离体蛙心灌流装置示意图（斯氏）

（1）将蛙心套管固定于铁架台，用带有长线的蛙心夹在心舒期夹住心尖部，将长线连于张力换能器。

（2）打开电脑及 BL-420S 生物功能实验系统→输入信号或实验项目→循环实验→蛙心灌流。

（3）开始实验（此时启动自动记录）→速度调节为 4 或 8s/dir→记录正常曲线，张力调至 0.5~1.0g（实验过程不要随意点击记录的红色圆点，否则会中断记录）。

3. 按下列顺序给药

（1）描记一段正常曲线。

（2）用滴管吸出套管内林格液，换成等容积无钙林格液，观察曲线有何变化。

（3）当心脏收缩显著减弱时，向套管内加入 1:500 洋地黄毒苷 0.2ml，如作用不明显，再加入 1:250 洋地黄毒苷 0.2ml。

（4）当作用明显时，再向套管内加入 1% 氯化钙溶液 2~3 滴。

[**实验结果**] 比较每次加药后心脏收缩的振幅和频率。对结果进行图形分析。

[**注意事项**]

1. 蛙心套管一定要插入心室，切勿用力过大，插入过深，损伤心肌。

2. 结扎静脉时，要远离静脉窦（起搏点）。

3. 换液时，林格液的量要恒定，注意避免空气进入心脏。

4. 加药时用吸管充分混匀。

5. 在整个实验过程中应保持套管内液面高度不变，以保证心脏受固定的负荷。

6. 在实验过程中，基线的位置、放大倍数、描记速度应始终一致。

[**思考题**]

1. 试述强心苷对心脏的作用特点。

2. 为什么应用强心苷时要禁用钙剂？

第四篇

创新设计性实验

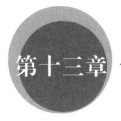# 第十三章 创新设计性实验的理论基础

一、创新设计性实验的定义与特征

（一）创新设计性实验的定义

创新设计性实验又称探索性实验，系指采用科学的逻辑思维配合实验方法和技术，对拟定研究的目的（或问题）进行的一种有明确目的的探索性研究。由学生自己提出实验目的，自行设计实验方案，合作完成实验，整理、处理实验结果，最后完成论文撰写。

创新设计性实验不但要求学生综合多门学科的知识和各种实验原理来设计实验方案，而且要求学生能充分运用已学的知识去发现问题、解决问题。开设创新设计性实验目的是让学生在实践中将相关的基础知识、基本理论得以实践、融会贯通，培养其独立发现问题、解决问题的能力，以最大限度发挥学生学习的主动性，相对于综合性实验而言，要求更高、难度更大。因此创新设计性实验的开设一般在学生经过基础和综合性实验训练之后，可由相对简单逐步增加难度和深度循序渐进地进行。

（二）创新设计性实验的特征

依据创新设计性实验的含义及其目的要求，创新设计性实验一般具有以下特征。

1. **学生学习的主动性**　设计性实验在给定实验目的和实验条件的前提下，学生在教师的指导下自己设计实验方案，选择实验器材，制定操作程序，学生必须运用自己掌握的知识进行分析、探讨。在整个实验过程当中，学生处于主动学习的状态，学习的目的非常明确，独立思维，特别是创造性思维比较活跃，学生主动学习的积极性可得到调动。

2. **实验内容的探索性**　设计性实验的实验内容一般尚未被学生系统了解，需要学生通过实验去学习、认识，打破实验依附理论的传统教学模式，

恢复实验在人们认识自然、探索科学发现过程当中的本来面目，让实验教学真正成为学生学习知识、培养能力的基本方法和有效途径。

3. 实验方法的多样性　设计性实验是给定实验目的和实验条件，由学生在教师的指导下自行设计实验方案并加以实现的实验。在实验过程中，实验目的是明确的、唯一的，但实验条件是可以选择的，是可以变化的。因此，学生往往可以通过不同的途径和方法达到实验目的，从根本上改变了千人一面的传统教学模式，有利于创新人才的培养，体现了以人为本的教学思想。

二、创新设计性实验的类型

创新设计性实验一般以急性动物实验为主，根据其应满足的条件，设计性实验主要的类型有如下五种类型。

1. 补充型　学生对实验教材的某个实验方案进行补充，增加新的有创意的实验方法。

2. 改进型　学生对原有的实验方案进行改良，完善或改进原有实验方案。

3. 有限性　教师给出一个实验范围或基本要求，学生自行命题，自定所需材料、器械、动物等，自行设计实验方案。

4. 扩展型　在教师指定的实验平台条件下，学生进行多学科扩展性设计实验，完成从实验设计、实验操作到结果分析与论文撰写的全过程。

5. 完全型　由学生自选内容、材料、器械、动物等，自行设计实验方案。

学生依据专业要求的不同，自身知识的掌握程度不同及个人能力的差异，可以选取不同类型的实验。选择的创新设计性实验类型不同，操作的难易程度不同，评判尺度的宽严不同等因素的影响，对创新设计性实验评价和考核不能采取一般实验的考核模式。

三、创新设计性实验应遵循的原则

1. 创新性原则　创新设计性实验不是验证性实验，是以培养学生创新能力和综合素质为目标的一种教学模式。立题必须具有创新性，包括提出新规律、新技术、新方法或对原有规律、技术、方法的补充和改进。开展实验选题必须注重创新，创新必须要有新思路。

2. 科学性原则　科学性是创新设计性实验的首要原则，从选题、设计实验方案及实验的开展，所涉及的实验步骤、操作程序和方法必须与所学理论和实验方法相一致。

3. 可行性原则　可行性是指学生实施设计实验必须是可行的，包括实验步骤和方法可行，仪器、设备、动物和药品可行，时间安排可行等多个方面。

4. 实用性原则　设计性实验要符合客观实际，以解决实际问题为思路，通过设计实验来解决科学发展和社会生活中的某些实际问题。

四、创新设计性实验的一般程序

实施创新设计性实验的主要步骤：选题→实验方案设计→实验准备→预实验→正式实验→实验结果讨论及分析→书写实验报告或撰写论文。具体步骤如下。

1. 选题　实验以 3～4 人为一组，由指导教师命题或自行命题，查阅资料文献，灵活运用所学知识和设计实验（指导教师介绍实验室所具备的实验条件，明确选题的范围，指导学生选题）。

2. 完成实验设计方案　查阅资料文献后，以小组为单位进行讨论，题目均应尽量明确，写出实验设计方案，交指导教师审阅、修改、完善（实验方案要在实验前 2～3 周交于指导教师审阅）。

3. 创新设计性实验内容　包括实验目的、实验原理、实验对象、实验用品、实验步骤（实验测试手段要建立在自己的认识水平上）及观察项目等。明确实验的理论依据，拟采用的方法，实验项目或观察的内容指标，每一步实验可能出现的结果等。

4. 设计报告可行性论证　采用小组讨论、教师审批及全班答辩相结合等方式来进行。按照实验设计方案和操作步骤认真进行预实验。根据预实验中出现的问题进行修改。按照修改的实验设计方案和操作步骤认真进行正式实验。

5. 按方法步骤完成实验　根据实验设计，进行实验准备工作，包括试剂的配制、实验器具和实验材料的准备（个人难以解决的实验材料可在实验前与指导教师商量解决）。按照实验设计的方法步骤，完成实验的全过程，并做好实验记录。

6. 完成实验报告或撰写论文　各实验小组对实验数据进行讨论、归纳和处理，书写实验报告。实验报告的内容应包括：实验题目、实验目的、实验原理、实验对象、实验用品、实验步骤、观察项目、实验结果以及分析讨论等。实验性论文撰写根据不同杂志要求，有不同格式。大体内容包括：论文题目、前言、实验材料及实验方法、实验结果、分析讨论、参考文献等。

五、创新设计性实验注意事项

1. 设立对照组或对照实验　可用同一个体实验前后对照，也可以同一群体随机分成对照组和实验组；对照组与实验组除检验的某一种施加因素不同外，所有其他条件相同。

2. 实验中对检验因素本身条件必须前后一致　例如实验所用的刺激强度、剂量、剂型、批号等，若随意改变，可能会有未受控制的因素干扰实验结果。从而造成"假象"和分析实验结果上的困难。

3. 观察实验的全过程　从每一次引入欲检因素之前的基础功能水平，一直观察到加入（或撤除）欲检因素之后产生变化的终结（或恢复到正常），都不能中止观察（对于缓慢地变化可以作定时的或有规律的观察、记录）。特别要注意实验中的变化时程。要精确记录引入欲检因素的时间、出现变化的时间以及恢复到正常水平的时间等。

4. 注意实验的可重复性　避免因偶然事件导致的错误结论。

5. 有明确的结果判定标准　实验结果有无变异，变异是否有显著的意义，必须有客观的严格的标准，不能有丝毫主观、模棱两可的因素。如果实验结果是描记的曲线，则曲线必须附有纵、横坐标的标尺。

6. 注意尽可能地从多方面进行同样的实验　如检查某一神经因素作用，不仅用刺激的方法，也可用切断、拮抗药物、受体阻断等方法加以证明。如果结论一致，则这样的结论才是可信的，具有普遍意义。

7. 对实验数据进行统计学处理　结合统计学知识，正确理解均数、标准差的含义及如何判别组内结果的差异显著性等。

# 第十四章 创新设计性实验的评价与考核

一、实验评价

创新设计性实验对提高学生的综合素质、培养创新能力有重要的作用。创新设计性实验的评价应强调评价主体和评价过程的多元化，重视评价实验的动态变化，注重个性化和差异性评价。

（一）评价目标

对创新设计性实验进行评价，主要包含认知领域、技能领域和思政领域三方面目标，具体目标如下。

1. 认知领域目标　通过设计性实验，掌握相应的实验知识，并将之运用迁移。

2. 技能领域目标　掌握实验的基本过程和方法及规范地进行实验操作；合理选择仪器、设计实验思路，拟定实验步骤、明确注意事项；对实验结果进行判断分析，得出合理结论。

3. 思政领域目标　通过思政案例或言传身教等方式渗入创新设计性实验教学的各个环节，培养学生爱国主义精神与民族自信心；增强实践活动，树立创新创造意识；培养学生"敬佑生命、救死扶伤、甘于奉献、大爱无疆"的医者精神；培养学生探索未知、追求真理、勇攀科学高峰的责任感和使命感。

（二）评价内容

1. 实验原理的理解　能否根据实验课题，运用已掌握的生理学知识阐明实验的理论根据，其中包括仪器设备的工作原理、实验设计思路及理论依据。

2. 实验器材的选用　根据实验对象及各测量项目确定实验所需的器材

及数量，其仪器的选用是否恰当，选配仪器的布局是否合理等。

3. **实验步骤的设计和编排** 根据实验对象、实验目的及选用的仪器设备，确定设计编排的实验步骤及设计思路是否科学有序，实验过程的设计是否科学合理，技术细节是否严密可行，方法是否恰当。

4. **实验操作的熟练程度** 实验操作是否规范熟练，对实验现象的观察是否准确，数据记录是否正确，表格设计是否简明清晰，处理偶发事件和排除故障是否机动灵活。

5. **实验数据处理和结论分析** 能否根据实验现象和数据找出普遍特征，能否分析实验数据判断出合理的结论，恰当地用文字或数字表述和报告实验结果。

6. **实验误差的分析和实验方法的研究** 能否分析测量工具和测量过程中的误差及产生原因，找出影响测量准确性的因素，能否辨析和纠正一些不规范的操作。

二、考核方法

创新设计性实验的考核方法应做到经常性考核和设计性考核相结合。经常性考核以实验报告和平时参加实验的具体情况而定；设计性考核采用教师跟组考评记分的方式。经常性考核包括实验报告、个别提问和实验操作等，由带教教师在平时的实验教学中具体完成。设计性实验考核由教研室全体教师跟组考评，最后带教教师把平时提问、实验报告、实验操作等平时实验成绩与设计方案、实验准备、实验操作等设计性实验成绩综合，算出实验总成绩。

创新设计性实验考评重点内容如下。

1. **实验设计质量** 重点考评实验设计的科学性、操作可行性、设计创新性、注意事项及结果预测。

2. **实验结果评价** 重点考评所获结果的可靠性、准确性，实验结果获得的难度。

3. **实验报告评价** 重点考评实验报告格式的规范性与完整性，结果分析的合理性，实验结论归纳性。

4. **创新能力** 包括最新资料收集、方案设计、器械改进、处理问题能力等。

 **创新设计性实验范例**

范例1 条件反射的建立、分化与消退

一、立题依据与实验内容（提出课题的目的、理由及内容）

条件反射的建立要求在时间上把某一无关刺激与非条件刺激结合多次，一般条件刺激要先于非条件刺激而出现。条件反射的建立与动物机体的状态有很密切的关系，例如处于饱食状态的运动则很难建立食物性条件反射，动物处于困倦状态也很难建立条件反射。一般来说，任何一个能为机体所感觉的动因均可作为条件刺激，而且在所有的非条件刺激的基础上都可建立条件反射，例如食物性条件反射、防御性条件反射等。条件反射建立之后，如果反复应用条件刺激而不给予非条件刺激强化，条件反射就会逐渐减弱，最后完全不出现，这称为条件反射的消退。本实验以小白鼠为研究对象，制作条件反射箱，给予一定的条件刺激（电流）与无关刺激（反光镜、光照）相结合，建立条件反射。条件反射建立之后，给予180次/分节拍器的条件刺激，并伴有强化。而用40次/分的节拍器作为分化刺激，单独作用15秒，不予强化。这样，两种不同性质的刺激物交替使用。最初，由于条件反射的泛化，小白鼠对分化刺激也出现运动反应。随着对比实验次数的增加，动物只对条件刺激发生反应，而对分化刺激则无反应，此时条件反射的分化相已经形成。条件反射建立之后，只光照，而不给予电刺激，开始会出现条件反射，反复多次后，条件反射消失。

二、实验路线与检测指标

1. **实验动物** 小白鼠。
2. **检测指标** 小白鼠从小动物条件反射箱的一室逃往另一室。

3. 实验路线 建造小动物条件反射箱，将小白鼠放入箱内，使其适应环境。调节调压变压器，逐渐加强电刺激，使动物产生防御性运动反射，从一室逃到另一室。每隔 1~2 分钟重复一次，直至小白鼠受到刺激时能顺利地逃入另一室为止。然后再进行防御条件反射的建立、分化与消退实验。

三、实验用品

小动物条件反射箱，节拍器（或电铃、电灯），调压变压器，秒表，换向电钥等。

四、预期实验结果

小白鼠条件反射建立，小白鼠条件反射的分化和消退。

五、统计学处理

利用 Image J 和 SPSS 软件对结果进行分析，并得出相应的结论。
本研究的完整实验详见下述实验 1。

实验 1 小白鼠电防御条件反射的建立、分化与消退

［实验目的］
1. 学习用动物建立条件反射的基本实验方法。
2. 通过小白鼠条件反射的建立、分化与消退，了解条件反射活动的基本规律与生物学意义。

［实验原理］各种无关刺激（如声音或光等）与非条件刺激（如电流、食物等）先后作用于动物，并重复一定次数后，大脑皮质上相应的两个兴奋灶之间由于兴奋的扩散，在功能上逐步形成了暂时性接通。此时，无关刺激就成为具有信号意义的条件刺激，它能代替非条件刺激引起机体相应的反射活动，此即条件反射的建立。条件反射的巩固需要非条件刺激的不断强化，否则，条件刺激的信号作用就逐渐消退。消退是大脑皮质上的兴

奋过程转化为抑制过程的结果，称为消退抑制。分化也是抑制过程的发展。由于大脑皮质对刺激具有高度的分辨能力，阳性刺激在皮质产生兴奋过程，而相近似的阴性刺激则产生抑制过程，这种抑制称为分化抑制，对大脑皮质的分析功能具有重要的意义。

[**实验对象**] 小白鼠。

[**实验用品**] 小动物条件反射箱，节拍器（或电铃、电灯），调压变压器，秒表，换向电钥等。

[**实验方法**]

1. 小动物条件反射箱的结构 小白鼠条件反射箱为一长 46cm、宽 16cm、高 23cm 的木制箱子，箱盖可为一活动的玻璃盖，也可为两层，下层为玻璃盖，上层是镜框，内嵌镜子。将镜框打开一定角度，可通过镜子的反射观察小白鼠在箱内的活动情况。箱中间装有隔板，分左右两个小室。隔板中央下方有小门，小白鼠可通过小门来往于左、右两室。箱底装有平行排列的金属片，单数金属片与电源的一极相接，而双数金属片与电源的另一极相连。电源需经调压变压器与金属片连接。如条件反射箱无刺激开关，变压器与金属片之间应串联换向电钥。通电时，当小白鼠踏在两条相邻的金属片上，小白鼠的身体把相邻的两条金属片接通，电流就会通过身体而发挥刺激作用，引起小白鼠防御性运动反射。在箱的左、右两壁，各装有两个开关，上面为灯光开关，下面为电刺激开关。有些条件反射箱的左、右两壁下方中央各开一个小门，通过小门可将小白鼠放进或取出。

2. 动物的训练 先将小白鼠放入箱内，使其适应环境。调节调压变压器（10～40V），逐渐加强电刺激，使小白鼠产生防御性运动反射，从一室逃到另一室。每隔 1～2 分钟重复一次，直至小白鼠受到刺激时能顺利地逃入另一室为止。注意：刺激强度应适中，过弱不能引起小白鼠的反应；过强也会引起不良反应。调节变压器时，应以能引起小白鼠运动反射的最小刺激强度为佳。

3. 条件反射的建立 先给予 180 次/分节拍器刺激，或者按下小白鼠所在一室的灯光开关（用灯光刺激时，室内光线不宜过强），检查能否引起小白鼠的反应。如不能引起运动反射，说明这种刺激为无关刺激。然后开动节拍器 5 秒，或给予灯光 2～3 秒，再按下电刺激开关，给予非条件刺激强化，并使两者重合 10～15 秒，至小白鼠逃入另一室时，两种刺激同时停止。这样，每隔 1～2 分钟重复进行一次。经 20～30 次结合之后，休息 5 分钟，重复上述步骤，直至单独给予节拍器或灯光刺激，小白鼠就逃入另一室为止，说明条件反射已经形成。再重复上述步骤以巩固新形成的条件反射。实验过程中，随时将实验结果填入表 15-1 中。

4. **条件反射的分化**　在条件反射形成以后，给予 180 次/分节拍器的条件刺激，并伴有强化。而用 40 次/分的节拍器作为分化刺激，单独作用 15 秒，不予强化。这样，两种不同性质的刺激物交替使用。最初，由于条件反射的泛化，小白鼠对分化刺激也出现运动反应。随着对比实验次数的增加，小白鼠只对条件刺激发生反应，而对分化刺激则无反应，此时条件反射的分化相已经形成。

5. **条件反射的消退**　继续用 180 次/分的节拍器作为刺激，但不再给予强化。最初，小白鼠还会出现条件反射，重复几次后，潜伏期逐渐延长，最后反射消失，此时条件反射已经消退。

表 15-1　小白鼠条件反射的形成、分化与消退实验记录

实验时间	条件刺激物	分化刺激物	强化情况		潜伏期	条件反射情况
			强化	不强化		

[**注意事项**]

1. 用节拍器作为条件刺激时，实验室内需保持安静，否则条件反射形成困难。如有条件，最好分室进行实验。

2. 实验过程中，应防止触电事故。捉持动物时，应事先关闭电源。

[**思考题**]　根据实验结果，小结条件反射的形成、分化和消退的条件。它们有何生物学意义？

范例2 芍药苷对人体外周血淋巴细胞黏附蛋白分子-1 的表达影响

一、立项依据与实验内容（提出课题的目的、理由及内容）

芍药具有清热凉血、活血化瘀等功能，芍药苷是芍药的提取物。既往研究证明芍药苷具有抗细胞氧化、炎性损伤和抗动脉粥样硬化的作用。《黄帝内经》论述经络的主要功能之一是"行气血"，即确保输运携带新陈代谢物质的体液（血液、淋巴液、组织液）的通畅。其中，淋巴系统的通畅就与淋巴细胞黏附性密切相关。目前，虽然在多方面对芍药苷的药理作用进行了深入研究，但国内外很少报道涉及芍药苷对人体外周血淋巴细胞黏附性是否有干预作用。为此，本实验采用芍药苷处理人体外周血淋巴细胞，研究芍药苷对其黏附蛋白分子-1 的表达影响，了解芍药苷抗动脉粥样硬化的作用及其作用机制，扩展芍药苷的临床新用途。

二、实验路线与检测指标

1. **实验指标** 检测人体外周血淋巴细胞的黏附蛋白分子-1 表达量的变化。

2. **实验路线** 实验组：芍药苷处理人体外周血淋巴细胞。对照组：处理方法与实验组相同，但用磷酸盐缓冲液处理人体外周血淋巴细胞。

三、实验用品

胎牛血清，细胞培养液，淋巴细胞分离液，PMSF，芍药苷，内参蛋白一抗，黏附蛋白分子 1 的一抗，TRIS，TRIS-HCL，SDS，PVDF 膜，过硫酸铵，丙烯酰胺，甲叉丙烯酰胺，TEMED，蛋白质预览 Marker，相关二抗，ECL 发光试剂盒，压片盒，显影液，定影液，胶片等。

四、预期实验结果

实验组较对照组的黏附蛋白分子-1 表达量低。

五、统计学处理

利用 Image J 和 SPSS 软件对结果进行分析，并得出相应的结论。
本研究的完整实验详见下述实验2。

实验2 芍药苷对人体外周血淋巴细胞黏附蛋白分子-1 的表达影响

[实验目的]

1. 通过实验掌握人体外周血淋巴细胞的提取方法。

2. 掌握黏附蛋白分子-1 的免疫印迹分析的操作流程和技巧。

3. 观察芍药苷对人体外周血淋巴细胞黏附蛋白分子-1 的表达影响。

[实验原理]《黄帝内经》论述经络的主要功能之一是"行气血"，即确保输运携带新陈代谢物质的体液（血液、淋巴液、组织液）的通畅。其中，淋巴系统的通畅就与淋巴细胞黏附性密切相关。但国内外很少报道涉及芍药苷对人体外周血淋巴细胞黏附性是否有干预作用。设计实验研究芍药苷对人体外周血淋巴细胞黏附蛋白分子-1 的表达影响，将有助于揭示芍药苷抗动脉粥样硬化的相关机制，扩展其临床应用。

[实验用品]电泳仪，电泳槽，脱色摇床，蛋白加样器，水浴锅，染色缸，针头过滤器，注射器，胎牛血清，细胞培养液，淋巴细胞分离液 PMSF，芍药苷，内参蛋白一抗，黏附蛋白分子 1 的一抗，TRIS，TRIS-HCL，SDS，PVDF 膜，过硫酸铵，丙烯酰胺，甲叉丙烯酰胺，TEMED，蛋白质预览 Marker，相关二抗，ECL 发光试剂盒，压片盒，显影液，定影液，胶片等。

[实验方法]

1. 人体外周血淋巴细胞的提取

（1）将采到的肝素抗凝血取样计数白细胞总数。

（2）使用 Hank's 溶液/PBS 液/无血清 RPMI1640 将血样 1∶1 稀释，混匀时要沿管壁吹出，避免产生气泡。吹匀后于37℃水浴中平衡。

（3）从冰箱中取出 4℃避光保存的淋巴细胞分离液。摇匀后在无菌状态下加入刻度离心管中。操作中尽量避免吸管碰触管壁。原则上分离液的高度不超过管长的1/4。

（4）将盛有分离液的离心管放入37℃水浴中平衡。

（5）用吸管将稀释的血液沿离心管壁徐徐加到分离液面上，用力要轻，避免血液冲入分离液中，使得稀释血重叠在分离液面以上，拧紧管盖。稀释血与分离液的高度比在（1:2）～（2:1）。原则上两者的总高度不超过离心管的2/3。

（6）将离心管放置于水平离心机中，室温下1000r/min分离心20分钟。

（7）离心结束后可见管内分为四层，从上至下分别为：血浆层（含部分血小板）、白膜层（含单个核细胞及少量血小板）、分离液层、粒细胞及红细胞层。将吸管轻轻穿过血浆层至白膜层，沿离心管周缘吸出血浆层与分离液层界面间的白膜层细胞，置于新离心管中。尽量少吸取分离液。

（8）加吸出体积5倍以上的Hank's溶液/PBS液/无血清RPMI1640液体，用吸管吹打均匀，避免产生气泡，液柱高度不要超过离心管的2/3。室温1500r/min离心10分钟，快速倾倒出上清液。

（9）用Hank's溶液/PBS液/无血清RPMI1640重悬细胞，注意吹打均匀，不要有细胞团块。室温下1500r/min离心5分钟，洗涤两次。最后一次洗涤时定量加入RPMI1640，吹打均匀后取样计数细胞。

（10）最后一次离心完毕倾倒出上清液后，将管底细胞摇匀。根据上一步的计数结果，用含FBS 10%～20%、双抗的RPMI1640培养液将细胞配成所需浓度。

2. 人体外周血淋巴细胞的黏附蛋白分子-1 的免疫印迹分析

（1）将得到的人体外周血淋巴细胞总蛋白取样定量总蛋白。

（2）灌胶：分离胶的选择见表15-2。

表15-2　分离胶的选择

蛋白质相对分子质量大小/kD	SDS-PAGE 分离胶浓度/%
30～90	8
20～80	10
12～60	12

灌胶时，用1ml枪头吸取胶沿大玻璃板内壁灌进大小玻璃板间，加至玻璃板的2/3，然后加入2ml蒸馏水封闭，以利于压平胶面，也可以使胶和空气隔开以便快速凝固。然后配制4%浓缩胶，加入TEMED后应立即快速摇

匀并灌胶，将剩余空间灌满浓缩胶然后将梳子插入浓缩胶中。

（3）上样与电泳：加足够的电泳液后准备上样，用移液器吸取样品，并将移液器的枪头插至加样孔中缓慢加入样品。上样顺序从左到右依次为：Marker、低剂量芍药苷组、中剂量芍药苷组、高剂量芍药苷组等。上样完成后，置于电泳装置内，再加入足量的 1×电泳液，开始电泳。电压及时间（表 15-3）。

表 15-3　浓缩胶和分离胶电泳的电压及时间选择

胶的类型	电压/V	时间/min
浓缩胶	60~70	40~60
分离胶	100	60~90

（4）截胶：电泳完成后，根据目的蛋白的分子量大小和样本的数量，以 Marker 为标尺，进行截分离胶。

（5）剪膜：剪裁与所截胶相同尺寸的 PVDF 膜。将切好的 PVDF 膜先甲醇中活化 30~60 秒。

（6）转膜：将夹子放入转移槽槽中，加入足量的 1×转移缓冲液，要使夹子的黑面对槽的黑面，夹的白面对槽的红面，在槽里放一块冰盒，盖好电极板，并在槽的周围放置冰盒以降温（因为转膜过程中会产生大量的热）。湿转时常用恒流 200mA，时间一般为 90~150 分钟（根据分子量的大小适当调整时间）。转膜完成后，将膜用 1×丽春红染液染 5 分钟，然后用蒸馏水冲洗掉染上的染液，就可看到膜上的蛋白泳道，即转膜成功。

（7）封闭及孵育一抗、二抗：将膜上的丽春红在摇床上洗净，并置于器皿中洗 5 分钟，再置于脱脂牛奶封闭液中于 37℃摇床封闭 1~2 小时；将膜取出置于含有 TBST 的器皿中洗 5 分钟，膜正面向上；根据说明书将一抗用相应的稀释液稀释相应的比例（置于 1.5ml 离心管中），磷酸化的一抗一般用 BSA 稀释（如 P-Cx43∶BSA = 1∶1000），撕下适当大小的一块保鲜膜铺于倒扣的玻璃器皿上，四角用水浸湿以使保鲜膜保持平整，取适量的一抗溶液加到保鲜膜上，置于 4℃冰箱摇床过夜或在 37℃摇床孵育 2~4 小时，即孵育一抗；次日用 TBST 在摇床上洗膜 3 次，每次 5~10 分钟。同上述方法将二抗稀释液与膜接触，于 37℃摇床上孵育 1~2 小时，即孵育二抗，到时间后，用 TBST 洗膜 3 次，每次 5~10 分钟，然后进行化学发光反应。

（8）显色：①全自动凝胶成像仪显色。将化学发光试剂盒里的 A 和 B 两种试剂等体积混合（现用现配）；用滤纸将 PVDF 膜上的水吸掉，放入凝胶成像仪中，将膜蛋白面朝上与显色液充分接触，然后进行拍照。②传统手动压片法显色。将化学发光试剂盒里的 A 和 B 两种试剂等体积混合（现用现配）；用滤纸将 PVDF 膜上的水吸掉，放入压片盒中，将膜蛋白面朝上与显色液充分接触，然后手动压片，显影后定影。

（9）统计分析：根据已知蛋白分子量的预染蛋白 Marker，利用 Image J 和 SPSS 软件对待测样品进行统计分析。

[思考题]

1. 根据实验结果，比较实验组和对照组中黏附蛋白分子-1 的情况，分析芍药苷抗动脉粥样硬化的可能机制。

2. 为什么实验只涉及了黏附蛋白分子-1 这一种蛋白分子表达情况？

3. 是否还有其他的黏附分子涉及参与了芍药苷抗动脉粥样硬化，请予以文献综述。

第十六章 创新设计性实验选题指导

创新设计性实验可供选择的课题是多方面的，包括基础医学课中的各章，可以包括验证基本理论、实验技术的革新以及解决基础医学实验中存在的某些问题等。由于各实验室条件的不一，科学研究方向有别，难以将各章课题一一列出，以下列举的实验，以供参考。

一、葡萄糖溶液对蟾蜍坐骨神经干动作电位的影响

问题的提出：糖尿病神经病变是糖尿病的最常见并发症之一，主要是周围神经系统病变。临床上表现为下肢远端感觉障碍，腱反射及浅感觉减弱或消失。那么不同浓度的葡萄糖溶液对神经传导速度是否有影响还不清楚，为了探讨渗透压对糖尿病神经病变的影响机制，我们可设计并进行这个实验。观察不同浓度的高渗林格液对蟾蜍坐骨神经干动作电位的影响。

提示：神经动作电位的传导速度测定方法参见第五章实验21 神经干动作电位传导速度的测定。

二、食物对胆汁分泌的影响

问题的提出：肝细胞是不断分泌胆汁的，但在非消化期间，肝胆汁都流入胆囊内贮存。胆囊可以吸收胆汁中的水分无机盐，使肝胆汁浓缩4～10倍，从而增加了贮存的效能。在消化期，胆汁可直接由肝以及由胆囊中大量排出至十二指肠。因此，在消化道内食物是引起胆汁分泌和排出的自然刺激物。

提示：观察高蛋白（蛋黄、肉、肝）、高脂肪、混合食物以及糖类食物引起胆汁分泌量的多少。

三、证明 50% 葡萄糖利尿的原理

问题的提出：尿生成的调节包括神经调节、体液调节和自身调节。自身调节包括肾小管液溶质浓度的改变和球 – 管平衡两个方面。给动物静脉注射一定剂量的 50% 葡萄糖能够使尿量增加，请你设计实验证明其利尿原理。

提示：参照第九章实验 3 的方法，但需测血液中和尿液中葡萄糖的浓度。解释出现这一现象是由于耳缘静脉注射 50% 葡萄糖使兔的血糖浓度超过了肾糖阈？还是由于 50% 葡萄糖是高渗溶液，流经组织毛细血管时吸收了较多的组织液中的水分，使血浆量增多导致肾小球滤过率增加，因而终尿量也增加？

四、生物 DNA 的提取与鉴定

问题的提出：DNA 是遗传信息的载体，是最重要的生物信息分子，是分子生物学研究的主要对象，存在于所有生物的所有组织中。高质量 DNA 的提取是进行分子生物学实验的第一步，也是关键的一步，将直接影响后续的实验（如 PCR、RFLP 分析、基因文库的构建以及基因探测等）。因此，采用恰当的提取方法，快速、经济地从不同样品中提取高质量的 DNA 是一个值得探索的问题。

提示：生物 DNA 的提取，应该充分考虑生物的多样性和组织的多样性。不同生物、不同组织来源的 DNA 提取，在提取步骤和处理上有较大差别，如植物细胞 DNA 的提取要考虑如何去除细胞壁，细菌 DNA 的提取要考虑革兰阳性、阴性菌的差别，动物细胞要考虑不同组织，如血液和肌肉组织等。

五、市售保健食品的营养价值的评价

问题的提出：随着生活水平的提高，越来越多的人注重食品的保健功能。市售保健食品品种繁多，营养价值良莠不齐；更严重的是，保健食品虚假宣传的案例屡见不鲜，保健食品行业的社会形象每况愈下。面对琳琅满目的保健食品，消费者很难抉择。因此，如何评价保健食品的营养价值，这是许多消费者关心的问题。

提示：根据保健食品的类别进行评价，如蛋白质或多肽类的保健品，可以通过其所含必需氨基酸（如赖氨酸、色氨酸、苯丙氨酸、甲硫氨酸、

苏氨酸、异亮氨酸、亮氨酸、缬氨酸）的种类、数量及比例来评价；脂肪酸类的保健品，可以通过其所含的必需脂肪酸（如 α-亚麻酸、亚油酸）的种类、数量及比例来评价等；其他以此类推。

六、食用油和劣质油或地沟油的辨别

问题的提出：食用油是我国居民脂肪酸的主要来源，与人们的健康关系密切，常见的食用油包括：橄榄油、茶籽油、花生油、葵花籽油、大豆油、玉米油等。然而，一些不法商家或饮食服务店为追求利润，以次充好，甚至不惜使用劣质油或地沟油，危害老百姓的切身利益。因此，基于已掌握的生物化学的知识和技术对各种油的质量进行检测，进而辨别食用油和劣质油或地沟油，是一个应用性很强的问题。

提示：反式脂肪酸是化学结构包含一个或多个非共轭的双键构型的脂肪酸，是顺式不饱和脂肪酸的异构体。食用油的反式脂肪酸的含量有限制，而劣质油或地沟油中，反式脂肪酸的含量一般较食用油高，故可以将这一指标用于油品质的实际检测中，进而分辨出劣质油或地沟油。

七、新抗生素产生菌筛选实验

1. **设计原理** 抗生素主要是微生物产生的有机化合物，因此寻找新的抗生素得首先寻找产生菌，抗生素的产生菌最主要是放线菌，其次是真菌与细菌。放线菌广泛分布于自然界中，尤其是在土壤中数量与种类最多，所以通常收集土壤样品，进行筛选，从中选出抗生素产生菌。

2. **实验方法**

（1）抗生素产生菌筛选流程：分离土壤微生物→筛选实验→早期鉴别→提纯→药理试验→临床试用。

（2）筛选方法

1）分离土壤微生物：通常从土壤中分离放线菌，先收集土样，采集离地表 5～20cm 处的土壤（记录地点、时间、植被），然后在适宜的固体培养基上分离、培养后挑取单个菌落，移种斜面，供筛选用。

2）筛选实验：通常用发酵液进行筛选，根据工作条件和需要进行某一方面或多方面的筛选，如抗细菌、抗真菌、抗肿瘤或抗病毒方面的筛选等。

抗细菌、抗真菌抗生素的筛选主要以体外抗菌作用作为依据来进行，筛选对象有两种：一种是选择一株有代表性的菌株作为实验菌，如革兰阳性球菌以金黄色葡萄球菌为代表，革兰阳性杆菌以枯草杆菌为代表，革兰阴性菌以大肠埃希菌为代表，分枝杆菌以结核分枝杆菌为代表，酵母样真菌以白念珠菌为代表，丝状真菌以曲霉菌为代表；另一种方法是根据需要直接选定某种细菌或真菌作为实验菌。

抗菌实验方法，同一般抗菌实验方法，通常直接用发酵液进行筛选，有时可用挖块方法（将培养物的挖块置于接种有实验菌的固体培养基上）。对抗真菌筛选来说，用药物混入法较适宜。

（3）早期鉴别：通过筛选得到的阳性菌，经过复筛 2～3 次仍为阳性，即可供进一步研究，首先需要做早期鉴别，以排除已知的抗生素和产生菌。故早期鉴别包括阳性菌和新抗生素的鉴别。

1）菌的鉴别：进行菌分类鉴定，并冻干保存。

2）新抗生素的鉴别：①纸层析（或薄层层析）法：先在 8 种溶液系统中层析，然后进行生物显影，根据 Rf 值以鉴别是否为已知的抗生素。②电泳法：借助于电泳以判别该抗生素是酸性、碱性、中性还是兼性（两性）。③紫外分光光度法：利用紫外吸收峰值来帮助鉴别。④特殊功能基团的颜色反应。

（4）提纯：进一步了解抗生素的理化性质、活性及疗效，必须将发酵液中的活性物质加以浓缩、分离和提纯，方法参照抗生素提炼。

（5）药理试验：包括在机体内的吸收、分布、排泄、血中浓度、毒性试验、致敏试验等。

（6）临床试用：通过上述实验合乎要求，则考虑申请临床试用。

八、饮用水的卫生细菌学检验

1. **设计原理**　水的卫生细菌学检验有两方面的意义：一是从卫生学角度对水质、水源提供有关资料，二是结合流行病调查检查水源传播的某些传染病病原菌，为其防治提供证据和对策。在实际工作中，由于病原菌往往不是水中生长的优势菌，难以检测，所以一般选择具有普遍性和代表性的微生物作为水的卫生细菌学检验指标，如细菌总数和大肠菌群数，而致病菌的检验往往只在流行病学调查时以相应的特检方法进行。

2. **实验方法**

（1）水样采集

1）自来水样：水龙头先用酒精灯烧灼灭菌，放水 1～3 分钟，以无菌三角烧瓶取样。

2）地面水源水样（如江河、湖海、水库水、井水）：将安装在取样架上的 500ml 玻璃磨口瓶放置水面下 10~15cm 深处，拉开瓶塞系绳于水中将瓶口打开灌水，灌满后于水中盖好瓶塞取出带回实验室。

水样采取后应立即检验，不得超过 4 小时。

（2）细菌总数检测：参考第十一章实验 2 口服及外用药物的微生物学检查。

（3）大肠菌群数检测：参考第十一章实验 2 口服及外用药物的微生物学检查。

3. 注意事项

（1）取样容器应常规灭菌，水样送检及保存过程中切勿污染。

（2）水样应在采集后 2 小时内低温保存送检，若盛于密闭无菌容器内送检，可延至 6 小时。

（3）检验水样时应摇匀后取样，对严重污染水样应稀释 1∶1000 甚至 1∶10 000。

（4）选择菌落数在 30~300 个/平板较易准确计数，对小至针尖大小的菌落应予注意切勿漏记。

九、兔抗绵羊红细胞血清的制备

1. **设计原理**　绵羊红细胞免疫家兔后可产生抗绵羊红细胞的抗体，这种抗体能与绵羊红细胞结合并产生凝集，在有补体参与时，能使红细胞溶解，因此该抗体也称溶血素。用绵羊红细胞免疫家兔，可从其血清中获取溶血素。

2. **实验方法**

（1）取绵羊血 5ml，用生理盐水洗涤 3 遍，每次洗完以 1500r/min 离心 10 分钟去除上清液。

（2）洗涤完毕后用生理盐水配制成 20% 绵羊红细胞生理盐水悬液，置 4℃ 冰箱保存备用，注意切勿使之溶血。

（3）选择健康家兔，按表 16-1 进行家兔注射。

表 16-1　家兔注射 20% 绵羊红细胞生理盐水悬液剂量

	1 天	3 天	5 天	7 天	9 天	12 天	15 天
剂量/ml	0.5	1.0	1.5	2.0	2.5	2.0	2.0
途径	皮下	皮下	皮下	皮下	皮下	耳静脉	耳静脉

（4）于最后一次免疫注射后的第 20 天试血，若溶血素效价达 1∶2000 以上时，即可收获血清。收获的血清需加 0.1% 叠氮钠防腐，4℃冰箱保存。

十、普萘洛尔对氯化钡诱导心律失常的作用

1. 设计思路　多数心律失常药物是通过直接阻断钠、钙等离子通道，产生抗心律失常的作用。普萘洛尔为 β 肾上腺素受体阻断药，临床上适用于治疗与交感神经兴奋有关的各种心律失常。

2. 立题依据　氯化钡诱导心律失常，主要是通过 Ba^{2+} 能干扰心肌细胞内 K^+ 外流，使 4 期自动除极的最大舒张期电位绝对值降低，而使心肌细胞自律性增强，产生心律失常。普萘洛尔为 β 肾上腺素受体阻断药，可降低心肌细胞自律性，增强细胞膜稳定，减少传导速度，延长不应期，发挥抗心律失常的作用。

3. 设计意义　普萘洛尔的作用广泛，可致心动过缓，传导阻滞，心力衰竭、低血压等。探讨其抗心律失常的作用对探讨临床合理用药有积极意义。

4. 创新点　依据临床应用特点，探讨药物的药理作用。

5. 实验目的

（1）掌握心律失常动物模型复制。

（2）考查抗心律失常的作用。

6. 设计说明

（1）实验方案应详细，遵循药理学实验设计原则：重复、随机、对照。

（2）选题有创新性，不与实验教程重复。

十一、天麻素降血压的作用

1. 设计思路　动物血压检测多通过生物信号采集系统，观测家兔、犬的血压变化来反映。通过复制高血压动物模型反映药物的抗高血压作用。

2. 立题依据　天麻素为中药天麻的主要单体化学成分。中药天麻具有平肝熄风、祛风止痛之功，多用于头痛、高血压等病证。

3. 设计意义　观察天麻素对血压的影响不仅能反映中药天麻的作用机制，也为开发新药启发思路。

4. 创新点　从中药中寻找有效单体化学成分，研究其药理作用是未来开发新药的重要途径。

5. 实验目的

（1）掌握动物血压检测及高血压复制动物模型方法。

（2）考查中药单体成分的抗高血压作用。

十二、课后作业

1. 设计并完成下列题目的实验

（1）试证明神经干动作电位的产生与 Na^+ 的关系。

（2）试证明温度对肌肉收缩的影响。

（3）观察箭毒对神经-肌肉接点的阻滞作用。

（4）证明神经末梢是通过释放神经递质对效应器的作用。

（5）观察某一因素对蟾蜍肠系膜微循环的影响。

（6）观察某一因素对心率、心室肌收缩力的影响。

（7）观察某一因素对胃运动、胃酸分泌的影响，并分析其作用机制。

（8）肥胖大白鼠中脂类代谢异常的检测。

（9）应用同工酶诊断心肌梗死。

（10）不同蔬菜维生素 C 含量的比较。

（11）设计实验区别大肠埃希菌和产气杆菌。

（12）设计实验分离和鉴定临床化脓性疾病患者脓液中的病原性球菌。

（13）依据免疫血清制备的原理设计实验获得高效价的兔抗人全血清。

（14）大蒜素对小白鼠结肠癌的作用。

（15）高盐饮食对家兔血压和心、肝、肾组织中自由基的影响。

（16）不同比例的高渗溶液对失血性休克家兔的抢救效果。

（17）探究腺苷在大白鼠心肌缺血后适应中的保护作用。

（18）丹参、川芎的活血行气的作用比较。

（19）有机磷及解毒剂对蟾蜍离体坐骨神经腓肠肌标本的作用。

（20）钙离子通道阻滞药对消化性溃疡的治疗作用。

（21）失血情况下神经体液因素对血管活动的调节。

2. 自选题目并自行设计、完成实验。

附　　录

附录 A　实验须知

中医药院校医药学各专业的功能学科，涉及生理学、生物化学、病原生物学与免疫学和药理学等医药教育中的基础课程。在教学中强调学生掌握这些学科的基本理论、基本知识和基本技能，培养学生分析问题、解决问题的能力，为学生学习后期课程和毕业后从事医疗实践及医药科研和新药开发打下必要的基础。

功能学科的实验，包括基本操作性训练、验证理论性实验、综合性实验和创新设计性实验四部分内容。通过实验，巩固和丰富生理学、生物化学、病原生物学与免疫学和药理学等学科的教学内容。

附录 B　实验室规则

1. 学生必须准时穿好工作服到达实验室，不得迟到、早退。进入实验室要遵守实验室各项规章制度，保持安静，禁止吸烟和随地吐痰，爱护公物，注意节约，做到文明实验。

2. 实验前要认真阅读实验指导书，了解实验目的、内容及步骤，认真听取指导教师的讲解。

3. 实验准备就绪后，经指导教师同意开始实验，实验时要严肃认真，规范操作，做好记录，养成良好的科学作风。对有毒、易燃、易爆药品、试剂和用电应严守操作规程，注意安全。

4. 实验过程中实验仪器发生故障，实验用品被损坏时，应立即报告指导教师，查清原因。属于责任事故的损坏，按有关规定赔偿。

5. 实验结束后，将实验结果或数据交给指导教师审核；清洗、整理好所有实验器材、用品，打扫室内卫生；认真书写实验报告，并及时将实验报告交指导教师审阅。

6. 实验室的仪器、工具、零件、药品等一律不得擅自拿出实验室。

附录 C 实验课各阶段要求

1. 实验前

（1）仔细阅读实验指导，了解实验的目的、要求、方法和步骤。

（2）结合实验内容，复习有关理论知识（包括本学科和相关学科），做到充分理解。

（3）预测实验各个步骤应出现的结果和可能出现的情况，估计实验过程中可能发生的故障、误差，并拟订防止对策。

2. 实验时

（1）按实验指导的要求，清点本次实验所需的器材、药品及有关物品的品种、数量、规格等，将实验器材安放整齐，装置正确。

（2）严格按照实验指导的步骤进行操作，准确计算给药量，注意爱护实验动物和标本，节约实验材料和药品。

（3）仔细、耐心观察实验过程中出现的现象，及时而客观地做好实验记录，凡属定量测量性质的指标，如心率、血压、呼吸、神经传导速度、排尿量、透光率等，其实验结果均以正确的单位和数值表示。属定性测量的计数性质的指标，如惊厥、死亡等，应写明反应性质和具体反应数。描记图上要写明实验题目、实验者姓名、日期、室温、动物种类及动物的性别、体重、麻醉药和剂量等。描记曲线上要标明曲线名称及各种指标的单位、记录仪及走纸速度、所给药物的给药位置、药物名称、用量、方法等。为了便于比较，描记图上还需标明正常曲线或标准基线、刺激参数等。

（4）理论联系实际，根据实验中出现的现象，联系课堂讲授的内容进行思考。

（5）不可遗漏实验项目，如因操作过失导致实验失败，除吸取教训外，应按教师指定的时间补做实验。

3. 实验后

（1）整理实验记录，作出实验结论。

（2）认真填写实验报告，按时交指导教师评阅。不得抄袭他人的实验报告。

（3）检查所用仪器工作是否正常，需经指导教师验收后方可放回原处。

（4）整理实验器材，清点数目，擦洗干净，妥善安放，如有损坏或短缺，应报告指导教师，做好登记。

（5）做好实验室的清洁卫生工作。

附录 D　实验结果的整理和实验报告的写作

实验报告是指学生在实验中将实验目的、方法、过程、结果等情况记录下来，实验后经过整理，写成的书面报告。实验报告必须在科学实验的基础上进行，它主要的用途在于帮助实验者不断地积累研究资料，总结研究成果。实验报告也是评价学生实验学习效果的一个主要依据。

实验报告的种类因科学实验的对象而异。如生理学实验的报告叫生理学实验报告，药理学实验的报告叫药理学实验报告等。随着科学事业的日益发展，实验的种类、项目等日见繁多，但其格式大同小异，比较固定。

实验报告的书写是一项重要的基本技能训练。它不仅是对每次实验的总结，更重要的是它可以初步地培养和训练学生的逻辑归纳能力、综合分析能力和文字表达能力，是科学论文写作的基础。因此，参加实验的每位学生，均应注意做好实验过程的记录、实验结果的整理，及时认真地书写实验报告。要求内容实事求是，分析全面具体，文字简练通顺，誊写清楚整洁。

1. **实验结果的整理**　实验结束以后，应对原始记录进行整理和分析。功能实验结果有测量资料、计数资料、记录曲线、图片或照片等。测量资料和计数资料等均应以正确的单位和数值作定量的表示，不能笼统地加以提示。必要时应统计处理，以保证结论的可靠性。尽可能将有关数据编制成表格或统计图，使主要结果有重点地表达出来，便于比较。做表格时，一般将观察项目列在表内左侧（为横标目），自上而下逐项填写，将实验中出现的变化，按照时间顺序，由左向右逐格填写。绘图时，应在纵轴和横轴上列出数值表格，标明单位及数量关系，并在图的下方注明实验条件。对较长的记录曲线，可选取出现典型变化的段落加以比较，或剪下后加以粘贴，但需注意以绝对客观的态度来进行裁剪工作，不论预期内的或预期外的结果，均应留样。

2. 实验报告的写作 示教实验或自己做的实验，每次实验后均要每人写出报告，交指导教师评阅，学期结束前，指导教师应给出实验课总评成绩。

实验报告要求结构完整、条理分明、文字简练、书写工整、措辞注意科学性和逻辑性、正确使用标点符号。实验报告一般包括以下内容。

（1）姓名、班级、组别、日期、天气、室温、湿度。

（2）实验题目。

（3）实验目的。

（4）实验用器材、药品、动物或菌种。

（5）实验方法：完全按照实验指导上的步骤进行时，可不必重述。如果实验仪器或方法临时有所变动，或者因操作技术影响观察的可靠性时，可做简短说明。

（6）实验结果：是实验报告中最重要的部分，应将实验过程中所观察到的现象如实准确地记述。实验中的每项观察都应随时先在草稿本上记录，实验告一段落后立即整理成原始数据，实验结束后，根据记录填写实验报告，不可单凭记忆，否则容易发生错误或遗漏。

（7）讨论和结论：实验结果的讨论是针对实验中所观察到的现象与结果，联系课堂讲授的或已知的理论知识，进行分析和讨论。如果实验出现非预期的结果，应认真分析其原因。实验结论是从实验结果归纳而得的一般的、概括性的判断，也就是这一实验所能说明的问题、验证的概念、原则或理论的简要总结。结论中一般不要罗列具体的结果。凡未能获得充分证据的理论分析不应写入结论。实验的讨论和结论的书写是富有创造性的工作，应该严肃认真，不应盲目抄袭书本。参阅的参考文献，应注明出处。

附录 E 常用实验动物的生殖和生理常数

指标	小白鼠	大白鼠	豚鼠	家兔	猫	犬
适用体重/kg	0.018~0.025	0.120~0.200	0.200~0.500	1.500~2.500	2.000~3.000	5.000~10.000
寿命/y	1.5~2.0	2.0~3.5	6.0~8.0	4.0~9.0	6.0~10.0	10.0~15.0
性成熟年龄/m	1.2~1.7	2.0~8.0	4.0~6.0	5.0~6.0	6.0~8.0	8.0~10.0
性周期	4~5天	4~5天	15~18天	刺激排卵	春、秋各1次	1~2月和6~8月
妊娠期/d	18~21(19)	22~24(23)	62~68(66)	28~33(30)	52~60(56)	58~65
产仔数/只	4~15(10)	8~15(10)	1~6(4)	4~10(7)	3~6	4~10
哺乳期/w	3	3	3	4~6	4~6	4~6
平均体温/℃	37.4	38.0	39.0	39.0	38.5	38.5
呼吸/(次·分$^{-1}$)	136~216	100~150	100~150	50~90	30~50	20~30
心率/(次·分$^{-1}$)	400~600	250~400	100~250	150~220	120~180	100~200
血压/kPa	12.7~16.7	13.3~16.0	10.0~12.0	10.0~14.0	10.0~17.3	9.3~16.7
每100g体重血量/ml	7.8	6.0	5.8	7.2	7.2	7.8
红细胞/(个·升$^{-1}$)	$(7.7~12.5)×10^{12}$	$(7.2~9.6)×10^{12}$	$(4.5~7.0)×10^{12}$	$(4.5~7.0)×10^{12}$	$(6.5~9.5)×10^{12}$	$(4.5~7.0)×10^{12}$

续表

指标	小白鼠	大白鼠	豚鼠	家兔	猫	犬
血红蛋白/$(g \cdot L^{-1})$	100~190	120~175	110~165	80~150	70~155	110~180
血小板/(个·升$^{-1}$)	$(60 \sim 110) \times 10^9$	$(50 \sim 100) \times 10^9$	$(68 \sim 87) \times 10^9$	$(38 \sim 52) \times 10^9$	$(10 \sim 50) \times 10^9$	$(10 \sim 60) \times 10^9$
白细胞总数/(个·升$^{-1}$)	$(6.0 \sim 10.0) \times 10^9$	$(6.0 \sim 15.0) \times 10^9$	$(8.0 \sim 12.0) \times 10^9$	$(7.0 \sim 11.3) \times 10^9$	$(14.0 \sim 18.0) \times 10^9$	$(9.0 \sim 13.0) \times 10^9$
白细胞分类占比 中性粒细胞	0.12~0.44	0.09~0.34	0.22~0.50	0.26~0.52	0.44~0.82	0.62~0.80
嗜酸性粒细胞	0~0.05	0.01~0.06	0.05~0.12	0.01~0.04	0.02~0.11	0.02~0.24
嗜碱性粒细胞	0~0.010	0~0.015	0~0.020	0.010~0.030	0~0.005	0~0.020
淋巴细胞	0.54~0.85	0.65~0.84	0.36~0.64	0.30~0.82	0.15~0.44	0.10~0.28
单核细胞	0~0.150	0~0.050	0.030~0.130	0.010~0.040	0.005~0.007	0.030~0.090

附录 F　几种常用实验动物生化指标血清值变动范围

生化指标	小白鼠	大白鼠	豚鼠	家兔	猫	犬	猴
胆红素/mg%	0.10~0.90	0.00~0.55	0.00~0.90	0.00~0.74	0.10~1.89	0.00~0.50	0.05~1.32
胆固醇/mg%	26.0~82.4	10.0~54.0	16.0~43.0	10.0~80.0	83.0~135.0	137.0~275.0	100.0~220.0
肌酸酐/mg	0.30~1.00	0.20~0.80	0.62~2.18	0.50~2.65	0.40~2.60	0.82~2.05	0.05~1.32
葡萄糖/mg%	62.8~170.0	50.0~135.0	82.0~107.0	78.0~155.0	60.0~145.0	80.0~165.0	43.0~148.0
尿素氮/mg%	13.90~28.30	5.00~29.00	9.00~31.50	13.10~29.50	14.00~32.50	5.00~23.90	7.00~23.00
尿酸/mg%	1.20~5.00	1.20~7.50	1.30~5.60	1.00~4.30	0.00~1.85	0.20~0.90	1.10~1.50
钠/(mmol·L^{-1})	128~145	143~156	120~146	138~155	147~156	139~153	143~164
钾/(mmol·L^{-1})	4.85~5.85	5.40~7.00	3.80~7.95	3.70~6.80	4.00~6.00	3.60~5.20	3.79~6.67
氯/(mmol·L^{-1})	105.0~110.0	100.0~110.0	90.0~115.0	92.0~112.0	110.0~123.0	103.0~121.0	103.0~118.0
重碳酸盐/(mmol·L^{-1})	20.0~31.5	12.6~32.0	12.8~30.0	16.2~31.8	14.5~27.4	14.6~29.4	21.5~38.6

续表

生化指标	小白鼠	大白鼠	豚鼠	家兔	猫	犬	猴
无机磷/ (mmol·L^{-1})	0.74~2.97	1.00~3.55	0.97~2.46	0.74~2.23	1.45~2.62	0.87~1.84	0.90~2.16
钙/ (mmol·L^{-1})	0.80~2.13	1.80~3.48	2.08~3.00	1.40~3.03	2.03~3.33	2.33~2.93	2.35~3.00
镁/ (mmol·L^{-1})	0.33~1.60	0.66~1.81	0.74~1.23	0.82~2.22	0.82~1.23	0.62~1.16	0.41~1.11
淀粉酶 (Somogyi 法)/ (U·dl^{-1})	95.0~204.0	128.0~313.0	237.0~357.0	90.0~170.0	68.0~222.0	140.0~180.0	110.0~250.0
碱性磷酸酶/ (U·L^{-1})	10.50~27.60	56.80~128.00	54.80~108.00	4.10~16.20	3.40~21.30	7.90~26.30	3.00~29.00
酸性磷酸酶/ (U·L^{-1})	4.50~21.70	28.90~47.60	22.30~38.60	0.30~2.70	0.10~5.20	0.80~6.00	24.5~41.0
谷丙转氨酶/ (U·L^{-1})	2.1~23.8	17.5~30.2	24.8~58.6	48.5~78.9	8.5~29.6	24.5~60.0	3.5~45.0
谷草转氨酶/ (U·L^{-1})	23.2~48.4	45.7~80.8	26.5~37.5	42.5~98.0	7.0~29.0	36.0~77.5	12.5~44.2

续表

生化指标	小白鼠	大白鼠	豚鼠	家兔	猫	犬	猴
肌酸磷酸激酶/(U·L^{-1})	0.50~6.80	0.80~11.60	0.50~16.00	0.20~2.54	0.05~4.50	0.20~2.03	3.30~15.00
乳酸脱氢酶/(U·L^{-1})	75.0~185.0	61.0~121.0	24.9~74.5	33.5~129.0	34.5~110.0	30.0~112.0	30.0~320.0
总蛋白/(g·L^{-1})	40.0~86.2	47.0~81.5	50.0~68.0	60.0~83.0	43.0~75.0	49.0~96.0	59.0~87.0
清蛋白/(g·L^{-1})	25.2~48.4	27.0~51.0	21.0~39.0	24.2~40.5	22.0~32.0	21.2~40.0	18.0~46.0
清蛋白/%	35.0~62.7	33.3~63.8	27.8~61.5	35.5~63.5	44.0~56.0	43.5~57.8	47.5~62.5
α$_1$-球蛋白/(g·L^{-1})	2.2~7.8	3.9~16.0	0.5~2.0	1.0~9.0	4.0~10.0	1.6~3.5	2.0~5.5
α$_1$-球蛋白/%	4.30~11.80	4.30~21.10	1.20~3.00	2.10~12.50	7.80~16.50	2.72~7.68	2.90~7.50
α$_2$-球蛋白/(g·L^{-1})	6.5~13.0	2.0~21.0	1.6~4.0	1.5~7.5	3.0~13.0	4.5~8.5	4.0~8.0
α$_2$-球蛋白/%	8.20~23.00	3.20~14.70	2.00~8.70	1.50~11.80	6.30~18.00	4.64~15.60	5.70~11.50
β-球蛋白/(g·L^{-1})	4.0~15.8	3.5~20.0	4.0~15.4	5.0~21.0	4.3~18.0	12.5~23.0	8.0~20.0

续表

生化指标	小白鼠	大白鼠	豚鼠	家兔	猫	犬	猴
β-球蛋白/%	6.50~26.60	5.70~26.80	8.90~28.60	12.00~27.40	8.40~28.50	14.10~36.20	12.00~25.00
γ-球蛋白/(g·L⁻¹)	3.8~9.0	6.2~16.0	6.7~21.0	10.0~20.5	4.6~10.0	3.5~9.5	10.0~18.0
γ-球蛋白/%	5.80~15.50	10.00~19.80	1.21~35.00	14.40~32.70	7.50~15.10	3.75~12.90	13.80~24.20
清蛋白/球蛋白	0.56~1.30	0.72~1.21	0.72~1.34	0.68~1.15	0.60~1.20	0.50~1.60	0.16~1.55

注：旧制单位与法定单位换算系数如下。

胆红素：$1mg/dl = 17.1\mu mol/L$；胆固醇：$1mg/dl = 0.026mmol/L$；肌酸酐：$1mg/dl = 88.4\mu mol/L$；葡萄糖：$1mg/dl = 0.056mmol/L$；尿素氮：$1mg/dl = 0.357mmol/L$；尿酸：$1mg/dl = 59.48\mu mol/L$；碱性磷酸酶、酸性磷酸酶、谷丙转氨酶、谷草转氨酶、肌酸磷酸激酶、乳酸脱氢酶：$1U = 0.0167\mu mol/(L·S^{-1}) = 16.67nmol/(L·S^{-1})$。

附录G 缓冲溶液的组成和配制

一、甘氨酸－盐酸缓冲液（0.05mol/L）

Xml 0.2mol/L 甘氨酸 + Yml 0.2mol/L HCl，再加水稀释至200ml。

pH	X	Y	pH	X	Y
2.2	50	44.0	3.0	50	11.4
2.4	50	32.4	3.2	50	8.2
2.6	50	24.2	3.4	50	6.4
2.8	50	16.8	3.6	50	5.0

注：甘氨酸分子量 = 75.07，0.2mol/L 甘氨酸溶液含 15.01g/L。

二、邻苯二甲酸－盐酸缓冲液（0.05mol/L）

Xml 0.2mol/L 邻苯二甲酸氢钾 + Yml 0.2mol/L HCl，再加水稀释至20ml。

pH（20℃）	X	Y	pH（20℃）	X	Y
2.2	5	4.670	3.2	5	1.470
2.4	5	3.960	3.4	5	0.990
2.6	5	3.295	3.6	5	0.597
2.8	5	2.642	3.8	5	0.263
3.0	5	2.032			

注：邻苯二甲酸氢钾分子量 = 204.23，0.2mol/L 邻苯二甲酸氢钾溶液含 40.85g/L。

三、磷酸氢二钠 – 柠檬酸缓冲液

pH	0.2mol/L Na$_2$HPO$_4$/ml	0.1mol/L 柠檬酸/ml	pH	0.2mol/L Na$_2$HPO$_4$/ml	0.1mol/L 柠檬酸/ml
2.2	0.40	19.60	5.2	10.72	9.28
2.4	1.24	18.76	5.4	11.15	8.85
2.6	2.18	17.82	5.6	11.60	8.40
2.8	3.17	16.83	5.8	12.09	7.91
3.0	4.11	15.89	6.0	12.63	7.37
3.2	4.94	15.06	6.2	13.22	6.78
3.4	5.70	14.30	6.4	13.85	6.15
3.6	6.44	13.56	6.6	14.55	5.45
3.8	7.10	12.90	6.8	15.45	4.55
4.0	7.71	12.29	7.0	16.47	3.53
4.2	8.28	11.72	7.2	17.39	2.61
4.4	8.82	11.18	7.4	18.17	1.83
4.6	9.35	10.65	7.6	18.73	1.27
4.8	9.86	10.14	7.8	19.15	0.85
5.0	10.30	9.70	8.0	19.45	0.55

注：Na$_2$HPO$_4$ 分子量 = 141.98，0.2mol/L 溶液为 28.40g/L；Na$_2$HPO$_4$ · 2H$_2$O 分子量 = 178.05，0.2mol/L 溶液为 35.61g/L；C$_6$H$_8$O$_7$ · H$_2$O 分子量 = 210.14，0.1mol/L 溶液为 21.01g/L。

四、柠檬酸 – 氢氧化钠 – 盐酸缓冲液

pH	钠离子浓度/ (mol · L^{-1})	柠檬酸/g C$_6$H$_8$O$_7$ · H$_2$O	氢氧化钠/g NaOH 97%	盐酸/ml HCl（浓）	最终体积/L
2.2	0.20	210	84	160	10
3.1	0.20	210	83	116	10
3.3	0.20	210	83	106	10
4.3	0.20	210	83	45	10

续表

pH	钠离子浓度/ (mol·L⁻¹)	柠檬酸/g $C_6H_8O_7 \cdot H_2O$	氢氧化钠/g NaOH 97%	盐酸/ml HCl（浓）	最终体积/L
5.3	0.35	245	144	68	10
5.8	0.45	285	186	105	10
6.5	0.38	266	156	126	10

注：使用时可以每升中加入1g酚，若最后pH有变化，再用少量50% NaOH 或浓 HCl 调节，冰箱保存。

五、柠檬酸－柠檬酸钠缓冲液（0.1mol/L）

pH	0.1mol/L 柠檬酸/ml	0.1mol/L 柠檬酸钠/ml	pH	0.1mol/L 柠檬酸/ml	0.1mol/L 柠檬酸钠/ml
3.0	18.6	1.4	5.0	8.2	11.8
3.2	17.2	2.8	5.2	7.3	12.7
3.4	16.0	4.0	5.4	6.4	13.6
3.6	14.9	5.1	5.6	5.5	14.5
3.8	14.0	6.0	5.8	4.7	15.3
4.0	13.1	6.9	6.0	3.8	16.2
4.2	12.3	7.7	6.2	2.8	17.2
4.4	11.4	8.6	6.4	2.0	18.0
4.6	10.3	9.7	6.6	1.4	18.6
4.8	9.2	10.8			

注：柠檬酸 $C_6H_8O_7 \cdot H_2O$ 分子量＝210.14，0.1mol/L 溶液为 21.01g/L；柠檬酸钠 $Na_3C_6H_5O_7 \cdot 2H_2O$ 分子量＝294.12，0.1mol/L 溶液为 29.41g/L。

六、乙酸－乙酸钠缓冲液（0.2mol/L）

pH（18℃）	0.2mol/L NaAc/ml	0.2mol/L HAc/ml	pH（18℃）	0.2mol/L NaAc/ml	0.2mol/L HAc/ml
3.6	0.75	9.25	4.8	5.90	4.10
3.8	1.20	8.80	5.0	7.00	3.00
4.0	1.80	8.20	5.2	7.90	2.10
4.2	2.65	7.35	5.4	8.60	1.40
4.4	3.70	6.38	5.6	9.10	0.90
4.6	4.90	5.10	5.8	9.40	0.60

注：$NaAc \cdot 3H_2O$ 分子量 = 136.09，0.2mol/L 溶液为 27.22g/L。

七、磷酸盐缓冲液

1. 磷酸氢二钠－磷酸二氢钠缓冲液（0.2mol/L）

pH	0.2mol/L Na_2HPO_4/ml	0.2mol/L NaH_2PO_4/ml	pH	0.2mol/L Na_2HPO_4/ml	0.2mol/L NaH_2PO_4/ml
5.8	8.0	92.0	7.0	61.0	39.0
5.9	10.0	90.0	7.1	67.0	33.0
6.0	12.3	87.7	7.2	72.0	28.0
6.1	15.0	85.0	7.3	77.0	23.0
6.2	18.5	81.5	7.4	81.0	19.0
6.3	22.5	77.5	7.5	84.0	16.0
6.4	26.5	73.5	7.6	87.0	13.0
6.5	31.5	68.5	7.7	89.5	10.5
6.6	37.5	62.5	7.8	91.5	8.5
6.7	43.5	65.5	7.9	93.0	7.0
6.8	49.0	51.0	8.0	94.7	5.3
6.9	55.0	45.0			

注：$Na_2HPO_4 \cdot 2H_2O$ 分子量 = 178.05，0.2mol/L 溶液为 35.61g/L；$Na_2HPO_4 \cdot 12H_2O$ 分子量 = 358.22，0.2mol/L 溶液为 71.64g/L；$NaH_2PO_4 \cdot H_2O$ 分子量 = 138.01，0.2mol/L 溶液为 27.6g/L；$NaH_2PO_4 \cdot 2H_2O$ 分子量 = 156.03，0.2mol/L 溶液为 31.21g/L。

2. 磷酸氢二钠－磷酸二氢钾缓冲液（1/15mol/L）

pH	Na$_2$HPO$_4$/ml	KH$_2$PO$_4$/ml	pH	Na$_2$HPO$_4$/ml	KH$_2$PO$_4$/ml
4.92	0.10	9.90	7.17	7.00	3.00
5.29	0.50	9.50	7.38	8.00	2.00
5.91	1.00	9.00	7.73	9.00	1.00
6.24	2.00	8.00	8.04	9.50	0.50
6.47	3.00	7.00	8.34	9.75	0.25
6.64	4.00	6.00	8.67	9.90	0.10
6.81	5.00	5.00	8.18	10.00	0
6.98	6.00	4.00			

注：Na$_2$HPO$_4$ · 2H$_2$O 分子量 = 178.05，1/15mol/L 溶液为 11.876g/L；KH$_2$PO$_4$ 分子量 = 136.09，1/15mol/L 溶液为 9.078g/L。

八、磷酸二氢钾－氢氧化钠缓冲液（0.05mol/L）

Xml 0.2mol/L KH$_2$PO$_4$ + Yml 0.2mol/L NaOH 加水稀释至 20ml。

pH（20℃）	X/ml	Y/ml	pH（20℃）	X/ml	Y/ml
5.8	5	0.372	7.0	5	2.963
6.0	5	0.570	7.2	5	3.500
6.2	5	0.860	7.4	5	3.950
6.4	5	1.260	7.6	5	4.280
6.6	5	1.780	7.8	5	4.520
6.8	5	2.365	8.0	5	4.680

九、巴比妥钠 – 盐酸缓冲液（18℃）

pH	0.04mol/L 巴比妥钠溶液/ml	0.2mol/L 盐酸/ml	pH	0.04mol/L 巴比妥钠溶液/ml	0.2mol/L 盐酸/ml
6.8	100	18.4	8.4	100	5.21
7.0	100	17.8	8.6	100	3.82
7.2	100	16.7	8.8	100	2.52
7.4	100	15.3	9.0	100	1.65
7.6	100	13.4	9.2	100	1.13
7.8	100	11.47	9.4	100	0.70
8.0	100	9.39	9.6	100	0.35
8.2	100	7.21			

注：巴比妥钠盐分子量 = 206.18，0.04mol/L 溶液为 8.25g/L。

十、Tris – 盐酸缓冲液（25℃）

50ml 0.1mol/L 三羟甲基氨基甲烷（Tris）溶液与 Xml 0.1mol/L 盐酸混匀后，加水稀释至100ml。

pH	X/ml	pH	X/ml
7.10	45.7	8.10	26.2
7.20	44.7	8.20	22.9
7.30	43.4	8.30	19.9
7.40	42.0	8.40	17.2
7.50	40.3	8.50	14.7
7.60	38.5	8.60	12.4
7.70	36.6	8.70	10.3

续表

pH	X/ml	pH	X/ml
7.80	34.5	8.80	8.5
7.90	32.0	8.90	7.0
8.00	29.2		

注：三羟甲基氨基甲烷（Tris）的分子量 = 121.14；结构简式如下。

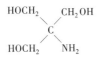

0.1mol/L 溶液为 12.114g/L。Tris 溶液可从空气中吸收二氧化碳，使用时注意将瓶盖严。

十一、硼酸 – 硼砂缓冲液

pH	0.05mol/L 硼砂/ml	0.2mol/L 硼酸/ml	pH	0.05mol/L 硼砂/ml	0.2mol/L 硼酸/ml
7.4	1.0	9.0	8.2	3.5	6.5
7.6	1.5	8.5	8.4	4.5	5.5
7.8	2.0	8.0	8.6	6.0	4.0
8.0	3.0	7.0	9.0	8.0	2.0

注：硼砂 $Na_2B_4O_7 \cdot 10H_2O$ 分子量 = 381.43，0.05mol/L 溶液为 19.07g/L；硼酸 H_3BO_4 分子量 = 61.84，0.2mol/L 溶液为 12.37g/L；硼砂易失去结晶水，必须在带塞的瓶中保存。

十二、甘氨酸 – 氢氧化钠缓冲液（0.05mol/L）

Xml 0.2mol/L 甘氨酸 + Yml 0.2mol/L NaOH 加水稀释至 200ml。

pH	X	Y	pH	X	Y
8.6	50	4.0	9.6	50	22.4
8.8	50	6.0	9.8	50	27.2

续表

pH	X	Y	pH	X	Y
9.0	50	8.8	10.0	50	32.0
9.2	50	12.0	10.2	50	38.6
9.4	50	16.8	10.4	50	45.5

注：甘氨酸分子量 = 75.07，0.2mol/L 溶液含 15.01g/L。

十三、硼砂 – 氢氧化钠缓冲液（0.05mol/L 硼酸根）

Xml 0.05mol/L 硼砂 + Yml 0.2mol/L NaOH 加水稀释至 200ml。

pH	X	Y	pH	X	Y
9.3	50	6.0	9.8	50	34.0
9.4	50	11.0	10.0	50	43.0
9.6	50	23.0	10.1	50	46.0

注：硼砂 $Na_2B_4O_7 \cdot 10H_2O$ 分子量 = 381.43，0.05mol/L 溶液（= 0.2mol/L 硼砂）为 19.07g/L。

十四、碳酸钠 – 碳酸氢钠缓冲液（0.1mol/L）

Ca^{2+}、Mg^{2+} 存在时不得使用。

pH		0.1mol/L Na_2CO_3/ml	0.1mol/L $NaHCO_3$/ml
20℃	37℃		
9.16	8.77	1	9
9.40	9.12	2	8
9.51	9.40	3	7
9.78	9.50	4	6
9.90	9.72	5	5
10.14	9.90	6	4

pH		0. 1mol/L Na$_2$CO$_3$/ml	0. 1mol/L NaHCO$_3$/ml
20℃	37℃		
10. 28	10. 08	7	3
10. 53	10. 28	8	2
10. 83	10. 57	9	1

注：Na$_2$CO$_3$·10H$_2$O 分子量 = 286. 2，0. 1mol/L 溶液为 28. 62g/L；NaHCO$_3$分子量 = 84. 0，0. 1mol/L 溶液为 8. 40g/L。

附录 H　化学试剂纯度分级

标准和用途	规格				
	一级试剂	二级试剂	三级试剂	四级试剂	生物试剂
我国标准	保证试剂 GR.（绿色标签）	分析纯 AR.（红色标签）	化学纯 CP.（蓝色标签）	化学用 LP.	BR. 或 CR.
国外标准	AR. GR. ACS. PA. ХЧ.	CP. PUSS. Puriss ЧЦА.	LR. EP. Ч.	P. pure	
用途	纯度最高，杂质含量最少的试剂。适用于最精确分析及研究工作	纯度较高，杂质含量较低。适用于精确的微量分析工作，为分析实验室广泛使用	质量略低于二级试剂，适用于一般的微量分析实验，包括要求不高的工业分析和快速分析	纯度较低，但高于工业用的试剂，适用于一般定性检验	根据说明使用